A. Werner Mondorf
Jürgen E. Scherberich

Die normale Niere Bildatlas

Mit 107 Abbildungen

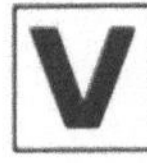

Friedr. Vieweg & Sohn Braunschweig/Wiesbaden

Autoren:

Prof. Dr. A. Werner Mondorf
Leiter der Medizinischen Poliklinik
Klinikum der Johann Wolfgang Goethe-Universität
6000 Frankfurt am Main

PD Dr. Jürgen E. Scherberich
Abt. Nephrologie; OA am
Zentrum der Inneren Medizin
Klinikum der Johann Wolfgang Goethe-Universität
6000 Frankfurt am Main

Umschlaggestaltung: M. Wosczyna, Bonn
Zeichnungen: P. Newrkla, Wien, und M. Wosczyna, Bonn
Satz: Satzstudio Frohberg, Freigericht

ISBN 978-3-663-05271-5 ISBN 978-3-663-05270-8 (eBook)
DOI 10.1007/978-3-663-05270-8

Vorwort

Die rasanten Fortschritte auf dem Gebiet der Nierenphysiologie, Biochemie, Ultramorphologie, Zytochemie, Immunologie, Genetik, Nuklearmedizin, bildgebenden Verfahren wie der Computer- und Kernspintomographie, digitalen Subtraktionsangiographie und Sonographie bedingen zwangsläufig, daß sich ein Atlas der normalen Niere nicht auf eine deskriptive anatomische Darstellung beschränken kann. Der Bildatlas versteht sich als eine ergänzende Informationshilfe. Neuere strukturanalytische Verfahren (z.B. Gefrierbruchätzung, Negativkontrastierung, Immun- und Rasterelektronenmikroskopie) führen zu Befunddaten, die fließend in physiologische Problembereiche der Niere übergehen. Der Bildatlas ist ein Versuch, die Morphologie der normalen Niere unter Einbeziehung dieser Erkenntnis zu beschreiben. Wir waren bemüht, neuere und z.T. weniger bekannte Zusammenhänge bildlich begreiflich auch Fachkollegen anderer Disziplinen vorzustellen, wobei vielfältige Kompromisse eingegangen werden mußten. Ein Schwerpunkt war die Verbindung zur Klinik; hier könnten die Schemata der Regelkreise, die Immunhistologie (Zellmarker), Angaben zur renalen Hämodynamik, atriorenale Hormone etc. hilfreich sein. Die adäquate Einschätzung klinisch-pathologischer Zusammenhänge basiert auf Kenntnis der „normalen" Verhältnisse; streckenweise gestaltete sich die Sammlung und Wertung physiologisch-struktureller Daten der normalen Humanniere jedoch schwieriger, als dies für vergleichbare pathologische Befunde der Fall gewesen wäre.

Ohne die Kooperation zahlreicher Fachkolleginnen und Fachkollegen, die hervorragendes Bildmaterial zur Verfügung gestellt haben, wäre der vorliegende Band nicht realisierbar gewesen.

Unser besonderer Dank gilt unter anderem: Frau PD Dr. B. Kaissling, Anatomisches Institut, Biozentrum Basel, von der Arbeitsgruppe um Herrn Prof. Dr. W. Kriz, Anatomisches Institut der Universität Heidelberg; Herrn Prof. Dr. K. Kühn, Abt. Nephrologie, Medizinische Hochschule Hannover; Herrn Dr. H. von Gise (jetzt Schweinfurt) aus der Arbeitsgruppe von Herrn Prof. Dr. A. Bohle, Pathologisches Institut der Universität Tübingen; den Herren Prof. Dr. R. Taugner und Prof. Dr. M. Steinhausen, Physiologisches Institut; den Herren Prof. Dr. W.G. Forssmann und Prof. Dr. M. Reinecke, Anatomisches Institut der Universität Heidelberg; Herrn Prof. Dr. P. Kugler, Anatomisches Institut der Universität Würzburg; Herrn Prof. Dr. K.H. Langer, Abteilung Experimentelle Pathologie, Hoechst AG, Frankfurt-Höchst; den Herren Prof. Dr. R. Rohrbach, Prof. Dr. P.J. Klein und Dr. A. Vogt, Pathologisches Institut, Herrn Dr. S.R. Batsford, Institut für Immunologie, Zentrum für Hygiene, Universität Freiburg i.Br.; Herrn Prof. Dr. R. Timpl, Max-Planck-Institut für Biochemie, Martinsried; Herrn Prof. Dr. G. Wick, Universität Innsbruck; Herrn Prof. Dr. D. Meyer, Abt. Experimentelle Pathologie und Toxikologie, Boehringer Ingelheim; Herrn Prof. Dr. D. Kerjaschki, Institut für Pathologische Anatomie, Universität Wien; Herrn Dr. G.A. Müller, Medizinische Universitätsklinik III, Tübingen; Herrn Prof. Dr. R.A. Sinclair, Dept. of Anatomical Pathology, Prahan, Victoria (Australien); aus dem Klinikum der Universität Frankfurt am Main: den Herren Prof. Dr. H. Riemann und Prof. Dr. J. Kollath, Abt. Radiologische Diagnostik, Herrn OA Dr. M. Schneider, Zentrum Pathologie, Herrn OA Dr. P. Hanke, Abt. Urologie, Herrn Prof. Dr. G. Hör, Abt. Nuklearmedizin und Herrn Prof. Dr. Dr. h.c. D. Starck, em. Direktor des Senckenbergischen Anatomischen Instituts; des weiteren Herrn Dr. A. Kühnert, Radiologisches Institut, Dietzenbach. Das restliche Bildmaterial stammt aus Ergebnissen unserer Arbeiten in Frankfurt am Main: hier sei besonders den Herren G. Wolf, J. Mauck (z.Zt. Institut für Molekulare Biologie, Universität Berlin), Herrn V. Haase und Herrn Dr. H. Hess für Ihre Mitarbeit gedankt.

Herr Prof. Dr. A. Heidland, Abt. Nephrologie, Universität Würzburg, Herr Prof. Dr. P.C. Weber, Herr Dr. Witzgall, Medizinische Klinik Innenstadt, und Herr Prof. Dr. M. Horster, Physiologisches Institut, Universität München, Herr Dr. M. Weber und Herr Prof. Dr. F. Scheler, Abt. Nephrologie, Universität Göttingen, Herr PD Dr. B. Schölkens, Abt. Pharmakologie, Hoechst AG, Frankfurt-Höchst sowie Herr Prof. Dr. W. Kriz, Anatomisches Institut der Universität Heidelberg, u.a. gaben wertvolle Ratschläge und halfen durch Zusendung aktueller Sonderdrucke. Herr Prof. Dr. R. Sterzel, Center of Medicine and Pathology, Yale University, West Haven, Conn., hat das Kapitel „Mesangium" Korrektur gelesen.

Herrn Prof. Dr. W. Schoeppe, Geschäftsführender Direktor des Zentrums für Innere Medizin, Klinikum der Universität Frankfurt am Main und Herrn Prof. Dr. K.J. Ullrich, Max-Planck-Institut für Biophysik, Frankfurt am Main, danken wir für ihre kontinuierliche Unterstützung, stete Diskussionsbereitschaft und wertvollen Ratschläge.

Die Zeichnungen sind in hervorragender Weise von Herrn Dr. P. Newrkla, Wien, und Herrn M. Wosczyna, Wiesbaden/Bonn, erstellt worden. Herrn A.A. Weis danken wir für seine freundliche Hilfe und Mühe bei der technischen Gestaltung und Lesen der Korrektur, dem Verleger für die großzügige Ausstattung des Bandes und nicht zuletzt der Fa. Bayer, die dieses Projekt ermöglicht hat.

A.W. Mondorf J.E. Scherberich

Im Februar 1986

Inhaltsverzeichnis

1 Ontogenese der Niere

Die menschliche Niere (Nachniere, Metanephros) entwickelt sich über das induktive Signal zweier unterschiedlicher Zellmaterialien: einmal aus der dem unteren Ende des Urnierenganges (Wolfscher Gang) aussprossenden Ureterknospe, etwa in Höhe des 5. Lendensegments, und zum anderen aus dem der Ureterknospe kappenförmig aufsitzenden metanephrogenen Gewebe (Abb. 1). Beide aszendieren im retroperitonealen Mesenchym, wobei in der Folge aus der Ureterknospe durch Verzweigungen und Spaltungsvorgänge in Ureterbäumchen Ureter, Pyelon, Kelchsystem und Sammelrohre entstehen. Die Ureterknospe und später die Ureterbäumchen induzieren ihrerseits im sie umgebenden nephrogenen Mesenchym rundliche Zellkondensate, die in S-förmiger Ausgestaltung nach Entstehung eines Lumens Anschluß an das Gangsystem des Uretersprosses finden. Die normale Tubulogenese setzt die induktive Vermittlung bestimmter membranoberflächengebundener Glykoproteine voraus. So vermag z.B. Tunicamycin als spezifischer Inhibitor von Glykoproteinen einer N-glykosidischen N-Azetyl-Glucosamin-Asparagin-Bindung die Tubulusformation in Zellkulturen zu blockieren [1]. In die untere Schlinge des S-Segments wachsen Angioblasten ein und formieren das Kapillarnetz der prospektiven Glomeruli (Abb. 2).

Die Ausdifferenzierung der Nephrone erfolgt zentrifugal, d.h. die mehr kortikal gelegenen Nephrone sind ontogenetisch jünger (Abb. 3, 5).

Das Muster an Zellmembranglykoproteinen und die Ausstattung an Enzymen und Isoenzymen der Tubuluszellen etc. unterscheiden sich von der adulten Niere nicht wesentlich (Abb. 4–6; [2, 9]). Gewisse Unterschiede qualitativer und quantitativer Art, insbesondere hinsichtlich lysosomaler Leitenzyme, gluconeogenetischer Schlüsselenzyme und der Na-K-ATPase sind jedoch bekannt (Einzelheiten siehe [3–6, 9]).

Schnellwachsende, „primitive" Gewebe wie Placentatrophoblast und Nierenadenokarzinome exprimieren antigene Determinanten (Epitope), die auch in fetalen, z.T. in ausdifferenzierten Nieren nachgewiesen werden können [7, 9, 10]. Die gemeinsamen Epitope sind in der Niere immunhistochemisch sehr umschriebenen Nephronsegmenten zugeordnet.

Ungeachtet des frühzeitigen intrauterinen Funktionsbeginns der Niere ist ihre post partum bekannte eingeschränkte Konzentrierfähigkeit gegenüber dem Primärharn wahrscheinlich durch noch wenig adaptierte oder ausdifferenzierte Hormonrezeptoren, Rezeptor- und Transportproteine bedingt [3–6].

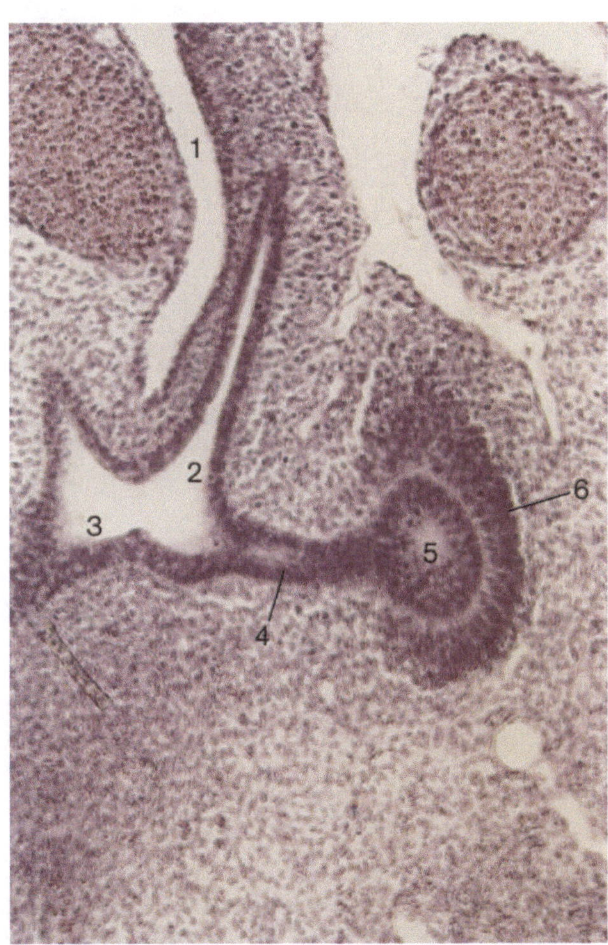

1 Zölom
2 Urnierengang
3 ventraler Kloakenrest
4 Uretersproß
5 primäres Nierenbecken
6 metanephrogenes Blastem

Abb. 1
Histogenese der menschlichen Nachniere; paramedianer Sagittalschnitt des caudalen Rumpfabschnitts eines Embryos von 8 mm Scheitel-Steiß-Länge. Darstellung der Nierenanlage mit Ureterknospe und nephrogener Kappe kurz vor dem Aufstieg im retroperitonealen Mesenchym. Einzelheiten siehe Text; HE-Färbung; Vergrößerung: × ca. 120 (Nach Starck, Frankfurt/M.).

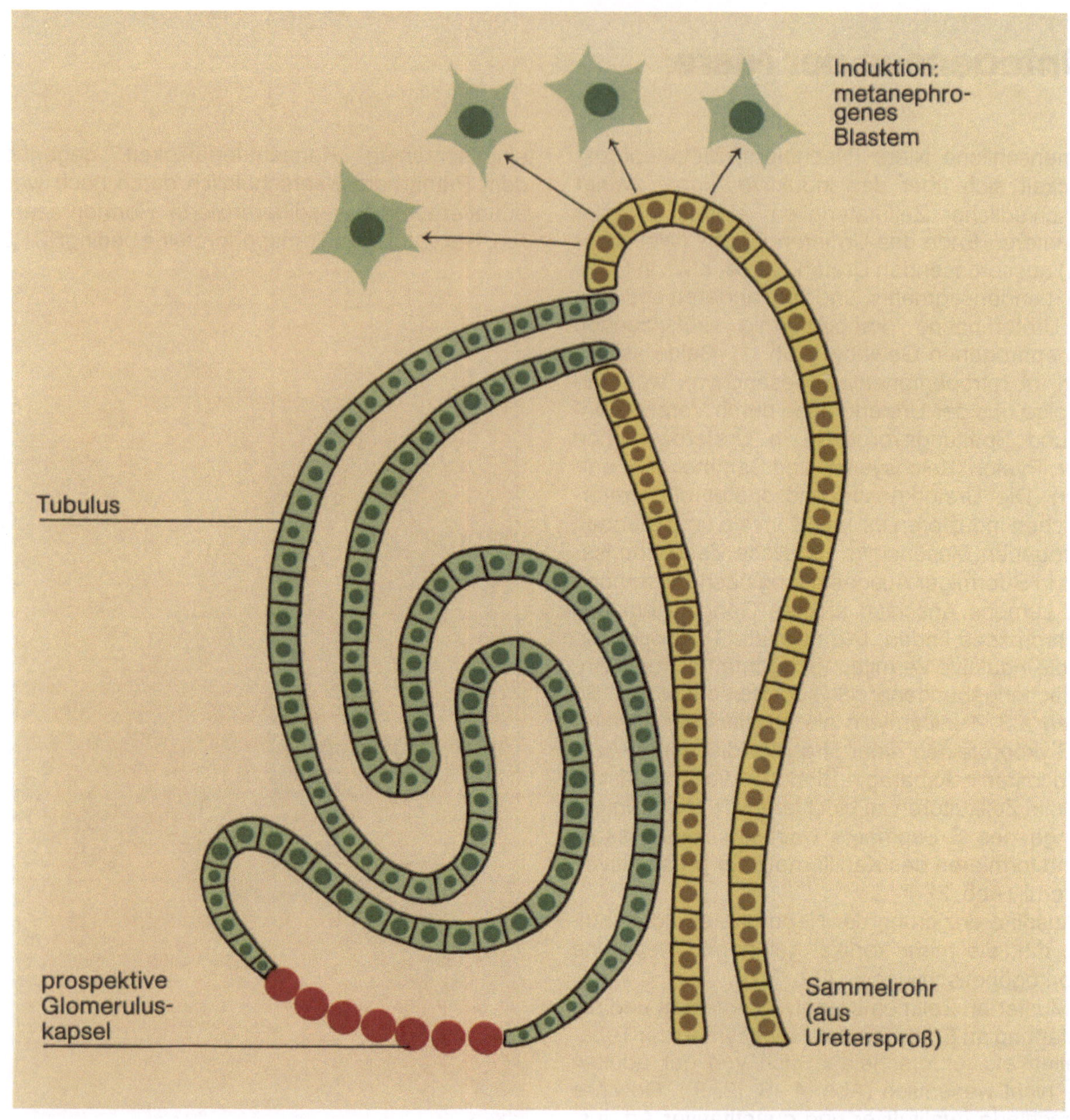

Abb. 2
Tubulogenese: Aus dem nephrogenen Mesenchym (metanephrogenes Blastem) differenziert sich nach Aussprossung und Verzweigung der Ureterknospe durch induktive Einflüsse das Tubulussystem. Ursprünglich als blind endigendes Gangsystem kommuniziert dieses nach Anlagerung und Durchbruch mit dem Sammelrohr (ehemaliger Uretersproß). Modifiziert nach Starck [8].

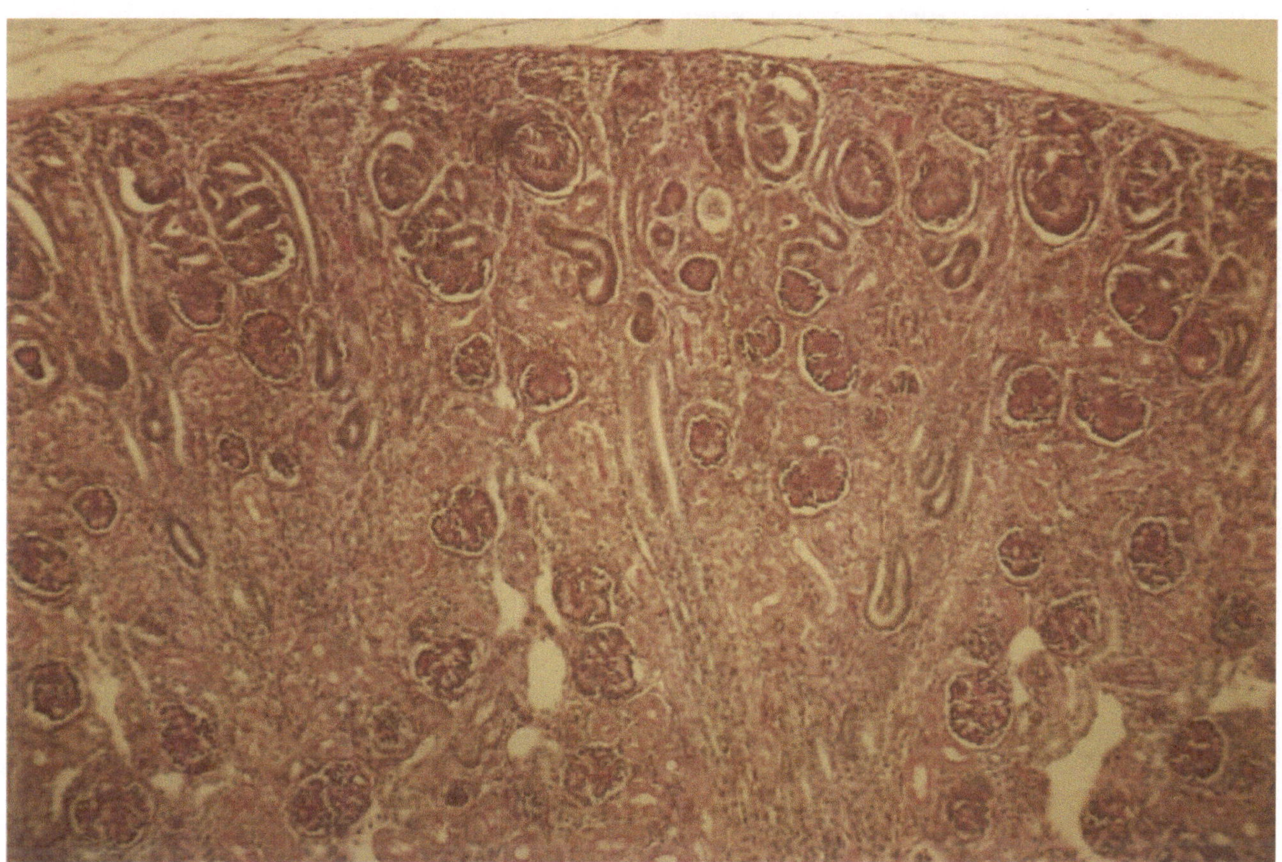

Abb. 3
Zonenabhängige Differenzierung von Nephronen eines menschlichen Feten (ca. 30 cm Scheitel-Fersen-Länge). Die kortikalwärts gelegenen Glomeruli entsprechen jüngeren Reifungsstadien, eine vollständige Kapsel fehlt noch; kortikomedulläre Glomeruli weisen diese bereits auf. PAS-Färbung; Vergrößerung: × ca. 100.

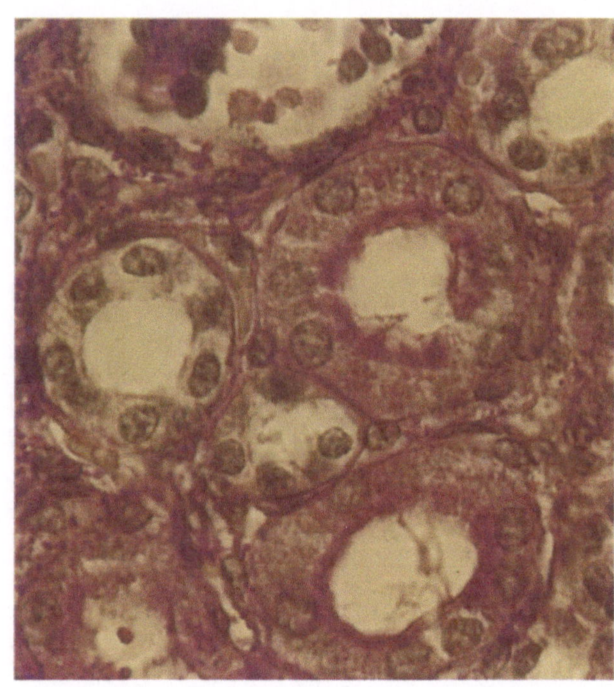

Abb. 4
Frühe segmentspezifische Glykolisierung von Tubuli in der menschlichen Fetalniere (27. Schwangerschaftswoche); proximale Tubuli der kortikomedullären Region sind luminal typisch PAS-positiv (Bürstensaum), während die distalen Tubuli keine PAS-Reaktion ergeben. Vergrößerung: × ca. 600.

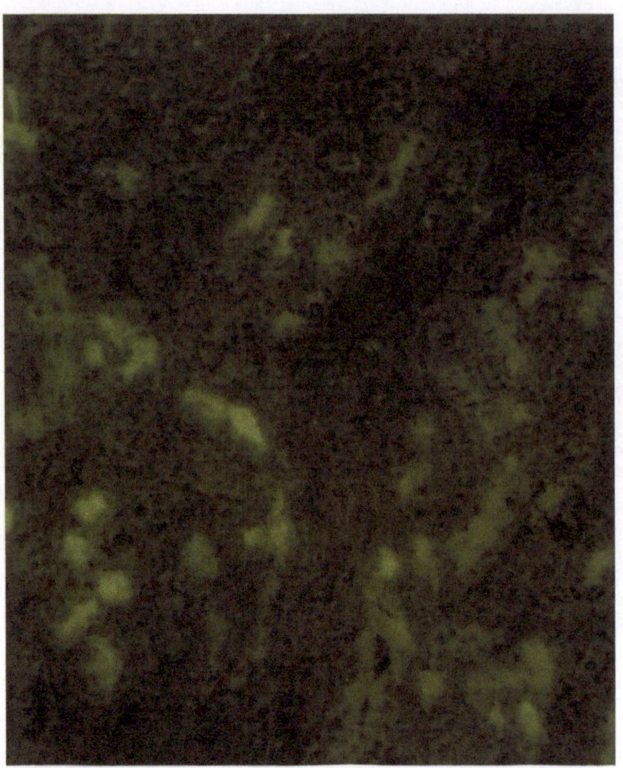

Abb. 5
Verteilung von Membranglykoproteinen des proximalen Tubulus in der menschlichen Fetalniere (30 cm Scheitel-Fersen-Länge) in Abhängigkeit des Reifestadiums. Im Vergleich zu den Tubuli der äußeren kortikalen Region sind die cortikomedullären Nephrone mit bereits ausdifferenzierten Epithelien stärker markiert (mittlere und untere Bildhälfte). Gefrierschnitt nach Inkubation mit einem Antikörper gegen Con A-affine Membranrezeptoren des Bürstensaums der Erwachsenenniere; indirektes Verfahren über FITC-anti-Kaninchen-Gammaglobulin. Vergrößerung: × ca. 80.

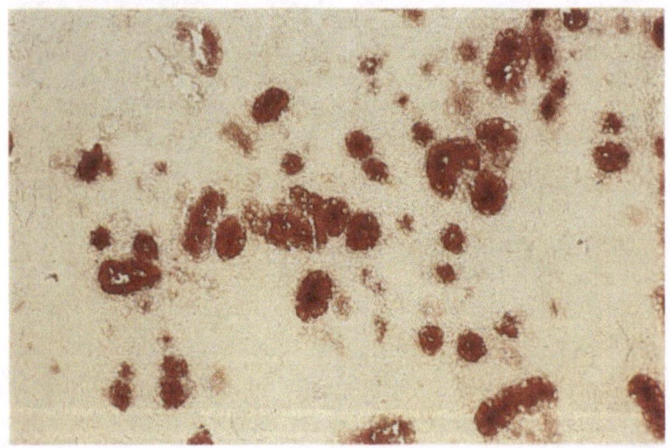

Abb. 6
Histochemische Darstellung der Gamma-Glutamyl-Transpeptidase-Aktivität in Tubuli einer Fetalniere (19.SSW). Starke Färbung insbesonders der luminalen Epithelbezirke des proximalen Konvoluts im inneren Rindenbereich. Im Vergleich zur ausdifferenzierten Niere kurzstreckiger Verlauf der enzympositiven Tubulusabschnitte. Vergrößerung: × ca. 160.

Literatur

[1] Ekblom, P., Nordling, S., Saxen, L., Rasilo, M.L., Renkonen, O.: Cell interactions leading to kidney tubule determination depend on protein glycosylation. In: Schauer, R. et. al. (Eds.): Glycoconjugates. Thieme, Stuttgart, New York 1979, p. 421

[2] Ekblom, P., Miettinen, A., Virtanen, I.: Lectin binding sites in developing mouse metanephros. Prot. Biol. Fluids 27, 463–66 (1980)

[3] Horster, M., Schmidt, U.: In vitro electrolyte transport and enzyme activity of single dissected and perfused nephron segments during differentiation. In: Biochemical Nephrology. Clin. Biochem. 8, 98–106 (1978)

[4] Horster, M., Larsson, L.: Mechanisms of fluid adsorption during proximal tubule development. Kidney int. 10, 348 (1976)

[5] Horster, M.: Expression of ontogeny in individual nephron segments: Kidney Int. 22, 550–559 (1982)

[6] Horster, M.F., Wilson, P.D.: Enzyme patterns in nephron ontogeny: Int. J. Ped. Nephrol. 4, 133–44 (1983)

[7] Mauck, J., Wolf, G., Scherberich, J.E., Hess, H.: Monoclonal antibodies generated against placenta trophoblast: evidence of common placental epitopes on differentiation antigens from fetal and adult human kidney: Immunobiol. 170, 62 (1985)

[8] Schapira, F.: Isozymes and differentiation. Biomedicine 28, 1–5 (1978)

[9] Scherberich, J.E., Jacob, R., Grünwald, S., Kleemann, B., Gauhl, C., Mondorf, W.: Plasma membrane associated antigens of human fetal, adult, placental and cancer tissue. In: Lehmann, F.G. (Eds.): Carcinoembryonic Proteins. Elsevier, North Holland Biomed. Press, Vol. 2, 515–22 (1979)

[10] Scherberich, J.E., Mauck, J., Hess, H., Mondorf, W., Falkenberg, F.W.: Monoclonal antibodies against renal adenocarcinoma: evaluation of epitopes in common with placental and fetal tissue. Prot. Biol. Fluids 31, 845–848 (1984)

[11] Starck, D.: Embryologie, III. Aufl. Thieme, Stuttgart 1975

[12] Wachsmuth, E.D., Stoye, J.P.: The differentiation of proximal and distal tubules in the male rat kidney. The appearance of aldolase isoenzymes, aminopetidase, and alkaline phosphatase during ontogenesis. Histochemistry 47, 315 (1976)

2 Topographie der Niere

Lage beider Nieren paravertebral im Spatium retroperitoneale (Abb. 7); physiologischer Tiefstand der rechten Niere (BW 12-LW 3) im Vergleich zur linken Niere (BW 11-LW 2). Eine lage- und respirationsabhängige Verschieblichkeit der Nieren ist möglich: Atemverschieblichkeit maximal bis zu 10 cm; Absinken der Niere im Stehen bis zu ca. 4–5 cm ohne Vorliegen einer klinisch relevanten Nephroptose. Die kraniale Vorderfläche der rechten Niere steht mit der Leber, der rechte untere Nierenpol mit der Flexura colica dextra, der mediale Rand der rechten Niere mit dem Duodenum in Berührung. Die linke Niere grenzt dorsoventral an den Magenfundus (Bursa omentalis), lateral an die Milz, weiter kaudal an den Pankreasschwanz, der untere Nierenpol an die Flexura colica sinistra (Abb. 7; Lit. [6]). Der Nierendurchmesser beträgt im Ultraschall-Schnittbild kraniokaudal 12,0 ± 2,0 cm, frontal (Breite) ca. 5 cm, der Tiefendurchmesser liegt zwischen 4 und 7 cm; geringgradige geschlechtsabhängige Variation: Niere beim Mann 13 × 6 cm, bei der Frau 12 × 6 cm. Der Abstand der dorsalen Nierenoberfläche zur Rückenhaut mißt ca. 5–9 cm. Gewicht der Einzelniere ca. 150 g. Neigung der Längsachsen nach ventral und nach oben konvergierend. Die Nebennieren (Glandulae suprarenales) sitzen dem kranialen Nierenpol auf. Die Nierenoberfläche ist glatt, gelegentlich sind Renculi im Ultraschall-Schnittbild nachweisbar (persistierende fetale Lappung). Einscheidung der Niere in die Capsula fibrosa, die sich sonomorphologisch nicht darstellen läßt. Diese ist umgeben von der Capsula adiposa, die mit der Fascia ileopsoica nach dorsal in Verbindung steht. Nach ventral ist die Niere durch das Peritoneum abgegrenzt.
Die topographischen Beziehungen lassen sich unter klinischen Bedingungen gut mit der Computertomographie und der Kernspinresonanztomographie darstellen (Abb. 8–12).

Nierenparenchym (Abb. 13–17):
Parenchymbreite im Ultraschall-Schnittbild ca. 1,5 cm. Am Präparat ist die Rinde fein gekörnt und zeigt Radiärstreifen (Markstreifen). Zwischen den Markpyramiden liegt rindentypisches Parenchym (Columnae renales, Abb. 17). Unterteilung des Marks in eine dunklere Außen- und helle Innenzone. Die Spitzen der Markpyramiden ragen als Papillae renales in die Kelchhälse. Die Markpyramiden weisen gegenüber den Columnae renales im Ultraschall-Schnittbild einen Impedanzsprung auf und sind daher gut differenzierbar (Abb. 13–16).

Nierenbecken (Pelvis renalis):
Nierenkelch (Calyx renalis) umfaßt mehrere Papillae renales, die einer hierachischen Abstufung entsprechend (Calyces minores, Calyces majores) in das gemeinsame Pyelon einmünden (Abb. 17, 18). Es finden sich ampulläre, dendritische (lineare) oder intermediäre Formvarianten. Im Ultraschall-Schnittbild zeigt das Nierenbecken einen intensiven Reflex (zentrales Reflexband); die metrische Relation vom Nierenparenchym zum Pyelon liegt bei 2:1 (Abb. 13, 15, 16)

Legende zu Abb. 7
1 V. cava inf.
2 Vv. hepaticae
3 Diaphragma
4 Capsula adiposa renis
5 Lunge
6 Glandula suprarenalis dextra
7 P.H. Leber
8 V. renalis dextra
9 Ureter dexter
10 P.H. Colon ascendens
11 A. u. V. spermatica dextra
12 Aa. u. Vv. iliacae communes dextrae
13 Vesica urinaria
14 Rektum
15 M. psoas
16 P.H. Colon descendens
17 Recessus duodenalis
18 Ureter sinister
19 A. u. V. spermatica sinistra
20 A. u. V. renalis sinistra
21 V. suprarenalis sinistra
22 Truncus coeliacus
23 P.H. Milz
24 Cardia ventriculi

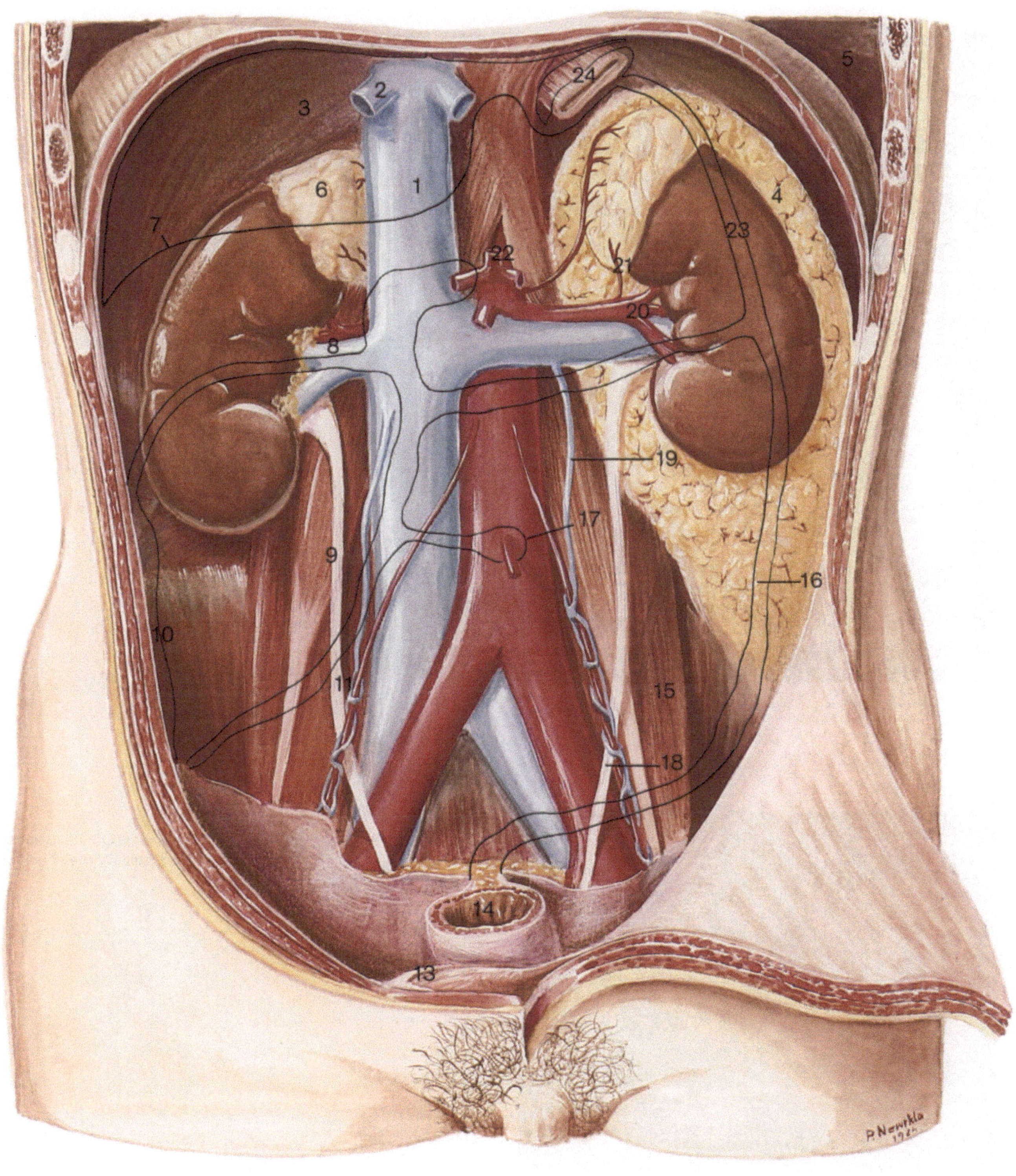

Abb. 7
Situs des Retroperitonealraumes. Topographie der Nieren mit Darstellung der peritonealen Haftstellen (PH) von Leber, Milz und Darm.

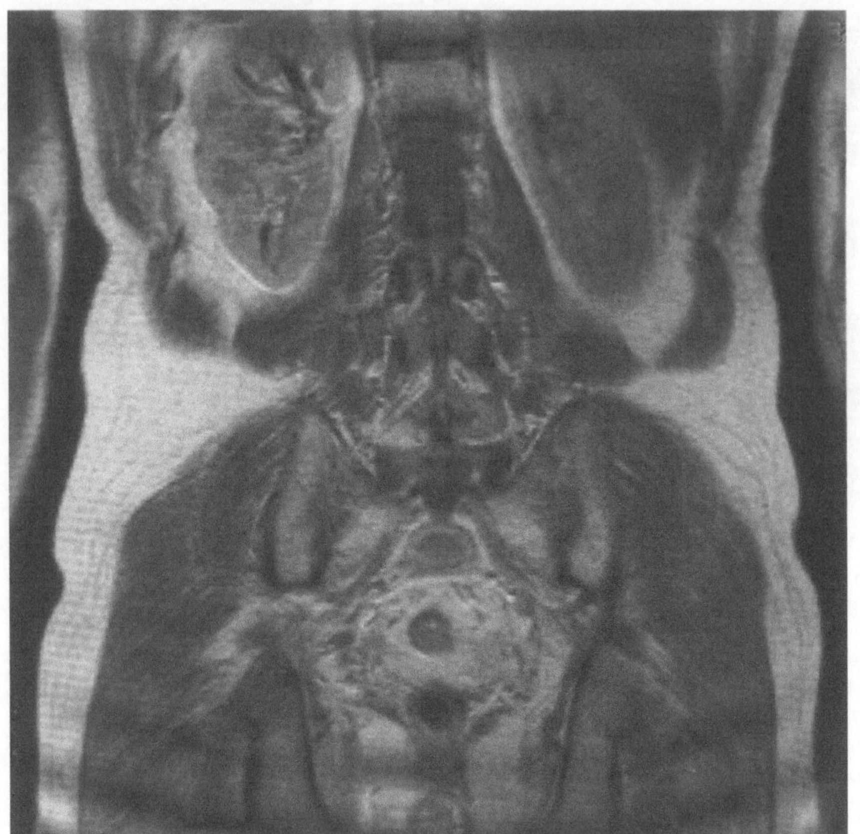

Abb. 8
Kernspintomogramm. Koronare Schnittebene mit Darstellung des Retroperitonealsitus; Lage der Nieren (mit hoher Auflösung des NBKS der linken Niere) und den Beziehungen zu Diaphragma, Lungen, M. psoas (nach Kühnert, Dietzenbach).

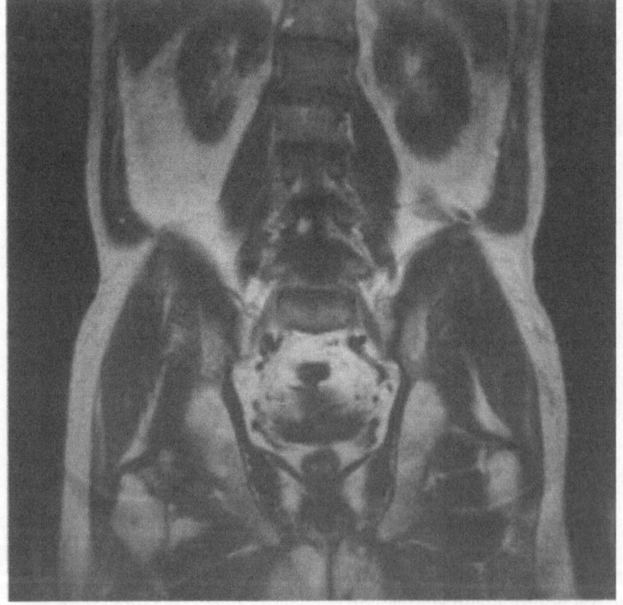

Abb. 9
Kernspintomogramm. Koronare Schnittebene mit Darstellung beider Nieren und ihrer Topographie zu Leber, Milz, Wirbelsäule, M. psoas (nach Kühnert, Dietzenbach).

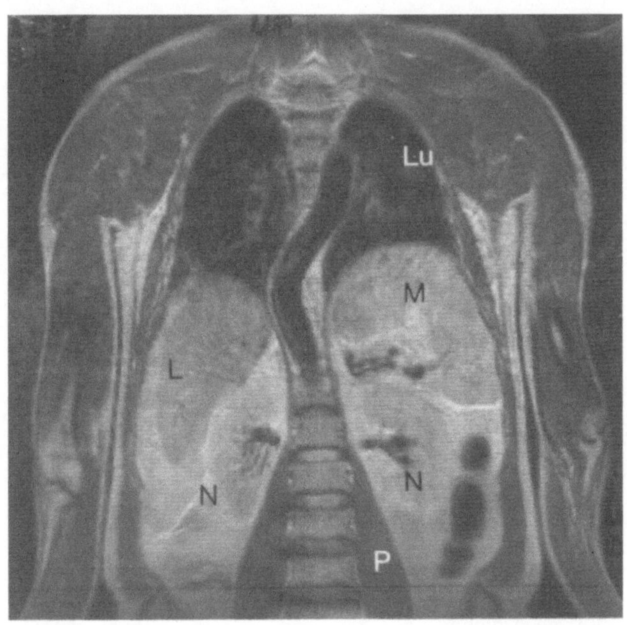

Abb. 10
Thorakoabdominales Kernspintomogramm; koronare, EKG-getriggerte Schnittführung. Beziehung der Organe des (Retro-)Peritonealraums zu Mediastinum, thorakaler Aorta descendens und der Lungen (nach Kühnert, Dietzenbach).

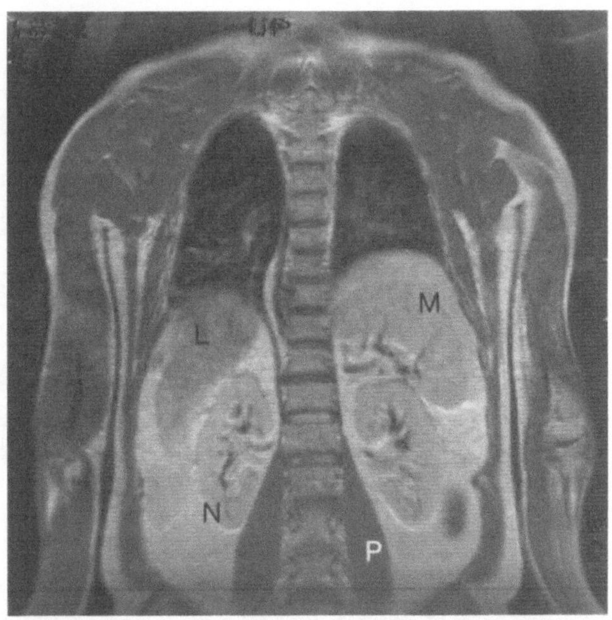

Abb. 11
Wie Abb. 10, jedoch Schnittführung weiter dorsal (nach Kühnert, Dietzenbach).
N = Niere, L = Leber, M = Milz, Lu = Lunge, P = M. psoas

Abb. 12
Kernspintomogramm in axialer Schnittführung mit Darstellung der topographischen Beziehungen der Organe des Retroperitonealraums und der Peritonealhöhle (nach Kühnert, Dietzenbach).

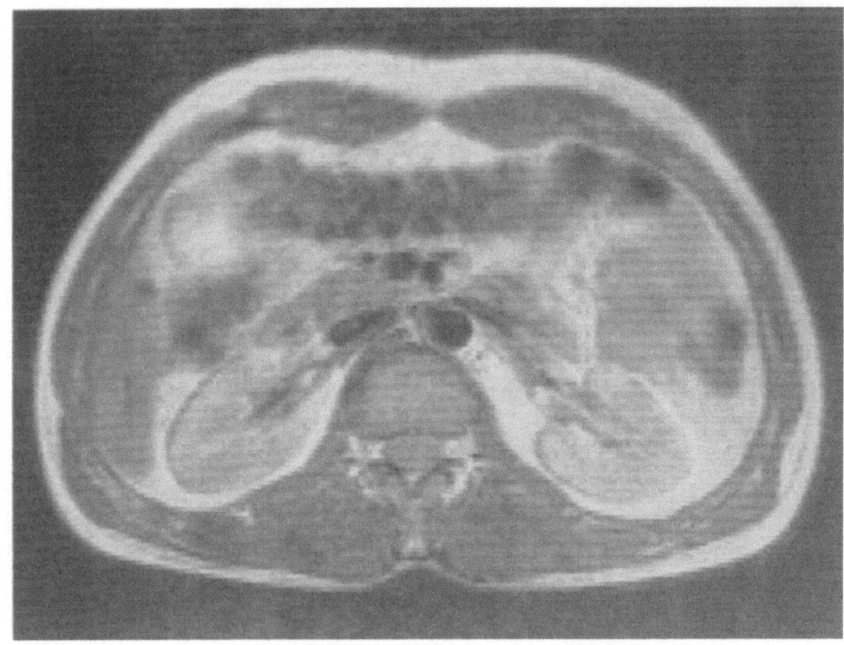

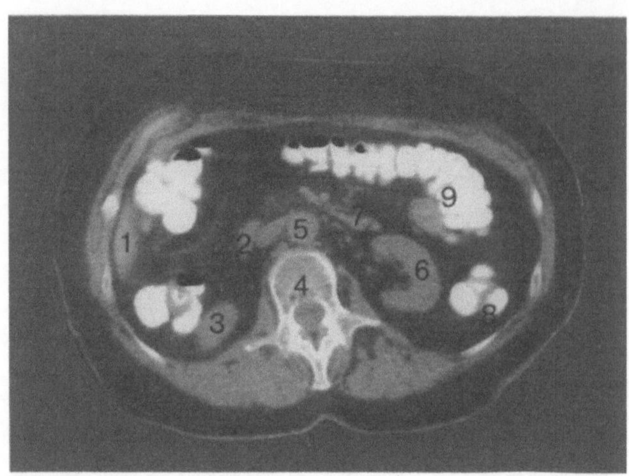

a

1 Leber
2 V. cava inferior
3 rechte Niere
4 Wirbelkörper
5 Aorta
6 linke Niere
7 Dünndarm
8 Milz/Kolon
9 Anschnitt Querkolon

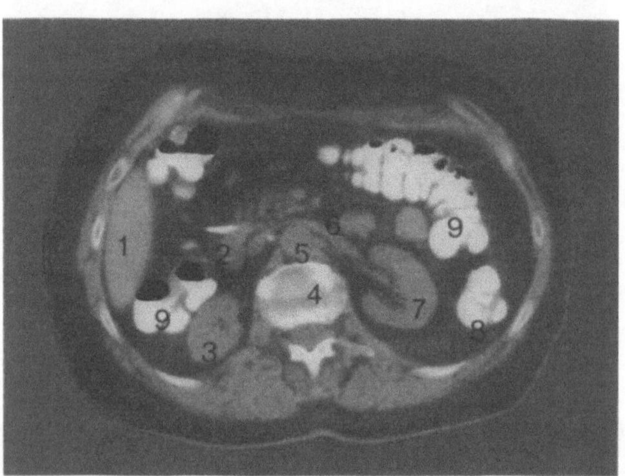

b

1 Leber
2 V. cava inferior
3 rechte Niere
4 Wirbelkörper
5 Aorta
6 V. venalis
7 linke Niere
8 Milz
9 Kolon

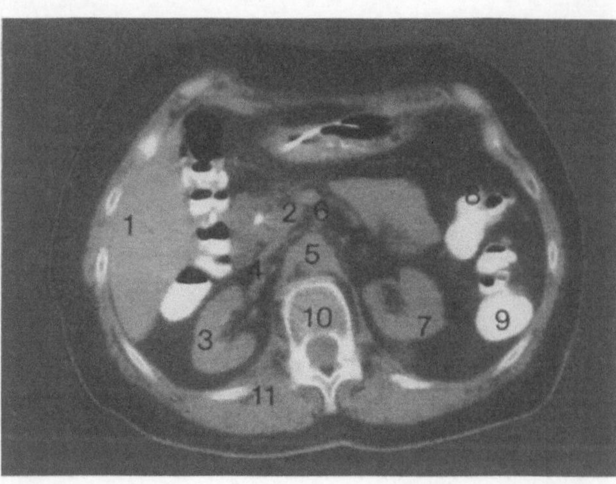

c

1 Leber
2 V. cava inferior
3 rechte Niere
4 A./V. venalis
5 Aorta
6 A. mesent. sup.
7 linke Niere
8 Kolon
9 Milz
10 Wirbelkörper
11 Rückenmuskulatur

1 Leber
2 V. cava
3 rechte Niere
4 linke Nebenniere
5 Pankreas
6 linke Niere
7 kortikale Nierenzyste
8 Aorta
9 Dünndarm
10 Kolon
11 Milz
12 A. lumbalis

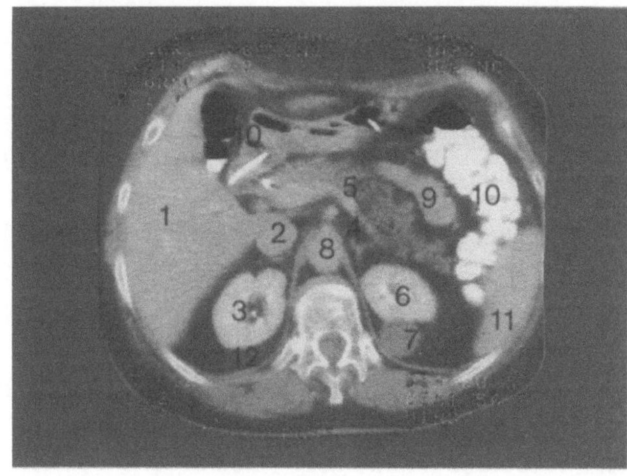

d

1 Leber
2 Leberhilus im Anschnitt
3 V. cava inferior
4 Pankreas
5 rechte Niere
6 Truncus coeliacus
7 Aorta
8 V. lienalis
9 linke Nebenniere
10 linke Niere
11 kortikale Zyste
12 Milz
13 Kolon
14 Magen

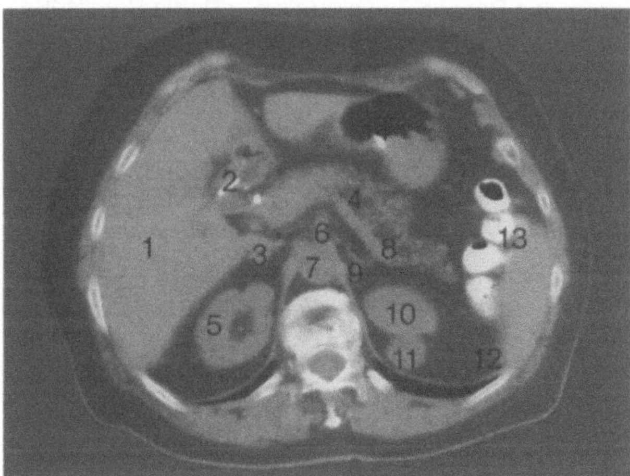

e

Abb. 13
Abdominelle axiale Computertomographie: Darstellung der Organe des Retro- und Intraperitonealraumes in verschiedenen transversalen Schnitthöhen (von kaudal nach kranial). Neben den topographischen Beziehungen sind Gewebsdichtemessungen nach der sog. Hounsfield-Skala möglich (HE: Hounsfield-Einheiten). Bezogen auf Wasser (HE = 0) und Luft (HE = −1000) sowie Knochen (HE = +1000) liegt der Dichtewert des Nierenparenchyms in der Nativuntersuchung bei 30–40 HE, der des Nierenbeckens bei 0–15 HE. Die Applikation von Kontrastmitteln zur feineren Darstellung der Organstrukturen (Nierengefäße, Rinde, Mark) führt zu höheren Dichtewerten, die von der jeweils injizierten Kontrastmittelmenge abhängig sind: Parenchym 60–200 HE, Pyelon 100–800 HE (nach Riemann, Frankfurt/M.).

Nierenhilus (Sinus renalis):
Die Aa. renales entspringen der links von der Medianlinie gelegenen Aorta abdominalis. Aufgrund der Aortenlage ist die A. renalis sinistra kürzer als die A. renalis dextra; ihr Verlauf ist horizontal. Die rechte Nierenarterie verläuft eher laterokaudal. Die linke Nierenvene ist länger als die rechte, da die V. cava inferior rechts von der Aorta liegt. Eintritt der Arterien am Nierenhilus kranial und dorsal der Venen. Weitere Einzelheiten siehe Abbildungen 7, 19–21. Extrahiläre Aufteilung der A. renalis, deren Pulsationen im Ultraschall-Schnittbild erkennbar sind, in fünf Segmentarterien, die sich vor Eintritt in das Nierenparenchym jeweils beiderseits der Markpyramiden in die Aa. interlobares aufzweigen. Verschiedene Versorgungsvarianten: z.B. akzessorische Segmentgefäße aus der Aorta oder sogenannte aberrierende Äste aus der A. renalis. Weiterhin können extrahiläre Arterien in das Parenchym eintreten, z.B. die Polgefäße. Der Ureter ist im Bereich des Nierenhilus am weitesten dorsal gelegen. Er verläuft auf der Psoasfaszie nach kaudal und mündet hinter den Vasa testiculares sive spermatica in Höhe der Bifurkation der A. iliaca communis, die er überkreuzt, in das kleine Becken ein.

Innervierung:
Über den N. splanchnicus minor, aus dem Ganglion coeliacum, dem perivaskulären Bindegewebe der A. renalis als Plexus renalis angelagert; freie Nervenendigungen im Bereich der Tubuli, Blutgefäße und insbesondere des juxtaglomerulären Apparates.
Form, Größe und Lage der Nieren, intrarenale Dichteveränderungen, Oberflächenrelief, Gefäßversorgung, globale und regionale Perfusionsverhältnisse, Parenchymdicke, Parenchym-Pyelon-Relation, Abflußverhältnisse, topographische Beziehungen zu Organen der Umgebung etc. lassen sich durch bildgebende Verfahren hinreichend schnell und exakt beschreiben [13]; hierzu zählen:
i.v. Urographie, Nierentomographie [8], retrograde Pyelographie, Angiotomographie [3, 5, 8], Ultraschalltomographie [1, 9], Szintigraphie [4], Computertomographie [2, 10], NMR-Tomographie [14], Übersichtsangiographie, selektive Nierenangiographie und digitale Subtraktionsangiographie [7, 11].

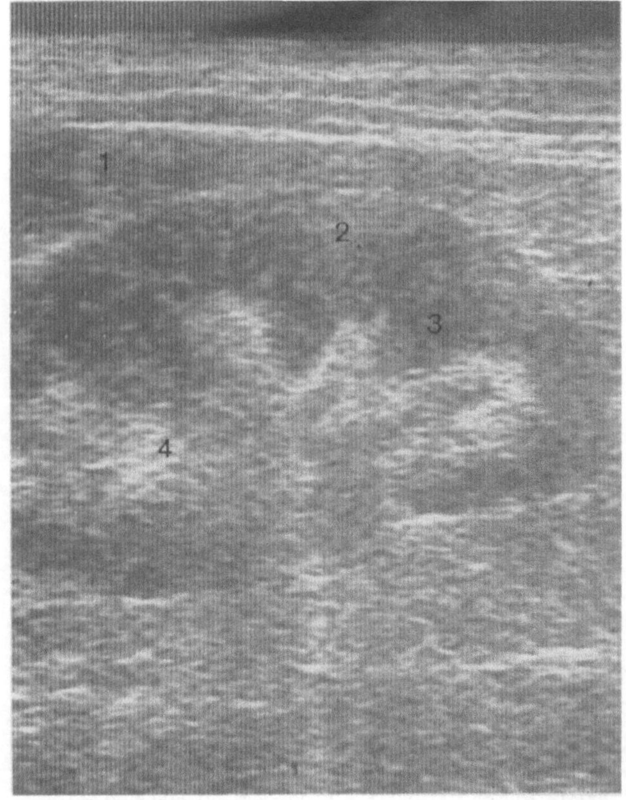

1 Leber
2 Parenchym
3 Markkegel
4 zentraler Pyelonreflex

Abb. 14
Ultraschall-Schnittbild der normalen rechten Niere. Zweidimensionales B-Bildverfahren (Realtime Scanner mit schnellem Bildaufbau). Longitudinale, parasagittale Schnittführung: das Organ erscheint in längsovalärer Kontur „unterhalb“ der Leber. Helles zentrales Pyelonreflexband, umgeben von echoärmerem Nierenparenchym, das Rindenareal und Markkegel erkennen läßt.

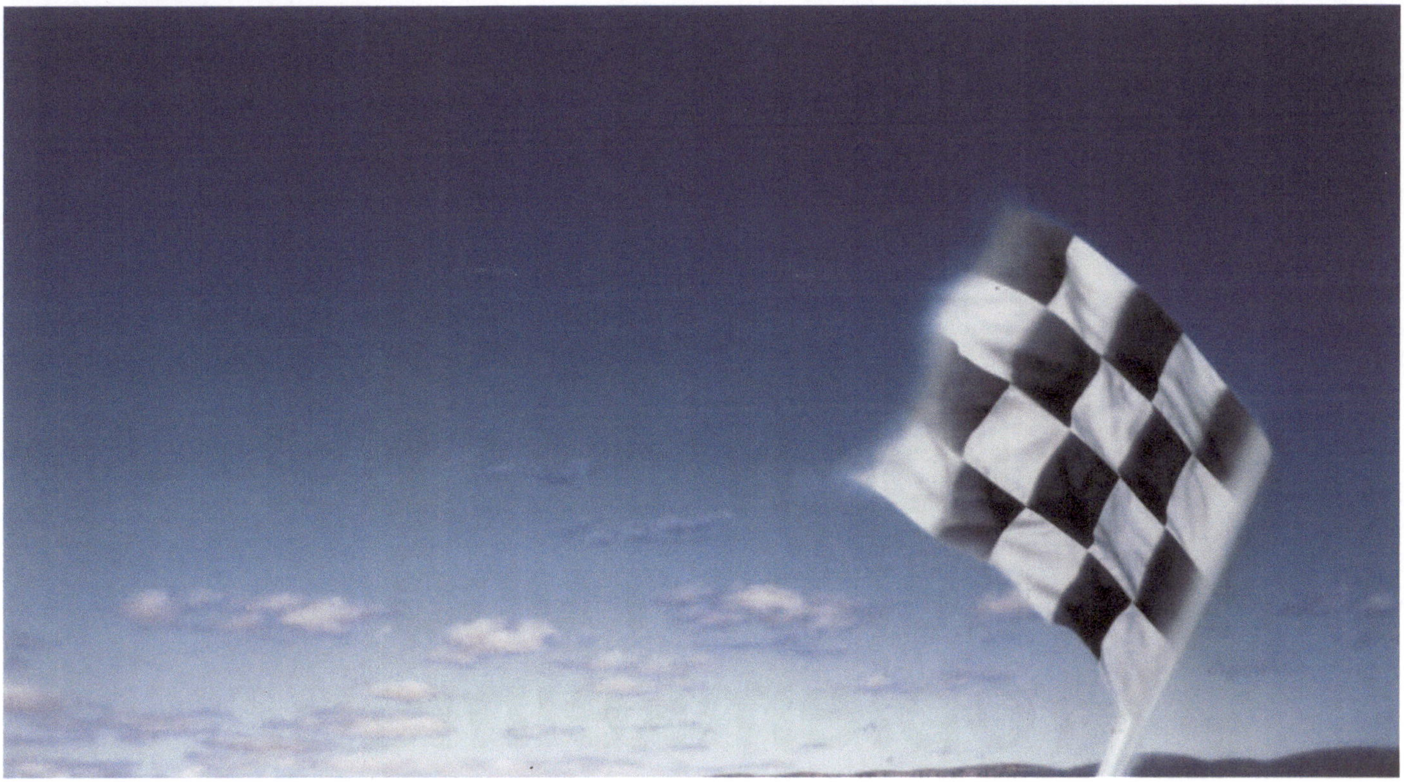

Abb. 15
Ultraschall-Schnittbild der linken Niere (longitudinale Ebene); etwas wellig begrenzte Parenchym-Pyelon-Grenze (Normalbefund); darüber Milz.

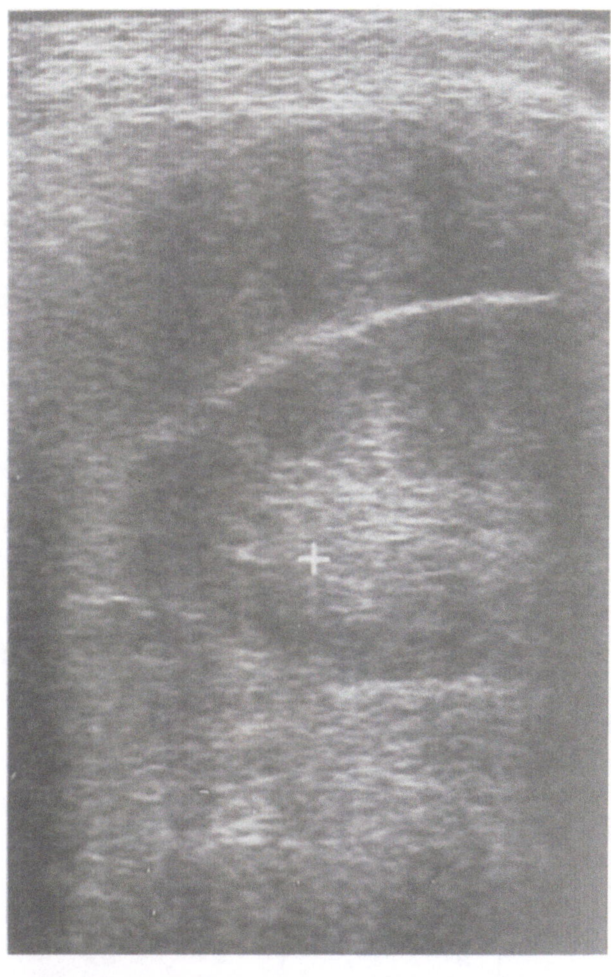

1 Rinde
2 Markkegel
3 zentrales Pyelonreflexband

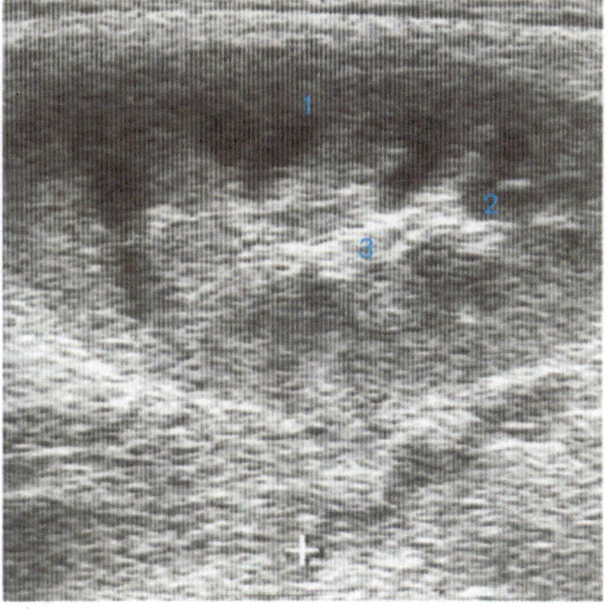

Abb. 16
Ultraschall-Schnittbild einer normalen Transplantat-Niere (Fossa iliaca). Medianer Sagittalschnitt; hohe Auflösung der Echotextur durch oberflächliche Lage des Organs. Echoreiche Rinde von echoarmen Markkegeln gut abgrenzbar.

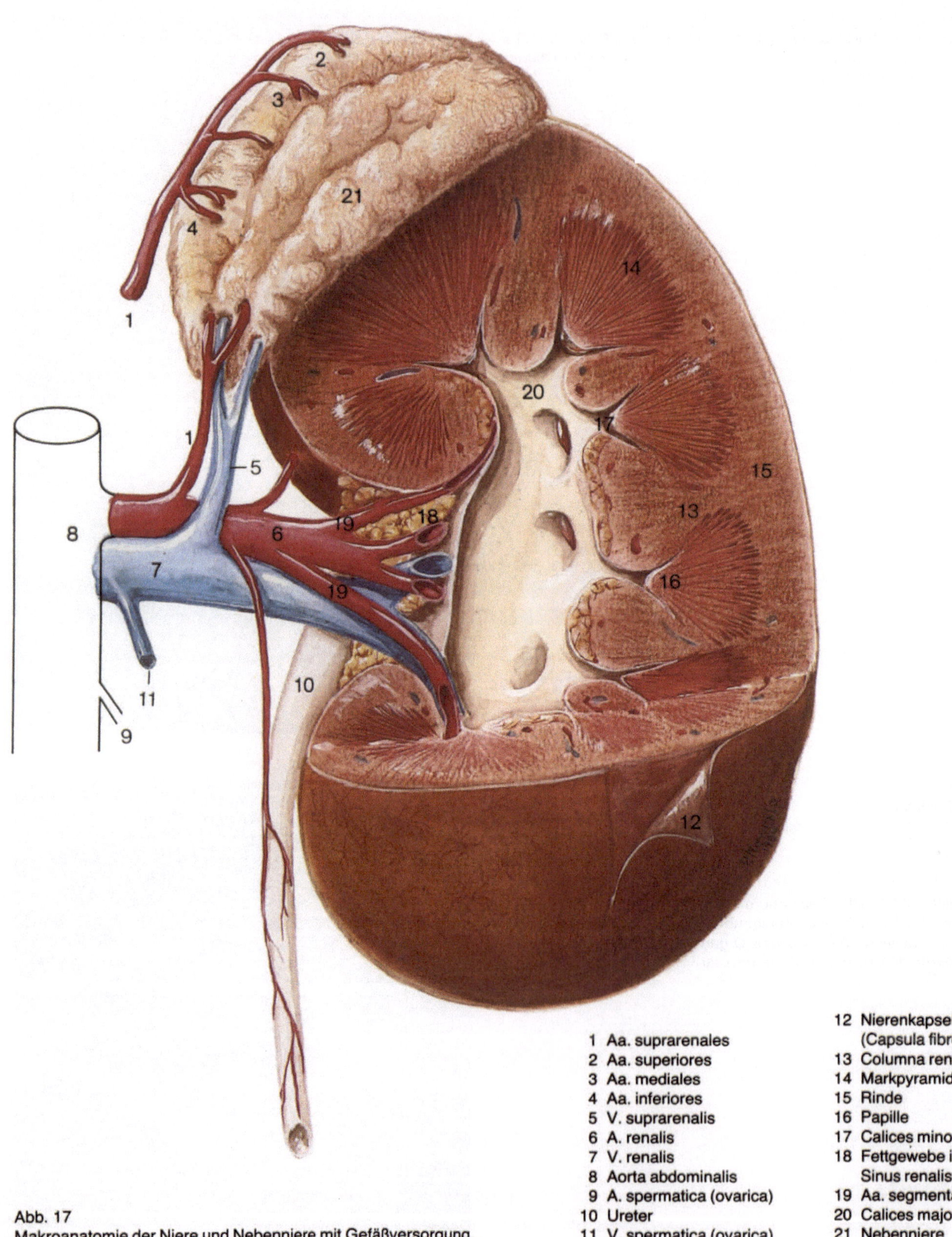

1 Aa. suprarenales
2 Aa. superiores
3 Aa. mediales
4 Aa. inferiores
5 V. suprarenalis
6 A. renalis
7 V. renalis
8 Aorta abdominalis
9 A. spermatica (ovarica)
10 Ureter
11 V. spermatica (ovarica)
12 Nierenkapsel (Capsula fibrosa)
13 Columna renalis
14 Markpyramide
15 Rinde
16 Papille
17 Calices minores
18 Fettgewebe im Sinus renalis
19 Aa. segmentales
20 Calices majores
21 Nebenniere

Abb. 17
Makroanatomie der Niere und Nebenniere mit Gefäßversorgung.

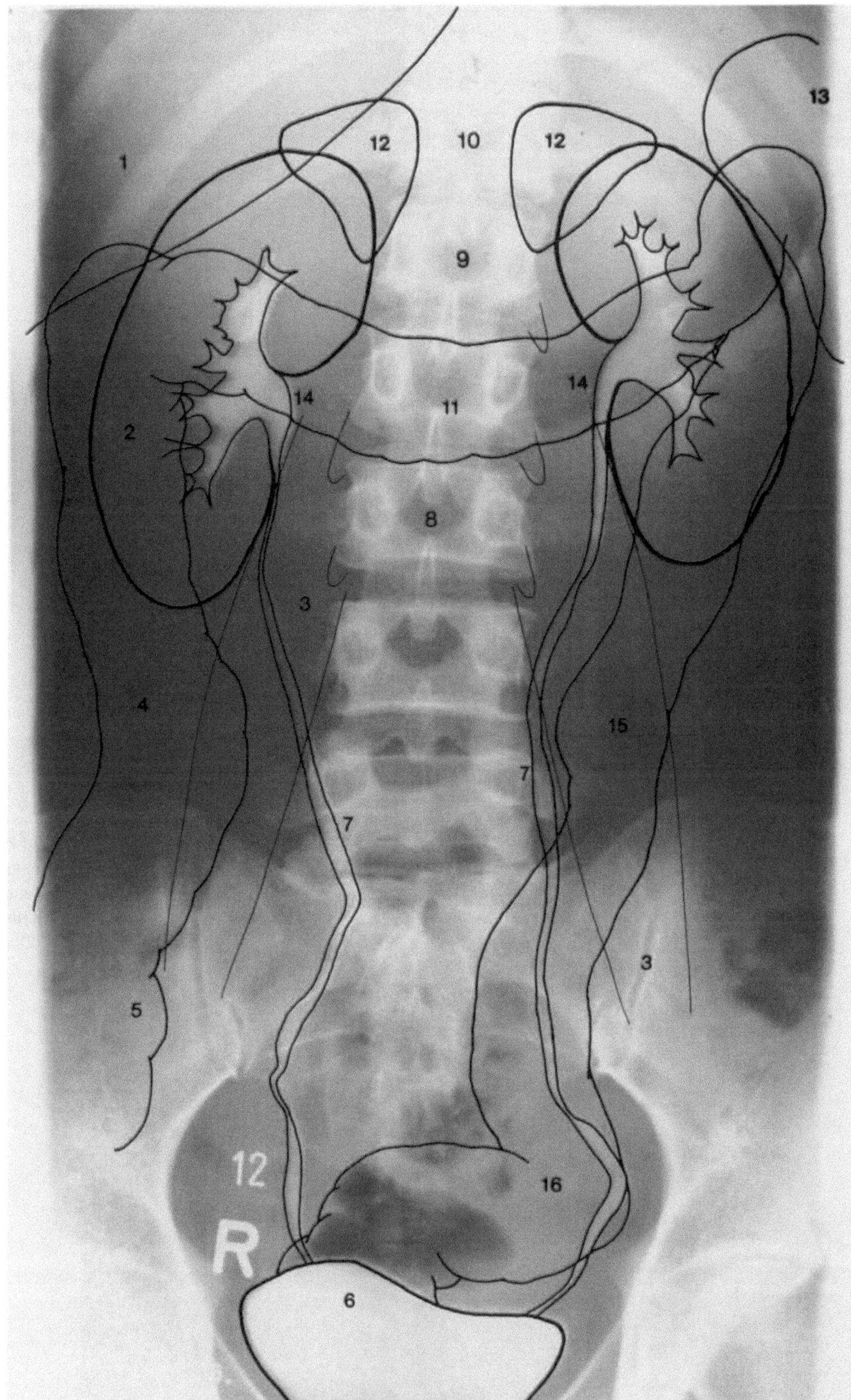

1 Leber
2 rechte Niere
3 M. psoas
4 Colon ascendens
5 Zökum
6 Harnblase
7 Ureter
8 LW 3
9 LW 1
10 BW 12
11 Colon transversum
12 Nebenniere
13 Milz
14 Nierenhilus
15 Colon descendens
16 Colon sigmoideum

Abb. 18
Normales intravenöses Urogramm mit Ventralprojektion von Leber, Milz, Kolon. Akzentuierung des glattrandig begrenzten Psoasschattens.

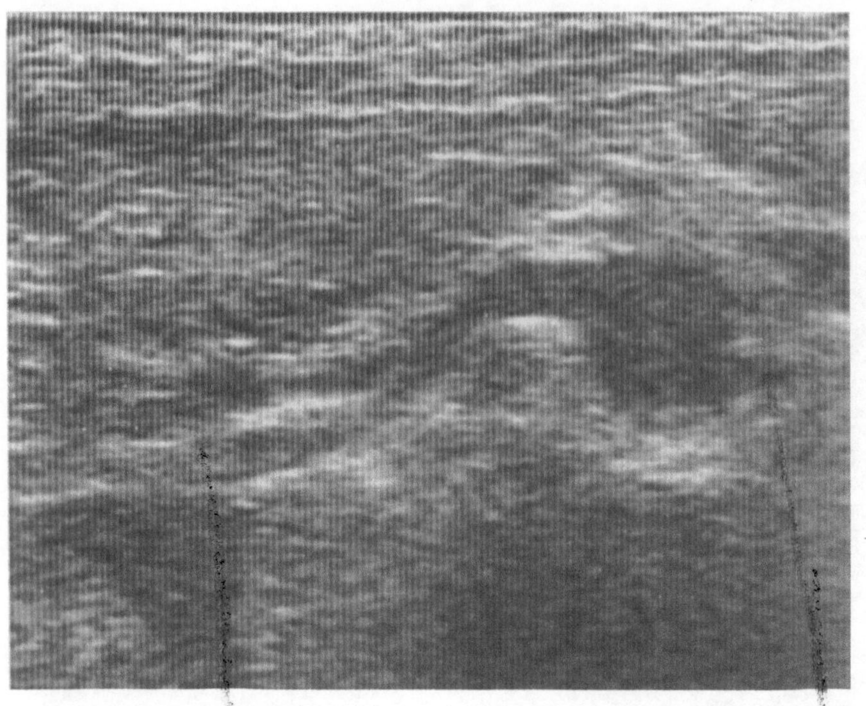

Abb. 19
Ultraschalltomogramm mit normaler Darstellung des Abgangs der rechten und linken Nierenarterie aus der Aorta abdominalis. Typische Schallverstärkung dorsal des aortalen Echos; vertikale Applikation des Schallkopfes.

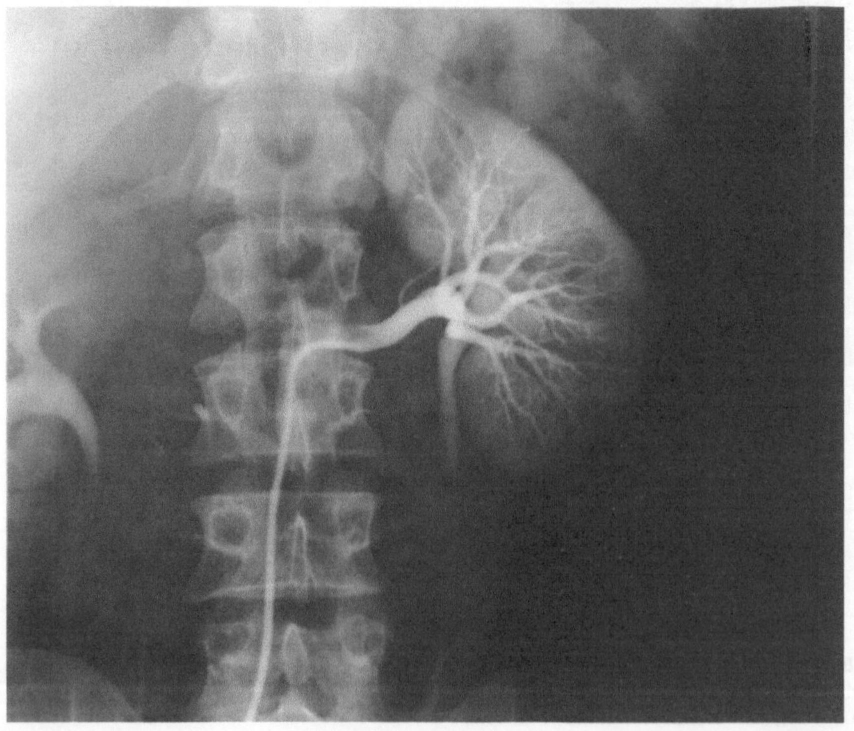

Abb. 20
Selektive Nierenangiographie; Darstellung der Gefäßverhältnisse nach intraarterieller Kontrastmittelinjektion der linken Niere (nach Kollath, Frankfurt/M.)

Abb. 21
Digitale Subtraktionsangiographie der Gefäßbäume beider Nieren nach intravenöser peripherer Kontrastmittelinjektion (nach Kollath, Frankfurt/M.)

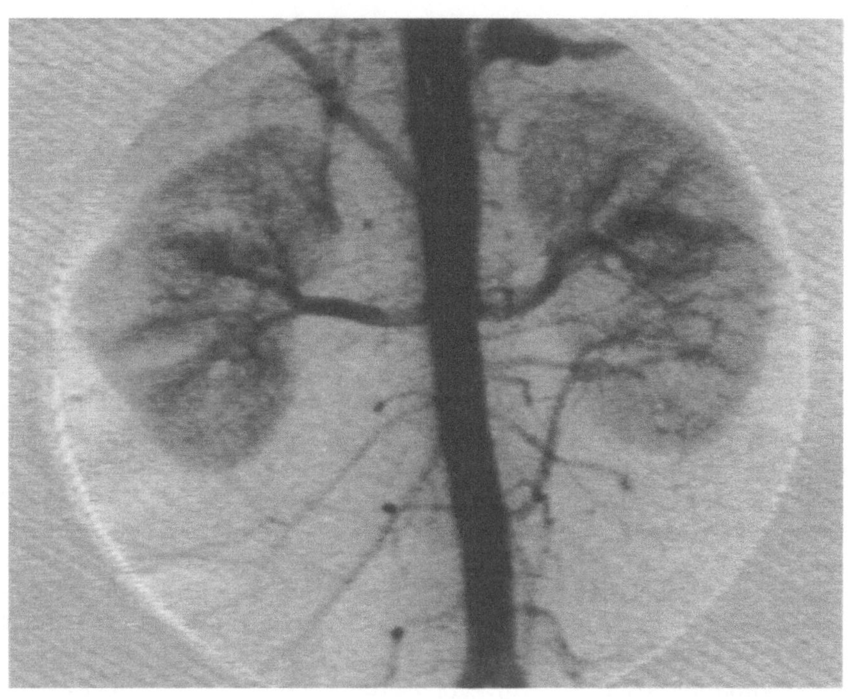

Literatur

[1] Bartels, H.: Urosonografie. Springer, Heidelberg, Berlin, New York 1981

[2] Curtis, J.A., Brennan, R.E., Rubin, C., Kurtz, A., Goldberg, B.B.: Computed tomography of the kidney. Comput. Tomogr. 4, 17 (1980)

[3] Deuticke, P., Laubenberger, Th.: Die Röntgenuntersuchung der Niere und des Harnleiters in der urologischen Diagnostik. Werk Verlag, München-Gräfelfing 1974

[4] Kirchner, P.T., Berman, H.: Radioisotopic Imaging. In: Rosenfield, T., Glickman, G., Hodson, J. (Eds.): Diagnostic Imaging in Renal Disease. Appleton-Century-Croft, New York 1979

[5] Lebowitz, R.L.: Antegrade Pyelography. In: Rosenfield, T., Glickman, G., Hodson, J. (Eds.): Diagnostic Imaging in Renal Disease. Appelton-Century-Croft, New York 1979

[6] Pernkopf, E.: Topographische Anatomie des Menschen, Bd. 1–4, Urban u. Schwarzenberg, München, Wien 1943, 1952, 1957

[7] Pingoud, E.G., Glickman, M.G.: Angiography. In: Rosenfield, T., Glickman, G., Hodson, J. (Eds.): Diagnostic Imaging in Renal Disease. Appleton-Century-Croft, New York 1979

[8] Rosenfield, A.T., Hodson, J.: Excretory Urography and Nephrotomography. In: Rosenfield, T., Glickman, G., Hodson, J. (Eds.): Diagnostic Imaging in Renal Disease. Appleton-Century-Croft, New York 1979

[9] Rosenfield, A.T., Hobbins, J.C., Taylor, K.J.W., Cook III, J.H.: Renal Utrasound. In: Rosenfield, T., Glickman, G., Hodson, J. (Eds.): Diagnostic Imaging in Renal Disease. Appleton-Century-Croft, New York 1979

[10] Sagel, S.S., Stanley, R.J.: Computed Tomography. In: Rosenfield, T., Glickman, G., Hodson, J. (Eds.): Diagnostic Imaging in Renal Disease. Appleton-Century-Croft, New York 1979

[11] Starck, D., Harth, P., Kollath, J., Riemann, H., Walter, M.: Die digitale Subtraktionsangiographie – eine wertvolle Hilfe bei der Diagnose von Gefäßerkrankungen. Internist 23, 382–88 (1982)

[12] Starck, D., Frick, H.: Repetorium anatomicum. Thieme, Stuttgart 1972

[13] zum Winkel, K.: Radiologische Nierendiagnostik: Einführung, Anatomie, Physiologie. Krankenhausarzt 55, 615–22 (1982)

[14] Zeitler, E., Kaiser, W.: Kernspintomographie auf dem Weg zum medizinisch-diagnostischen Routineverfahren, Dtsch. Ärzteblatt, 82, 3333–3341 (1985)

3 Die ableitenden Harnwege

unter Mitarbeit von P. Hanke

Zu den ableitenden Harnwegen gehören das Nierenbecken, die Ureteren, die Harnblase, die Urethra.

3.1 Nierenbecken

Das Nierenbecken (Pelvis renalis, Pyelon) entsteht entwicklungsgeschichtlich, wie der Harnleiter, aus der Ureterknospe des (entodermalen) Urnierenganges. Es sammelt (Volumen 4–13 ml) als oberster Anteil der ableitenden Harnwege den aus den Papillenspitzen austretenden Harn und transportiert ihn durch Kontraktion des Muskelmantels in den proximalen Ureter. Das Pyelon besteht aus einer Ampulle sowie den Kelchen 1. und 2. Ordnung [1, 6, 7, 11]. Es hat keine typische Form, sondern unterliegt zahlreichen Varianten (Abb. 17, 18): ampullärer, dendritischer (ramifizierter), intermediärer Typ, Ureter fissus etc. Die Ampulle teilt sich häufig in zwei, selten in drei Kelche (calices majores) auf, die sich ihrerseits in zwei bis vier calices minores verzweigen; ihre Gesamtzahl beläuft sich demnach auf sieben bis neun. Man unterscheidet eine obere und eine untere Kelchgruppe. Die Kelche der recht konstanten „mittleren" Gruppe münden im Normalfall direkt in den Übergang der beiden calices majores. Jeweils ein calix minor umgreift becherförmig eine – in seltenen Fällen zwei oder drei – Papille und bildet an der Umschlagstelle den sog. Fornix als den am weitesten kranial gelegenen Anteil. An dieser Stelle beginnt das die gesamten Harnwege (abgesehen von der Urethra) auskleidende typische Urothel, ein mehrreihiges, scheinbar mehrschichtiges, volumenadaptierbares Übergangsepithel (Basal-, Intermediär-, Deckzellen [4]).

Das fibromuskuläre, kontraktile System des Nierenbeckens besteht aus einer spiralig scherengitterartig angeordneten Textur ohne trennbare Schichtung wie aus Längsfaserzügen [1, 8, 12, 13], (Abb. 22). Die Muskelfasern im Bereich der Ampulle und der calices majores gehen kontinuierlich ineinander über; im Bereich der calices minores ordnen sich der Mm. sphicter calicis und fornicis sowie der M. spiralis papillae [10] in dieses Spiralsystem ein, wie u.a. durch polarisationsoptische Untersuchungen belegt werden konnte [5]. Am oberen Kelchhals ließ sich durch diese Technik ein weiterer, flachspiralig verlaufender Muskel darstellen (M. sphincter calicis superior et inferior). Zusätzlich wurde ein parabolförmig verlaufender Muskel im Bereich des Kelchbechers gefunden (Abb. 23).

Ähnlich dem autonomen Reizbildungs- und Erregungsleitungssystems des Herzens wird eine analoge Struktur für das Pyelon, übergreifend auf den Ureter, diskutiert [3, 9].

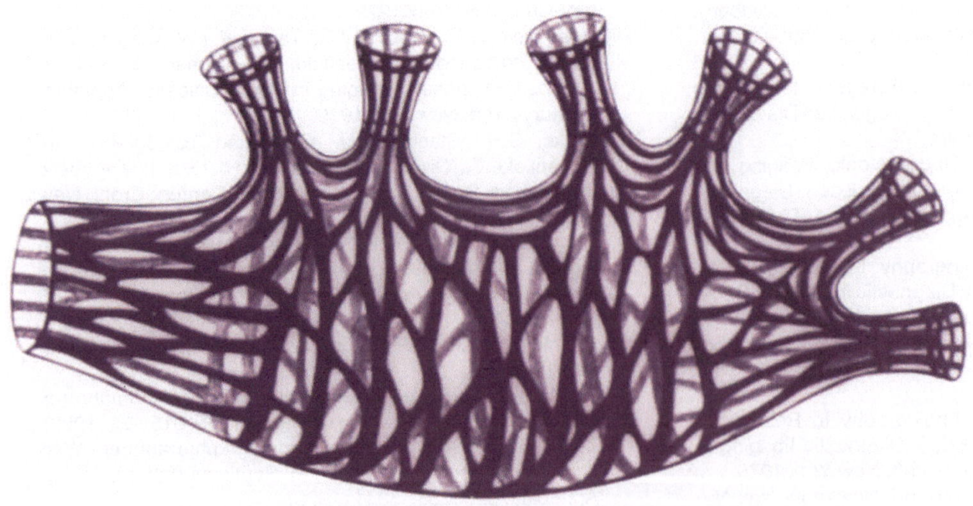

Abb. 22
Faserstruktur des Nierenbeckens in Anlehnung an Leutert, Flex, Strobel [8]. Deutlich sichtbar der M. sphincter calices et fornicis sowie der M. spiralis papillae.

Abb. 23
Links: Schema des parabelförmigen Faserverlaufs am Nierenkelchbecher und den darunterliegenden M. sphincter calicis superior und inferior als flache Spiralen und den sich kreuzenden Längsfasern. Rechts: Ausschnittvergrößerung eines polarisationsoptischen Fotos mit Darstellung sich kreuzender Fasern in Höhe des M. sphincter calicis inferior (nach Hanke, Frankfurt/M.).

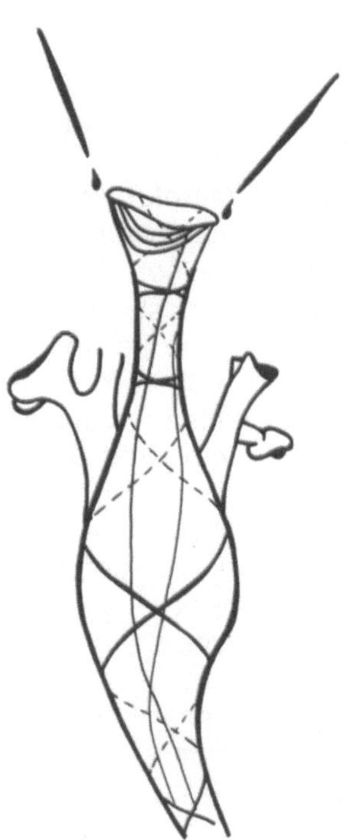

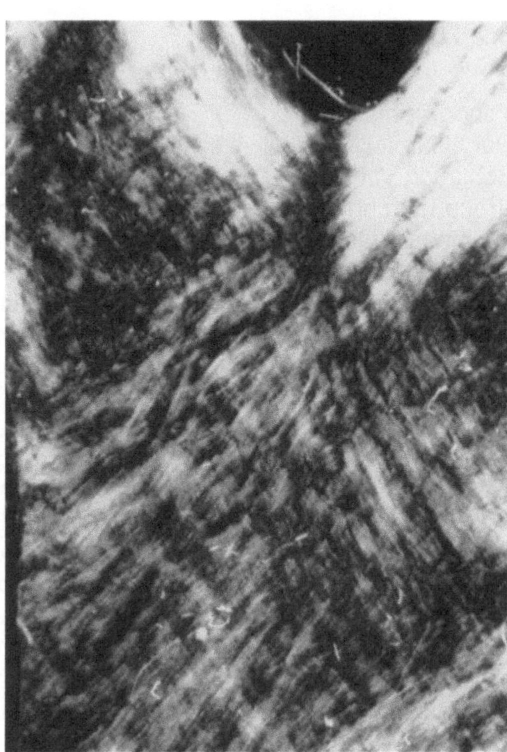

Die Diagnostik morphologischer Veränderungen des Nierenbeckens umfaßt: intravenöse Urographie, retrograde Urographie, Sonographie, Computertomographie; die Aussagekraft der NMR-Tomographie scheint nicht größer zu sein. Eine direkte Inspektion ist durch Ureterorenoskopie möglich. Der Funktionszustand läßt sich durch urodynamische Verfahren überprüfen [14].

Literatur

[1] Beck, L.: Konstruktionsanalytische und experimentelle Untersuchungen an der Wand des Ureters und des Nierenbekkens bei Hund, Mensch und Schwein. Morphol. Jb. 94: 238 (1954)

[2] Constantinou, E.E., Hrynczuk, J.R.: Urodynamics of the upper urinary tract. Invest. Urol. 14 (3): 233 (1976)

[3] Dixon, J.S., Gosling, J.A.: The fine structure of pacemaker cells in the pig renal calices. Anat. Rec. 1973

[4] Ferner, H., Zaki, C.: Mikroskopische Anatomie der Niere. In: Alken, C.E., Dix, V.W., Godwin, W.E., Wildbolz, E.: Handbuch der Urologie I, Anatomie und Embryologie. Springer Berlin, Heidelberg, New York 1969

[5] Hanke, P., Martonosy, R., Mersdorf, A., Jonas, D., Weber, W.: Ergebnisse polarisationsoptischer Untersuchungen der Muskelfaserstruktur des Nierenkelchsystems und des Blasenhalses. In: Harzmann, R.: Experimentelle Urologie. Springer, Berlin, Heidelberg 1985

[6] Krause, W.: Makroskopische Anatomie der Nieren und der Nebennieren. In: Alken, C.E., Dix, V.W., Goodwin, W.E., Wildbolz, E.: Handbuch der Urologie I. Anatomie und Embryologie. Springer Berlin, Heidelberg, New York 1969

[7] Lauber, H.J.: Die Form des normalen Nierenbeckens. Dtsch. Z. Chir. 220–418 (1929)

[8] Leutert, G., Flex, G., Strobel, T.: Die Tunica muscularis des Nierenbeckens. Anat. Anz. 108: 238 (1960)

[9] Longrigg, N.: Minor calyces as primary pacemaker sites for ureteral activity in man. Lancet 1: 253 (1975)

[10] Muschat, M.: Musculus spiralis papillae. J. Urol. (Balt.) 16: 51 (1926)

[11] Narath, P.A.: Renal pelvis and ureter. New York, Grune u. Stratton 1951

[12] Remyi-Vamos, F., Balogh, F., Szendroi, Z.: The musculature of the calyx renalis. Acta Urol. 2: 103 (1948)

[13] Steigleder, G.K.: Konstruktionsanalytische Untersuchungen an den ableitenden Harnwegen. Brun's Beitr. 178: 623 (1949)

[14] Whitaker, R.H.: An evaluation of 170 diagnostic pressure flow studies of the upper urinary tract. J. Urol. (Balt.) 121, 602 (1979)

3.2 Ureter

Topographie:
Der Harnleiter stellt als fibromuskulärer flacher Schlauch von 30–34 cm Länge und einem inneren Breitendurchmesser von 5 mm, eingescheidet in eine bindegewebige Adventitia, die Verbindung zwischen Nierenbecken und Harnblase her (Abb. 25; [3, 11, 13, 20, 28]). Der Harnleiterverlauf ist stark von platzfordernden benachbarten Organen, der Bauchwandspannung und dem Alter abhängig [5, 9, 10]. Typischerweise geht das Nierenbecken kontinuierlich am Ostium renale ureteris in den Harnleiter über, seltener findet sich eine sanduhrförmige, kurzstreckige Einengung (Isthmus ureteris, obere physiologische Ureterenge). Als Pars lumbalis (Pars abdominalis) verläuft er, der Fascie des M. Psoas aufliegend, lateral der Lendenwirbelquerfortsätze, bedeckt vom hinteren Peritoneum nach distal und wird in Höhe von LWK 5 beim Mann von den Vasa testicularia, bei der Frau von den Vasa ovarica an der Ventralseite gekreuzt (Abb. 7, 18). Über der Beckeneingangsebene kreuzt der Ureter, steil von lateral nach medial, in Höhe der linea terminalis verlaufend, die Iliacalgefäße und legt sich ihnen innen von medial her an, auf der linken Seite an die A. iliaca communis, auf der rechten Seite an die A. iliaca externa (mittlere physiol. Ureterenge).
Beim Mann wird der U. etwa 15 mm vor dem Eintritt in die Harnblase vom Beginn des ampullären Endes des Ductus deferens überkreuzt. Bei der Frau tritt der U. in nach unten konvexer Biegung ins Lig. cardinale ein, zieht 1 ½ bis 2 cm lateral der cervix uteri nach vorn, wobei der die A. uterina unterkreuzt, verläuft im paravesikalen Bindegewebe und gelangt in Höhe des vorderen Scheidengewölbes an die Harnblasenhinterwand. Etwa 4–5 cm vor Eintritt in die Blasenwand wird der U. von der fibromuskulären 0,5–0,75 mm starken Waldeyerschen Scheide umgeben [37], die ihn bei seinem schrägen, von kraniolateral nach mediokaudal ziehenden Verlauf über ca. 9 mm begleitet und deren Fasern in das tiefe Trigonum der Harnblase übergehen ([15], Abb. 26, 27). Im intramularen Verlauf des U. (pars intramularis, 3. physiologische Enge) orientieren sich die Spiralfasern parallel in Ureteralrichtung, treten am Orificium ureteris auf die Blase über und bilden das oberflächliche trigonum vesicae ([14, 33], Abb. 30). Dieser Verlauf wurde polarisationsoptisch bestätigt ([14], Abb. 33).
Die Verflechtung longitudinaler Muskelfaserzüge der Ureteren und des Trigonum erhalten einen Öffnungs- und Schließreflex aufrecht bzw. verhindern einen vesicoureteralen Reflux (Abb. 33–34).

Makroanatomie, Histologie:
Longitudinale Schleimhautfalten, die im Querschnitt sternförmig imponieren (Abb. 25), ausgekleidet mit volumenadaptierbarem, mehrreihigem Übergangsepithel. Auf Epithelien des pelviureteralen Übergangsbereichs lassen sich HLA-DR assoziierte Antigene (Ia-Antigene) nachweisen, die während einer Transplantatabstoßungsreaktion vermehrt exprimiert werden [27]. Zellmembranen wie Zytoplasma von Urothel des U. haben verschiedene Blutgruppeneigenschaften, z.B. werden histochemisch u.a. Blutgruppenantigen A und Lewis[a], Lewis[b] Determinanten gefunden ([22, 23, 31], Abb. 24). Urogenitaltumore verlieren, abhängig vom Malignitätsgrad, typischerweise die Syntheseleistung für blutgruppenassoziierte Gewebsantigene.
Dem Übergangsepithel folgt nach außen die Lamina propria mit innerer, retikulärer kapillarreicher und äußerer, texturartig geschichteter fibromuskulärer Mucosa, die nach außen von einem scheinbar zweischichtigen Muskelschlauch umgeben wird: innen die longitudinale, primordiale Muskelschicht, außen die grobgebündelte, kräftige, ringförmige Muskelschicht, beide am unteren Drittel des U. besonders ausgeprägt. In Wahrheit handelt es sich um eine einheitliche, kontinuierlich ineinander übergehende Muskelfasertextur von funktionsbedingt variablem Steigungswinkel ([3, 5, 8, 11]; Abb. 25).

Gefäßversorgung:
Gemeinsames arterielles Netz, das, nach trophischen Kriterien, im wesentlichen aus der A. renalis (A. ureterica), weniger aus der Etagenversorgung der A. testicularis (oder A. ovarica), A. pudenda interna, A. rectalis superior, oder A. vesicalis inferior gespeist wird (sog. adventielles Anastomosennetz, [5, 10, 12].

Innervation:
Sympatisches peristaltikhemmendes bzw. parasympathisches peristaltikförderndes Nervengeflecht: proximal aus dem Plexus vesicalis. Zumischung parasympathischer Fasern (N. vagus, Plexus nervi pelvici aus dem Sakralmark). Am intramuralen Blasenübergang (Harnleiter-Blasenwinkel) Versorgung durch afferente Fasern eines oder zweier symphathischer Ganglien (Ganglion vesicoureterale).

Pyeloureterale Dynamik:
Pro Minute zwei bis acht Kontraktionen. Verlauf als peristaltische, am Pyelon beginnende Welle mit intraindividuell unterschiedlicher Frequenz, Amplitude und Zeitdauer; zum Teil mehrgipflige Kontraktionskomplexe in der Ureter- bzw. Pyelometrie [6, 12].
Funktionsprüfungen (Urodynamik): Miktionszysturogramm (u.a. Refluxprüfung), Pyelometrie; Ureterometrie, Elektromanometrie [1, 2, 6, 20, 28, 32, 37].

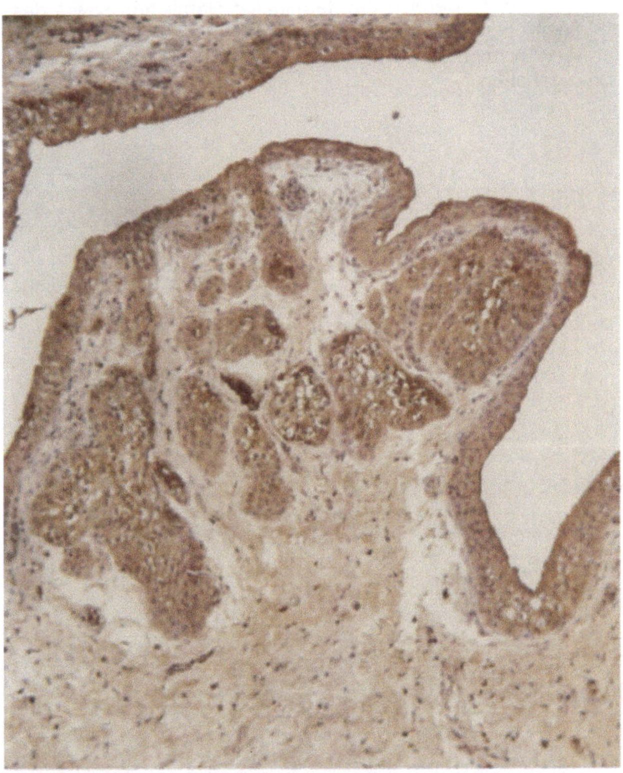

Abb. 24
Immunhistologische Darstellung Blutgruppen-assoziierter Antigene im menschlichen Ureter. Unter Verwendung eines monoklonalen Antikörpers gegen die Blutgruppeneigenschaft Lewis^{a} markieren sich selektiv die Uroepithelien. In ähnlicher Weise lassen sich auch DR-assoziierte Antigene nachweisen. Einzelheiten siehe Text. (Sandwich-Technik, POD-markiertes anti-Maus-Immunoglobulin, Haematoxilin Gegenfärbung, Vergrößerung: × ca. 80)

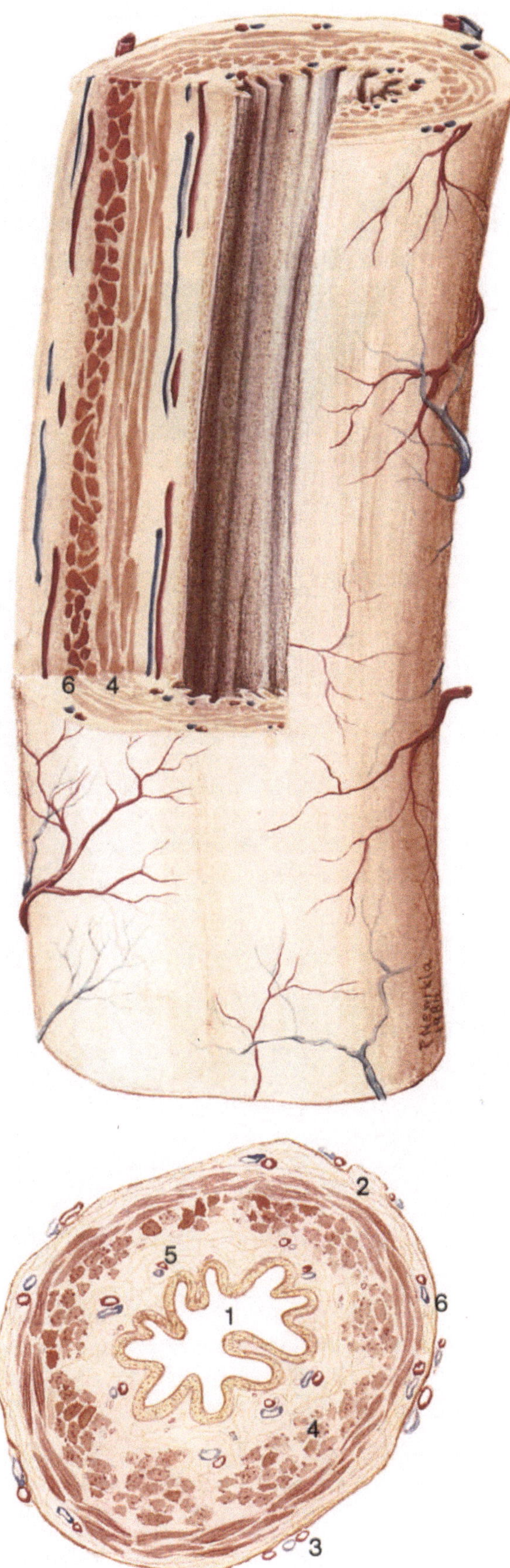

1 Übergangsepithel
2 Tunica adventitia
3 Arterien/Venen
4 innere Längsmuskelschicht
5 Tunica propria
6 äußere Ringmuskelschicht

Abb. 25 (rechts)
Kombinierter Longitudinal- und Transversalschnitt des Ureters im unteren Drittel.

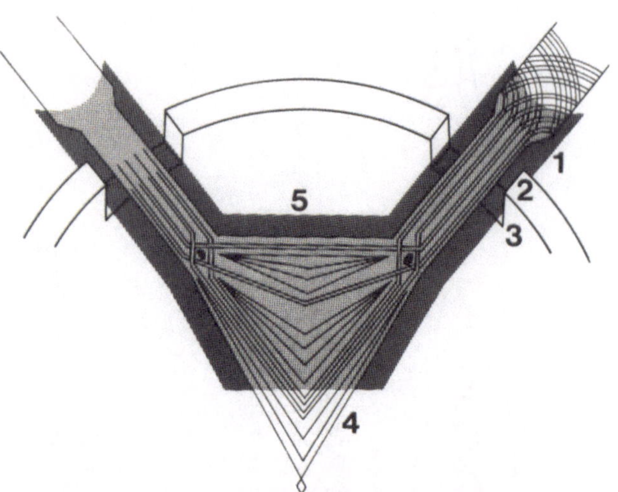

1 juxtavesikaler Harnleiter
2 intramuraler Harnleiter
3 submuköser Harnleiter
4 Trigonum
5 Plica interureterica (oberflächliches Trigonum)

Abb. 26
Faserverlauf im Bereich des terminalen Harnleiters sowie des oberflächlichen Trigonums in Anlehnung an Debled (1974). Das tiefe Trigonum und die Waldeyersche Scheide sind durch Raster hervorgehoben.

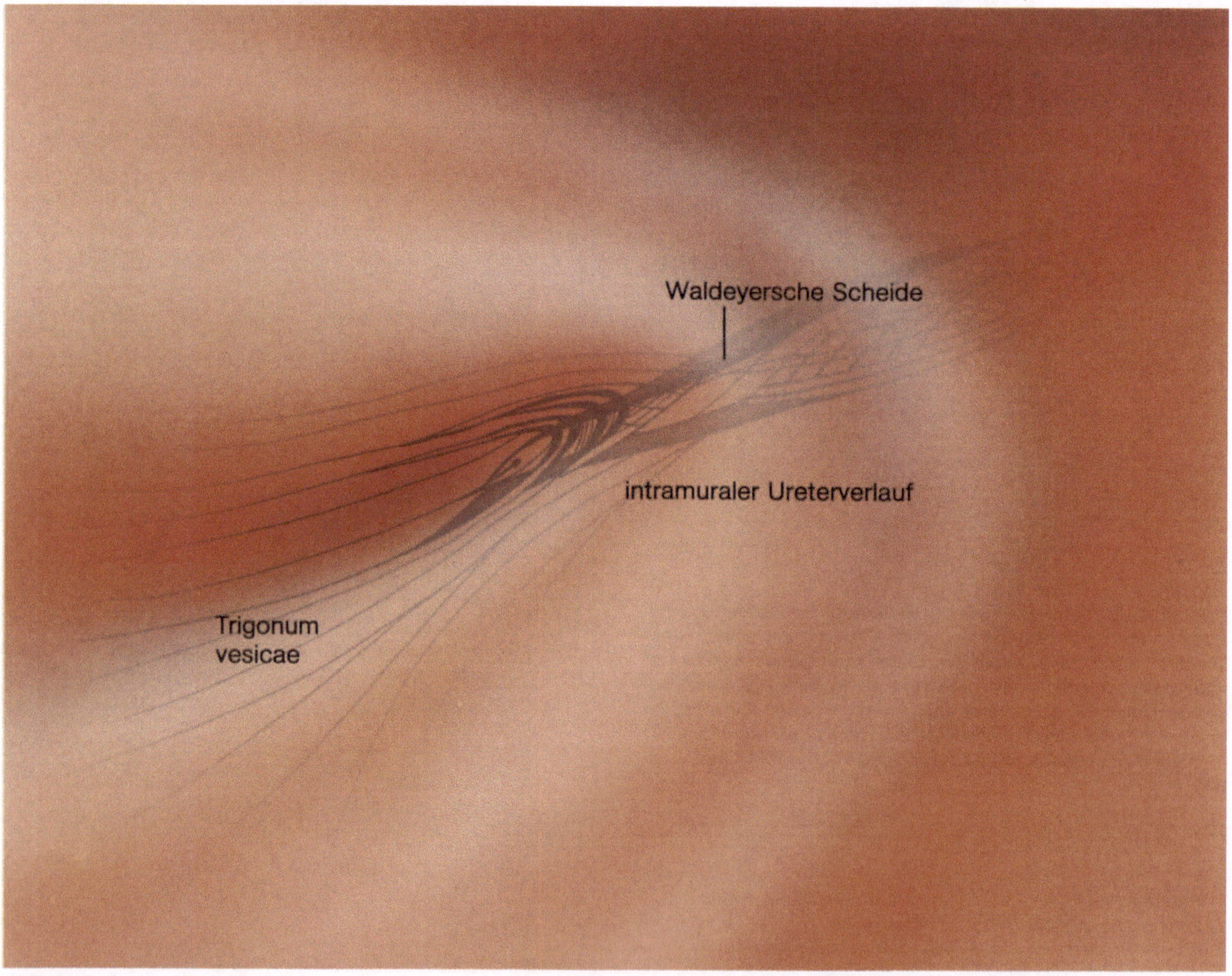

Abb. 27
Einmündung des Ureters im Bereich des Trigonum vesicae der Harnblase. Beteiligung longitudinaler Muskelfaserbündel des Ureters am Öffnungs- und Schließmechanismus im Bereich des Ostiums.

3.3 Harnblase

Die Harnblase ist – abgesehen vom mesodermalen Trigonum – entodermaler Herkunft. Sie entsteht aus dem ventralen Abschnitt der durch das Septum urorectale unterteilten embryonalen Kloake. Dem kranialen Anteil des ventralen Kloakenrestes (Sinus urogenitalis) schließt sich der sogenannte Allantoisgang (Urachus) an. Er obliteriert im zweiten embryonalen Monat. Die Harnblase, die kraniodorsal im Kloakenrest ausdifferenziert, hat postpartal noch weitgehend ihre primitive, spindelförmige Kontur. Sie vollzieht in der Neugeborenen- und Kleinkindphase den weiteren Deszensus ins kleine Becken und erreicht ihre definitive Form durch ein Breitenwachstum.

Topographie, Makroanatomie:
Die Harnblase liegt retropubisch im subperitonealen Bindegewebe (Abb. 28, 29, 31, 32). Sie ist ventral und lateral von Parazystium umgeben (Spatium retropubicum), kranial bzw. kraniodorsal ist sie bis etwa in Höhe des Ductus deferens und der Samenbläschen (Vesiculae seminales) in der Excavatio rectovesicalis von Peritoneum überzogen. Sie grenzt im dorsokaudalen Bereich ans Rektum an, von dem sie durch die Denonvilliersche Fascie getrennt wird. An der Ventralseite des Rectum strahlen Muskelbündel des M. recto- und pubovesicalis in das subvesikale Gefäß-Bindegewebe ein. Zwischen Blasenfundus und Rektum finden sich beim Mann im Anschluß an das Parazystium Prostata, Samenblasen und Samenleiter (Abb. 5–29, 30), bei der Frau Vagina und Uterus.

Unterteilung der Harnblase:
Histologisch mehrreihiges Übergangsepithel, in den kaudodorsal gelegenen Blasengrund (Fundus vesicae), den Blasenkörper (Corpus vesicae) und den ventrokranial gelegenen Blasenscheitel (Apex vesicae), der in den obliterierten Allantoisgang übergeht (Lig. umbilicale medianum [4, 19]).

Muskulatur:
Gebündelte, netzförmig kommunizierende Längsmuskelfasern, die am Apex vesicae beginnen und kontinuierlich nach innen in eine Ringmuskelfaserschicht übergehen (M. sphincter vesicae); nach anatomischen Präparationen früher als längsorientiertes Stratum externum, longitudinal angeordnetes Stratum medium und wieder längsverlaufendes Stratum internum beschrieben.

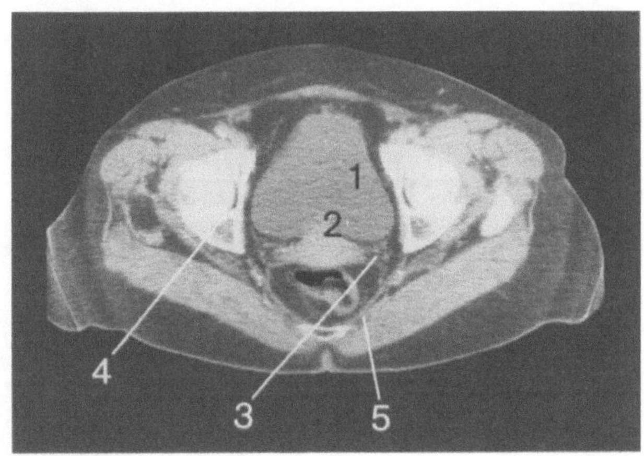

1 Harnblase
2 Uterus
3 Rectum
4 Hüftkopf
5 Os coccygeum

28

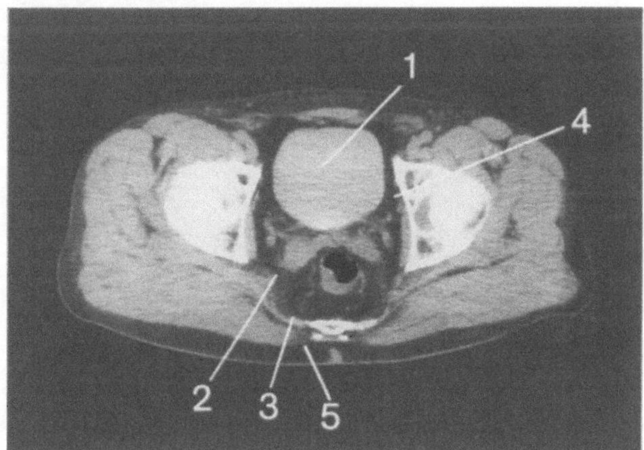

1 Harnblase
2 Samenbläschen
3 Rectum
4 Hüftkopf
5 Os coccygeum

29

Abb. 28 und 29
Axiale Computertomographie eines weiblichen (Abb. 28) und eines männlichen Beckens (Abb. 29), zur topographischen Darstellung der Organe, insbesonders der Harnblase (nach Riemann, Frankfurt/M.)

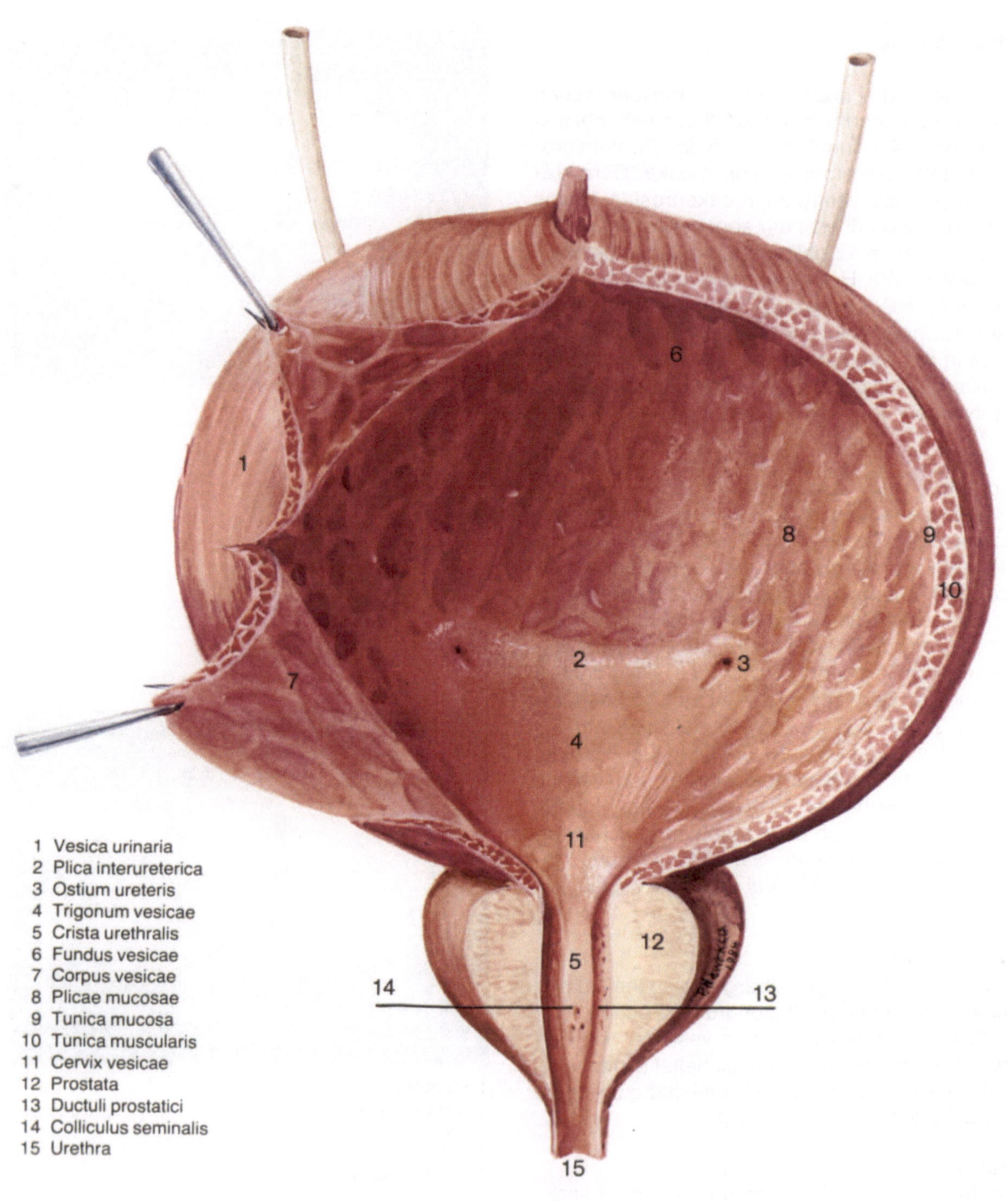

Abb. 30
Ventrale Ansicht der eröffneten Harnblase mit Prostata und Pars prostatica der Urethra.

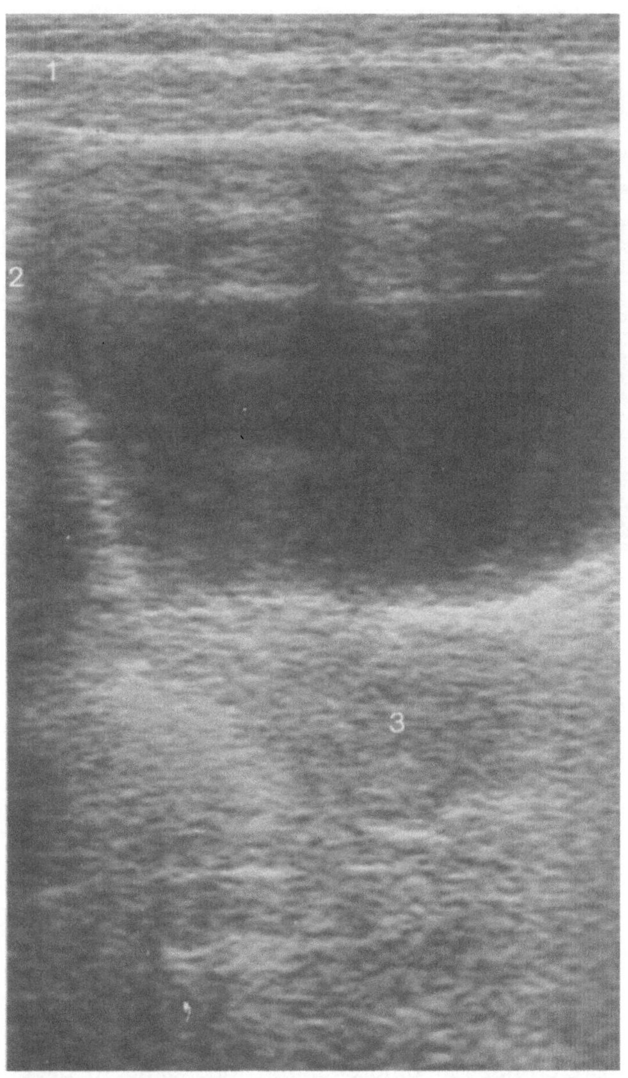

Abb. 31
Ultraschall-Schnittbild der Harnblase; horizontale, suprapubische Applikation des Schallkopfs.

1 Bauchdecke
2 Blasenfundus
3 Uterus

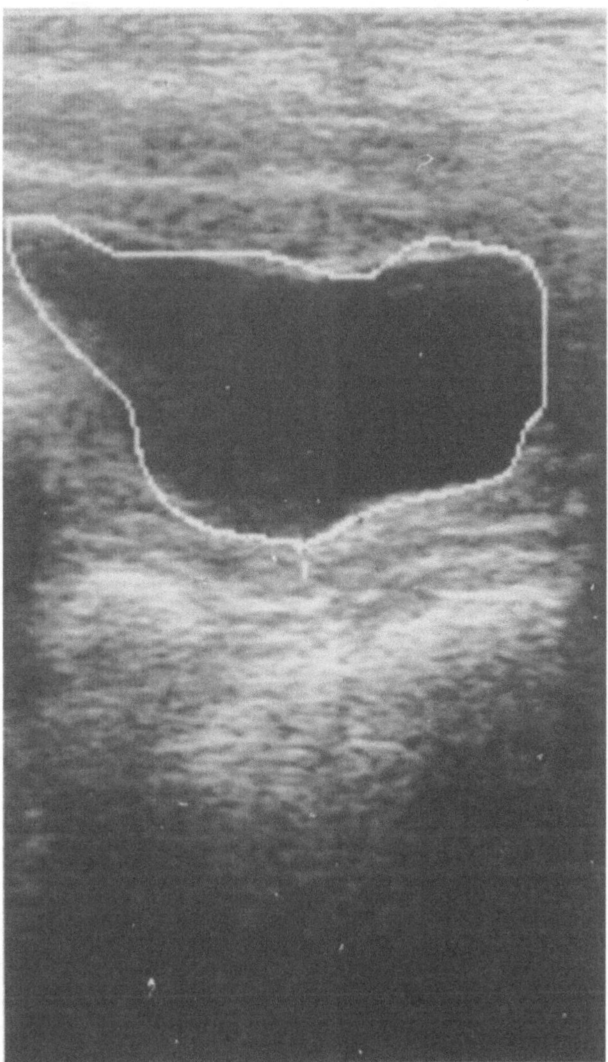

Abb. 32
Ultraschall-Schnittbild der Harnblase; suprapubische Untersuchung unter longitudinaler Schallkopfausrichtung (Sagittalschnitt). Der Umfang der inneren Blasengrenze ist über einen bildinternen Marker hervorgehoben.

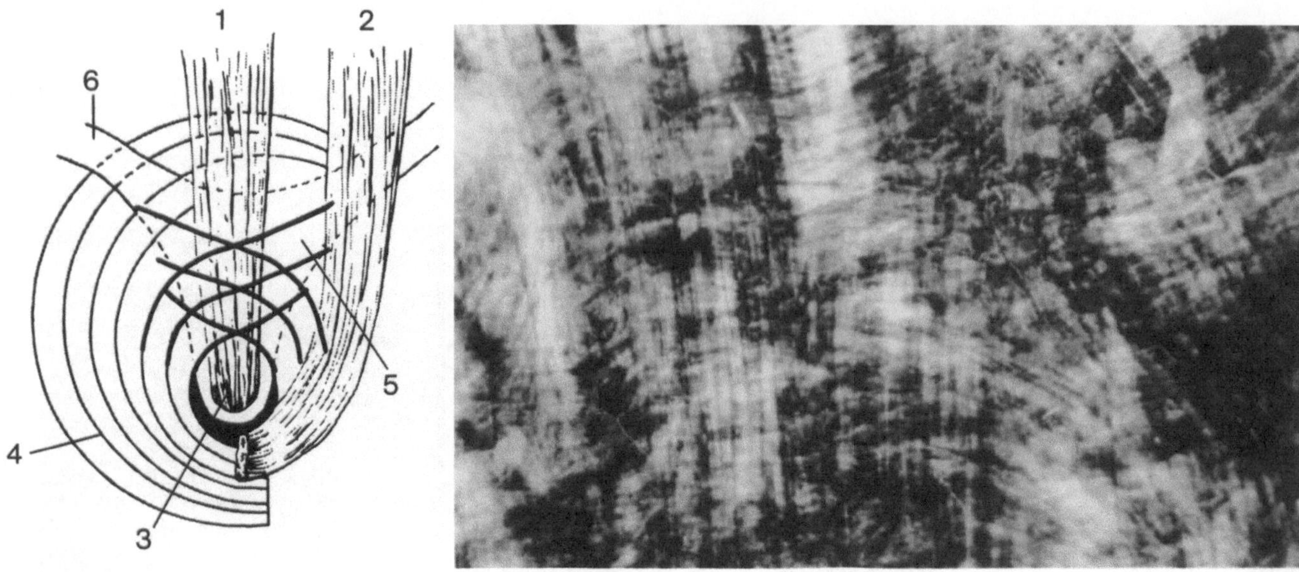

1 M. longitud. post. (medialer Anteil)
2 M. longitud. post. (linker Schenkel)
3 innere Harnröhrenmündung
4 Fasern der Basisplatte
5 Trigonum
6 Harnleiter

Abb. 33
Faserverlauf der Basisplatte im polarisierten Licht (Hanke et al. 1985). Blick von oben auf den Blasenboden. Links Schemazeichnung unter Zugrundelegung einer Abbildung von Hutch. Rechts Ausschnitt eines Originalphotos aus dem Bereich des Trigonums; kreuzende Basisplattenfasern.

Blasenboden, Blasenhals:
Das außen liegende „Stratum externum" besteht aus längsorientierten Muskelfaserbündeln, die sich im Blasenfundusbereich als M. longitudinalis posterior und in der Blasenvorderwand als M. longitudinalis anterior erstrecken. Beide Muskeln konvergieren gegen den Blasenhals und umgreifen seitlich die proximale Harnröhre. Der M. longitudinalis posterior besteht aus drei Portionen [4, 14, 19]. Der M. longitudinalis anterior zeigt ebenfalls eine Dreiteilung, wobei die lateralen Schenkel weniger muskelkräftig sind, stärker nach den Seiten hin konvergieren und etwas weiter in ihrer Insertion an der lateralen Harnröhre versetzt sind. Hiernach ergibt sich ein prinzipiell symmetrischer Aufbau des „Stratum externum" in diesem Bereich [13].
Das „Stratum medium" wird aufgrund seiner Lage als konzentrisch um den Meatus internus verlaufende Muskelfasern (Fundusring, *Basisplatte* (Base plate) beschrieben [17, 19]. Die zentralen, harnröhrennaheliegenden Anteile stoßen hufeisenförmig an den Rand des tiefen Trigonums und bilden peripher davon konzentrische Ringe [18]. Nach polaristionsoptischen Untersuchungen unterkreuzen die Basisplattenfasern das Trigonum und biegen schleifenförmig nach dorsokranial aus ([14]; Abb. 33, 34). Die die Ureterenostien umgreifenden Muskelfasern bilden mit der Ureterscheide (Waldeyer) durch tonische Retraktion oder Dehnung der Trigonummuskulatur einen Verschluß- und Öffnungsmechanismus (*„Verschlußschlinge"*, s.u.). Hier finden sich Fasern des Ganglion vesicoureterium, zusätzlich kleine multipolare Ganglionzellen, die den myogenen Verschlußmechanismus regulieren („Ureterovesikale Junktion"), [5, 10, 14]. An der Spitze des Trigonum vesicae befindet sich die Abschlußöffnung der Harnröhre (Ostium urethrae internum) mit der Uvula vesicae (Abb. 30).

Urodynamik:
Die Blasenmuskulatur wird sympathisch durch den N. hypogastricus und parasympathisch durch den kontraktionsvermittelnden N. pelvicus innerviert.

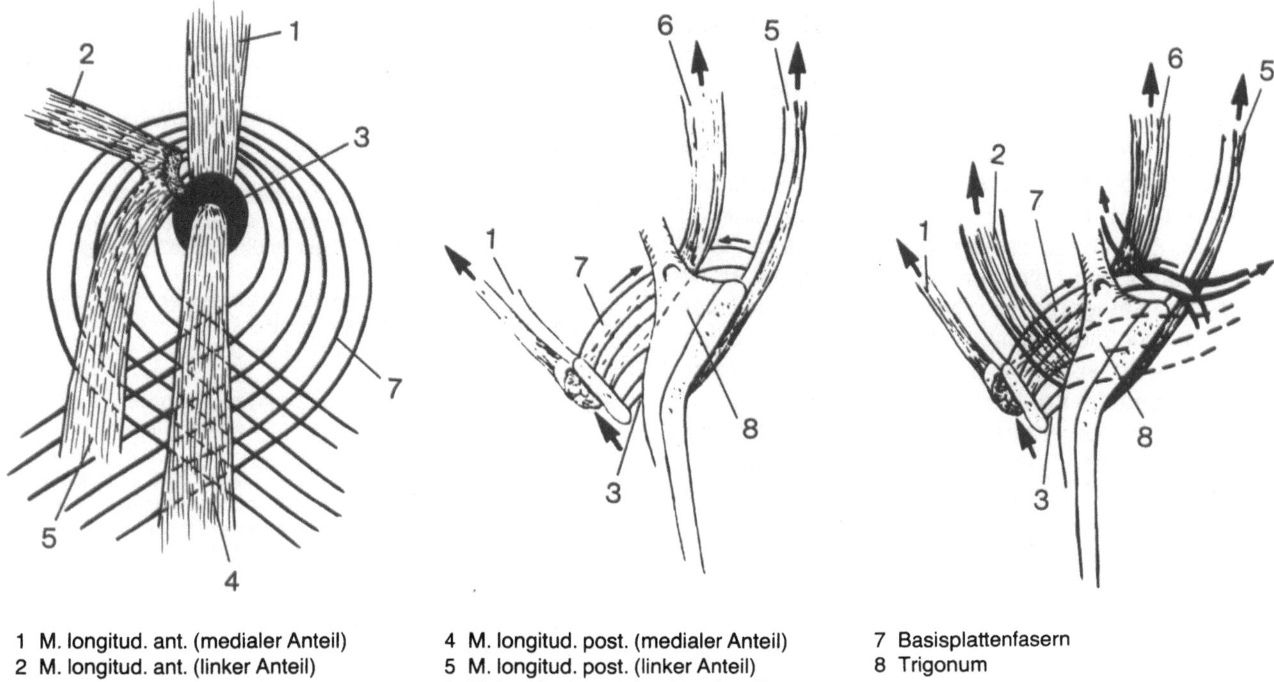

1 M. longitud. ant. (medialer Anteil)
2 M. longitud. ant. (linker Anteil)
3 innere Harnröhrenmündung
4 M. longitud. post. (medialer Anteil)
5 M. longitud. post. (linker Anteil)
6 M. longitud. post. (rechter Anteil)
7 Basisplattenfasern
8 Trigonum

Abb. 34
Schema der Blasenentleerung unter Zugrundelegung einer Abbildung von Hutch (1965). Die zeitlich definiert aufeinanderfolgende Kontraktion des M. longitud. ant. und post. und der Basisplatte führen zur Ausbildung des Miktionstrichters. Mitte Originalzeichnung nach Hutch; rechts Modifikation nach Hanke et al. 1985; links Aufsicht auf den Blasenboden mit Darstellung des Faserverlaufs im Bereich der Basisplatte sowie der der Mm. longitud. ant. und post.

Harnkontinenz und Miktion selbst sind komplexe Vorgänge [11, 24, 36], die unter Kontrolle spinaler („spinales Miktionszentrum" in S 2–S 4) und supraspinaler Zentren („pontines Miktionszentrum" der Formatio reticularis) stehen. Die Vermaschung des Reflexbogens während der Füll- und Entleerungsphase auch mit kortikalen Zentren des limbischen Systems, des Hypothalamus und des Kleinhirns bedingt, daß die autonome tonische Aktivität der Blasenmuskulatur und des Urethralsphinkters auch dem willentlichen Einfluß unterliegt.
Während der Füllphase paßt sich der Tonus der Blasenmuskulatur dem Expansionsdruck des Harnvolumens weitgehend an, d.h. ohne daß der intravesikale Füllungsdruck zunimmt. Das *Kontinenz*geschehen wird heute als primäre Leistung der flach im Winkel von 90–120° zur Harnröhre ausgebreiteten ringförmigen Basisplatte angesehen [17, 18], deren Kontraktion einen verstärkten Blasenverschluß durch Einpressen des Trigonums in die hintere Harnröhre bewirkt. Unterstützend wirken glatte und quergestreifte Muskulatur der Harnröhre [34, 36]. Während der Reservoirfunktion der Blase besteht eine Synergie zwischen zentraler Hemmung stimulierender Afferenzen der Blasenmuskulatur („Detrusor versicae") und ungehemmten (kontraktionsfördernden) Impulsen auf den M. sphincter urethrae (Urethralverschluß).
Den Urethralverschluß garantieren der glattmuskuläre, sympathisch innervierte „innere Sphinkter" (M. sphincter vesicae) und der äußere, quergestreifte Sphinkter, der somatisch über den N. pundendus innerviert wird („M. sphincter urethrae").
Wenn das kritische Niveau erreicht ist, d.h. ein Harnvolumen von ca. 300 ml und eine bestimmte Blasenwandspannung (intramurale Dehnungsrezeptoren), tritt das Gefühl des Harndrangs auf. Während der *Entleerungsphase* zeigt sich ein der Füllungsphase reziprokes Verhalten: Die auf den Detrusor vesicae einwirkenden spinalen und zentralen Hemmimpulse werden aufgehoben; es kommt zur Kontraktion der Detrusormuskulatur, insbesondere die Mm. longitu-

dinalis posterior und anterior luxieren die Basisplatte aus ihrer planen Ruhelage mit den Rändern nach kranial. Unmittelbar danach – in streng definierter zeitlicher Reihenfolge – kontrahiert sich die Basisplatte und bildet den sog. *Miktionstrichter* aus, die Entleerung kommt in Gang [17–19, 33, 34]. Die Basisplatte hat somit eine echte bivalente Funktion (Abb. 33, 34). Durch diesen Mechanismus der Blasenentleerung wird die immer wieder aufgeworfene Frage vom Antagonismus zwischen Kontraktion des Detrusors und gleichzeitiger Relaxation der Schließmuskulatur (M. sphincter urethrae) geklärt. Er zeigt, daß eine einfache Kontraktion ausreichend ist.

Das jüngst in Nervensträngen (und Plexus) des externen urethralen Sphinkters immunhistologisch nachgewiesene „vasointestinale Peptid" (VIP) wird allerdings mit einem funktionellen Antagonismus zu konstriktorischen Nerven gesehen. VIP-haltige Nerven würden eine Relaxation des äußeren Blasensphinkters während der Miktion unterstützen [7].

Die Harnblasenkonfiguration läßt sich röntgenologisch darstellen (Zystographie), gleichzeitig sind Funktionsaufnahmen unter Bildmonitor-Kontrolle u.U. in Kombination mit urodynamischen Messungen möglich. Das Restharnvolumen wird zweckmäßigerweise nichtinvasiv sonographisch bestimmt (Abb. 31, 32). Die innere Oberfläche der Harnblase ist durch Cystoskopie direkt beurteilbar.

In speziellen Fällen ist auch eine rektal eingeführte Schallsonde diagnostisch wertvoll, andererseits eine transuretherale Schallkopfapplikation, die bei der Abschätzung von Harnblasentumoren Bedeutung gewonnen hat. Extravesikal ausbreitende Krankheitsherde lassen sich besser durch CT- oder NMR-Tomographie darstellen (Abb. 28, 29).

Die *urodynamischen* Funktionsprüfungen der Harnblase [1, 2, 6, 21, 26, 29, 30, 35, 38] umfassen: die Zystomanometrie (Blasendruckmessung), Miktionszysturographie, die Urethrometrie (Harnblasenverschlußdruck), die funktionelle Harnröhrenlängenmessung, Uroflowmetrie (Harnflußmessung), gleichzeitige Registrierung der Aktivität der Beckenbodenmuskulatur (Elektromyographie).

Literatur

[1] Abrams, P.H., Fenely, R.C., Torrens, M.J.: Urodynamics. Springer N.Y. 1983

[2] Allen, T.D.: Vesicoureteral reflux as a manifestation of dysfunctional voiding. In: Hodson, J., Kincaid-Smith, P. (Eds.): Reflux Nephropathy. Masson, New York, 1979, p. 171

[3] Bargmann, W.: Niere und ableitende Harnwege. In: Bargmann W. (Ed.): Handbuch der mikroskopischen Anatomie des Menschen VII/5. Springer Berlin, Heidelberg, New York 1978

[4] Barkow, B.C.: Anatomische Untersuchungen über die Harnblase des Menschen. Breslau 1858

[5] Bergmann H.: The „ureter", 2nd ed. Springer, New York, Berlin 1981

[6] Boyarsky, S., Weinberg, S.: Urodynamics-upper and lower tract. Edited by W. Lutzeyer and H. Melchior. New York: Springer 1973, pp. 1: 13

[7] Crowe, R., Light, J.K., Chilton, C.P., Burnstock, G.: Vasoactive intestinal polypeptide (VIP) – Immunoreactive nerve fibres associated with the striated muscle of the human external urethral sphincter. Lancet I, 47–48 (1985)

[8] Debled, G.: La structure musculaire normale du uretere terminale. Acta urologica Belgica 36: 119 (1968)

[9] Disse, J.: Harnorgane. In: Bardeleben, Handbuch der Anatomie des Menschen, Bd. VII/1. Berlin: Springer 1972

[10] Ferner, H., Gisel, A., Hayek, v.H., Krause, W., Zaki, Ch.: Die Anatomie der Harn- und Geschlechtsorgane. In: Alken, C.E., Dix, V.W., Goodwin, W.E., Wildbolz, E. (Eds.): Handbuch der Urologie, Bd. I. Springer, Berlin, Heidelberg, New York 1969

[11] Fuchs, F.: Zur Morphologie des Ureters. VII Tag. Dtsch. Ges. Urol., Wien 1926, Zbl. Gynäk. 50: 3167 (1926)

[12] Gil-Vernet, S.: Morphology and function of vesicoprostaticourethral musculature. Canova, Treviso 1968

[13] Gisel, A.: Ureter, Harnleiter. In: Alken, C.E., Dix, V.W., Goodwin, W.E., Wildbolz, E.: Handbuch der Urologie I. Anatomie und Embryologie. Springer Berlin, Heidelberg, New York 1969

[14] Hanke, P., Martonosy, R., Mersdorf, A., Jonas, D., Weber, W.: Ergebnisse polarisationsoptischer Untersuchungen der Muskelfaserstruktur des Nierenkelchsystems und des Blasenhalses; In: (Harzmann, R. Ed.): Exp. Urologie, Springer, Berlin, Heidelberg, 1985

[15] Hauri, D.: Das Trigonum. Urologe A, 22: 425 (1983)

[16] v. Hayek, H.: In: Alken, C.E., Dix, V.W., Goodwin, W.E., Wildbolz, E.: Handbuch der Urologie Bd. I Springer, Berlin, Heidelberg, New York 1969

[17] Hutch, J.A.: A new theory of the anatomy of the internal urinary sphincter and the physiology of micturation II. The Base plate. J. Urol. (Balt.), 96: 182 (1966)

[18] Hutch, J.A., Schopfner, C.E.: A new theory of the internal urinary sphincter and the physiology of micturation. VI. The Base plate and Enuresis. J. Urol. (Balt.) 99: 174 (1968)

[19] Hutch, J.A.: Anatomy and physiology of the bladder, trigone and urethra. Butterworth, London 1972

[20] Hyrtl, J.: Das Nierenbecken der Säugetiere und des Menschen. Wiener Denkschriften, math.-naturw. Kl., Bd. 31, 1972

[21] Jonas, U., Heidler, H., Thüroff, J.: Urodynamik. Enke, Stuttgart 1980

[22] Juhl, B.R.: Methodologic and genetic influence on immunohistochemical demonstration and semiquantitation of blood group antigen A in human ureter urothelium J. Histochem. Cytochem. 33, 21–26 (1985)

[23] Juhl, B.R.: Immunhistochemical demonstration and localization of Lewis a and Lewis b determinants in human urothelium: J. Histochem. Cytochem. 33, 309–314 (1985)

[24] Krane, R.J., Siroky, M.B.: Clinical neuro-urology. Little, Brown & Co., Boston 1979

[25] Kremling, H., Lutzeyer, W., Heintz, R.: Gynäkologische Urologie und Nephrologie. Urban und Schwarzenberg, München, Wien. 1977

[26] Lutzeyer, W., Melchior, H.: Urodynamics; upper and lower urinary tract. Springer, Berlin, Heidelberg, New York 1973

[27] Malik, S.T.A., Raftery, M., Varghese, Z., Sweny, P., Moorhead, J.F.: Increased expression of Ia (HLA-DR) antigens in rejected kidneys: Lancet II, 577 (1984)

[28] Moffat, D.B., Laurence, K.M: The structure of the pelvis in the immature human kidney. Nephron 16, 205 (1976)

[29] Palmtag, H.: Praktische Urodynamik. Fischer, Stuttgart 1977

[30] Rutishauser, G., Allgöwer, M.: Druck und Dynamik in den oberen Harnwegen. Steinkopff, Darmstadt 1970

[31] Scherberich, J.E., Haase, V., Wolf, G. et al.: Distribution of blood-group related antigens in human urogenital tract and renal adenocarcinoma as revealed by monoclonal antibodies (in Vorbereitung)

[32] Stein, J., Weinberg, S.R.: A histologic study of the normal and dilated ureter. J. Urol. (Balt.) 87, 33 (1962)

[33] Tanagho, E.A., Pugh, R.C.B.: The anatomy and function of the uretero-vesical function. Brit. J. Urol. 35: 151 (1963)

[34] Tanagho, E.A., Smith, D.R.: The anatomy and function of the bladder neck. Brit. J. Urol. 38, 72 (1966)

[35] Turner-Warwick, R., Whiteside, C.G.: Clinical urodynamics. Saunders, Philadelphia, Toronto 1979

[36] Turner-Warwick, R.: Some clinical aspects of detrusor function. J. Urol. (Balt.), 13, 539 (1975)

[37] Waldeyer, W.: Über die sogenannte Ureterscheide. Anat. Anz. 7, 259 (1892)

[38] Weinberg, S., Labay, P.: Ureteral function. IV. The urometrogram at increased urine output. Invest. Urol. 14 (4) 307 (1977)

4 Mikroanatomie

Das Nierenparenchym zeigt, wie aus den Abbildungen 17 und 36 ersichtlich, einen typischen Stufenbau (1–3, 5, 7, 8, 10). Von außen nach innen unterscheiden wir die Nierenrinde (Cortex) und das Nierenmark (Medulla).

Das Nierenmark wird in eine äußere und innere Zone gegliedert. Die äußere Markzone selbst setzt sich aus dem äußeren Markstreifen, der Nierenrinde direkt angrenzend, und dem inneren Markstreifen, der inneren Markzone angrenzend, zusammen.

Die *zonale Gliederung* in Rinden- und Markbereich beruht im wesentlichen auf einer charakteristischen radiären Ausrichtung und Anordnung von Segmenten der jeweils 1–1,2 Mill. Nephrone pro Niere. Jedes Nephron umfaßt ein Nierenkörperchen (Glomerulus) und das sich anschließende Tubulussystem. Dieses liegt mit seinen gewundenen Abschnitten überwiegend im Cortex und in den Columnae renales, während die geraden Segmente in den Markpyramiden und den Markstrahlen der Rinde gelegen sind (Abb. 35).

Hinsichtlich der Anordnung der Glomeruli in der Nierenrinde und den damit im Zusammenhang stehenden Variationen des jeweils zugehörigen Tubulusapparates unterscheidet man folgende Nephrontypen:

1. Oberflächlich gelegene, *kortikale* Nephrone mit meist längeren Vasa efferentia, die strukturell Arteriolen entsprechen (zweites arterielles Netz).
2. Die *juxtamedullären* Nephrone, deren Glomeruli an der Grenze zwischen Kortex und äußerem Markstreifen gelegen sind (Abb. 36).

Bulger [2] differenziert zusätzlich einen sogenannten mittleren kortikalen Lokalisationstyp, der zwischen dem superfiziellen und juxtamedullären liegt („midcortical nephron").

Die unterschiedliche Lageverteilung der Glomeruli geht parallel mit verschieden langen Segmenten der Henleschen Schleife. Im Anschluß an den proximalen Tubulus, d.h. den proximalen gewundenen und geraden Teil, der im Grenzbereich des äußeren und inneren Markstreifens (äußere Markzone) endet, differenziert sich bei kortikalen Nephronen nur ein kurzer dünner Henlescher Schleifenteil. Dieser reicht nicht über den inneren Markstreifen der rötlichen äußeren Markzone hinaus. „Midcorticale" Nephrone dagegen grenzen mit ihren längeren Henleschen

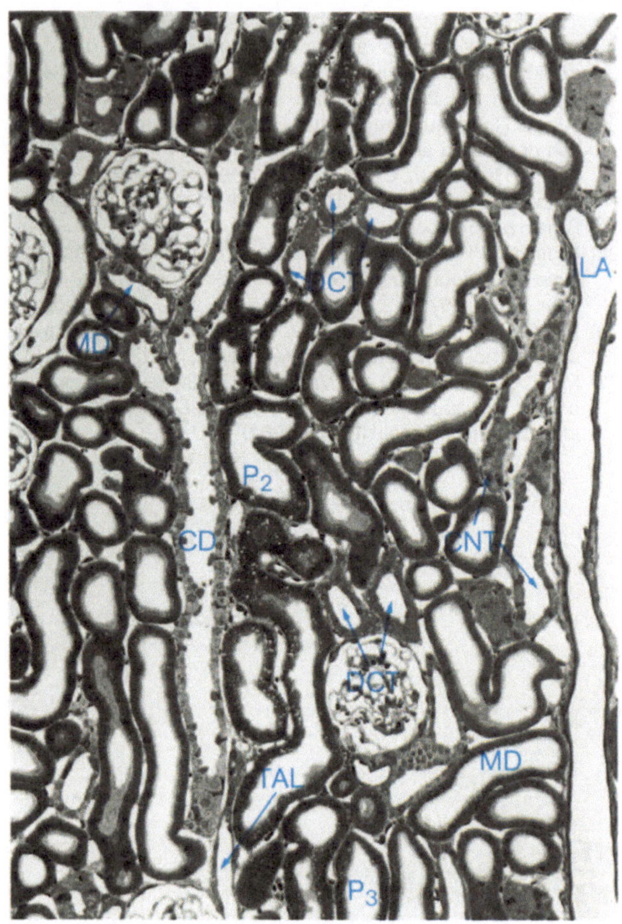

CD : Sammelrohr (collecting duct)
CNT : Verbindungstubulus (connecting tubule)
DCT : Pars convoluta des distalen Tubulus
MD : Macula densa
P2 : zweites Segment des proximalen Tubulus
P3 : drittes Segment des proximalen Tubulus
TAL : Pars recta des distalen Tubulus (thick ascending limb of Henle's loop)
ILA : Interlobulararterie

Abb. 35
Schnitt durch die mittlere Region der Nierenrinde parallel zur Längsachse der Markstrahlen (Kaninchenniere). Endvergrößerung: × 200 (nach Kaissling, Basel).

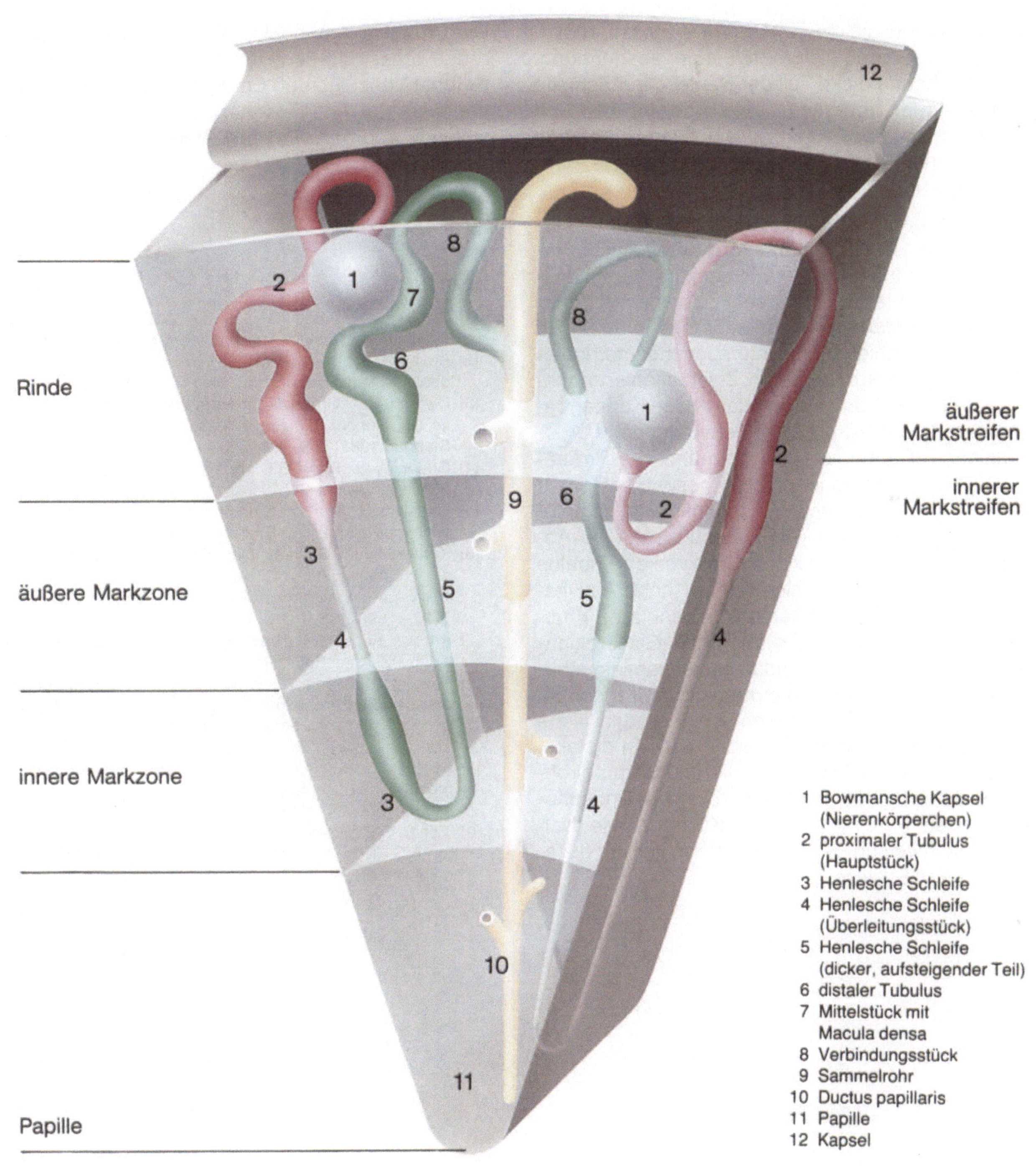

Abb. 36
Zonale Gliederung sogenannter subkortikaler und juxtamedullärer Nephrone. Dargestellt ist die Bowmansche Kapsel, der proximale Tubulus mit Pars contorta und Pars recta, der ab- und aufsteigende dicke und dünne Teil der Henleschen Schleife, der gewundene Teil des distalen Tubulus einschließlich Mittelstück mit Macula densa sowie das Verbindungsstück und das Sammelrohr.

Schleifen bis an die innere Markzone. Juxtamedulläre Nephrone zeigen die größte Längenausdehnung. Der absteigende dicke Teil der Henleschen Schleife endet etwa im Übergangsbereich der inneren und äußeren Markzone, während die dünnen ab- und aufsteigenden Henleschen Schleifen bis an die Pyramidenspitzen reichen (Abb. 35, 36).

Neben diesen strukturellen Besonderheiten zeigen sich zwischen kortikalen und kortikomedullären Nephronen auch funktionelle Unterschiede. Jedem Nephronsegment lassen sich mehr oder weniger charakteristische Markerproteine zuordnen [4, 6, 9]. So hat nach verschiedenen Untersuchungsmethoden (Histochemie, Mikrodissektion, Zellfraktionierungen) z.B. das Glomerulus anteilig relativ hohe Konzentrationen an Glucose-6-phosphatdehydrogenase, Adenylatkinase (Rattenniere), Trypsin-ähnliche Protease, saure Phosphatase, cAMP-Phosphodiesterase (Ratte), cAMP-abhängige Proteinkinase (Kaninchen), Angiotensinase (Aminopeptidase A, s. Abschn. 7.2) und Podocalyxin. Im proximalen Tubulus (S_1-S_3-Segment) finden sich selektiv hohe Aktivitäten an Glucose-6-phosphatase (Rattenniere), Fructose-1,6-diphosphatase, Fruktokinase, Glycerokinase, Fruktose-1-phosphat-aldolase, Glutaminsynthetase (nur S_3-Segment), Gamma-glutamyltranspeptidase, Alanin(Leu-, Glyc)-aminopeptidase, alkalische Phosphatase, Glutathion-S-transferase. Im distalen Tubulus inkl. Henlescher Schleife und Sammelrohren lassen sich überwiegend Hexokinase, Phosphofruktokinase, Pyruvatkinase und Kininogenase (Kallikrein) nachweisen, letztere ausschließlich im distalen tubulären System.

Die Produktion monoklonaler Antikörper gegen Nierengewebsstrukturen hat, nach histochemischen Kriterien, gezeigt, daß Epitope auf noch größtenteils unbekannten Antigenen existieren, die äußerst restriktiv nur in ganz umschriebenen Segmenten vorkommen.

Literatur

[1] Bohle, A., Gärtner, H.G., Laberke, H.G., Krück, F.: Die Niere (Struktur und Funktion), Schattauer Stgt. 1984

[2] Bulger, R.E., Dobyan, D.C.: Recent advances in renal morphology. Ann. Rev. Physiol. 44, 147–179 (1982)

[3] Dietrich, H.J.: Grundriß der normalen Nierenstruktur. In: Losse, H., Renner, E. (Eds.): Klinische Nephrologie. Thieme, Stuttgart 1982, S. 9–33

[4] Guder, W.G., Ross, B.D.: Enzyme distribution along the nephron: Kidney Int. 26, 101–111 (1984)

[5] Kaissling, B., Kriz, W.: Structural analysis of the rabbit kidney advances in anatomy. Embryol. Cell Biol. 56, 1–123 (1979)

[6] Kerjaschki, D., Sharkey, D.J., Farquhar, M.G.: Identification and characterization of Podocalyxin – the major sialoprotein of the rat kidney glomerular epithelial cell: J. Cell Biol. 98, 1591–1596 (1984)

[7] Kriz, W., Köpsell, H.: The structural organization of the mouse kidney. Z. Anat. Entw. Gesch. 144, 137–163 (1974)

[8] Kriz, W., Kaissling, B.: Structural organization of the mammalian kidney. In: Seldin, D., Giebisch, G. (Eds.): Physiology and Pathology of Electrolyte Metabolism. Raven Press, New York (im Druck)

[9] Kugler, P., Wolf, G., Scherberich, J.E.: Histochemical demonstration of peptidases in the human kidney: Histochemistry 83, 337–341 (1985)

[10] Tisher, C.C.: Anatomy of the kidney. In: Brenner, B.M., Rector, F.C. (Eds.): The Kidney. 2nd Ed. W.B. Saunders, Philadelphia 1981, pp. 3–75

5 Glomerulus

Entwicklungsgeschichtlich entsteht der Glomerulus am Ende der S-förmig gekrümmten Schlinge eines metanephrogenen Tubulus. Hier formiert sich eine konkave zweischichtige Zellage („disc“), die proliferiert und in einen kugelförmigen Zellhaufen transformiert. In Zellkulturen formiert sich die Gerüststruktur eines „Zellknäuels“, dessen Leitstruktur aus einer bäumchenartig verzweigten Basalmembran (Matrix), bedeckt mit Epithelien, besteht.

Die glomeruläre Gerüst- und Grundstruktur („Knäuel“) differenziert sich, ohne daß hierfür die Anwesenheit einwachsender Kapillaren erforderlich wäre [2]. „Glomeruli“, die aus kultiviertem nephrogenen Blastem entstehen, enthalten keine Mesangialzellen oder Zellen des juxtaglomerulären Komplexes; es wird daher angenommen, daß sich diese Zellen aus Gefäßstrukturen ableiten.

Der Glomerulus besteht aus einem kugeligen, von

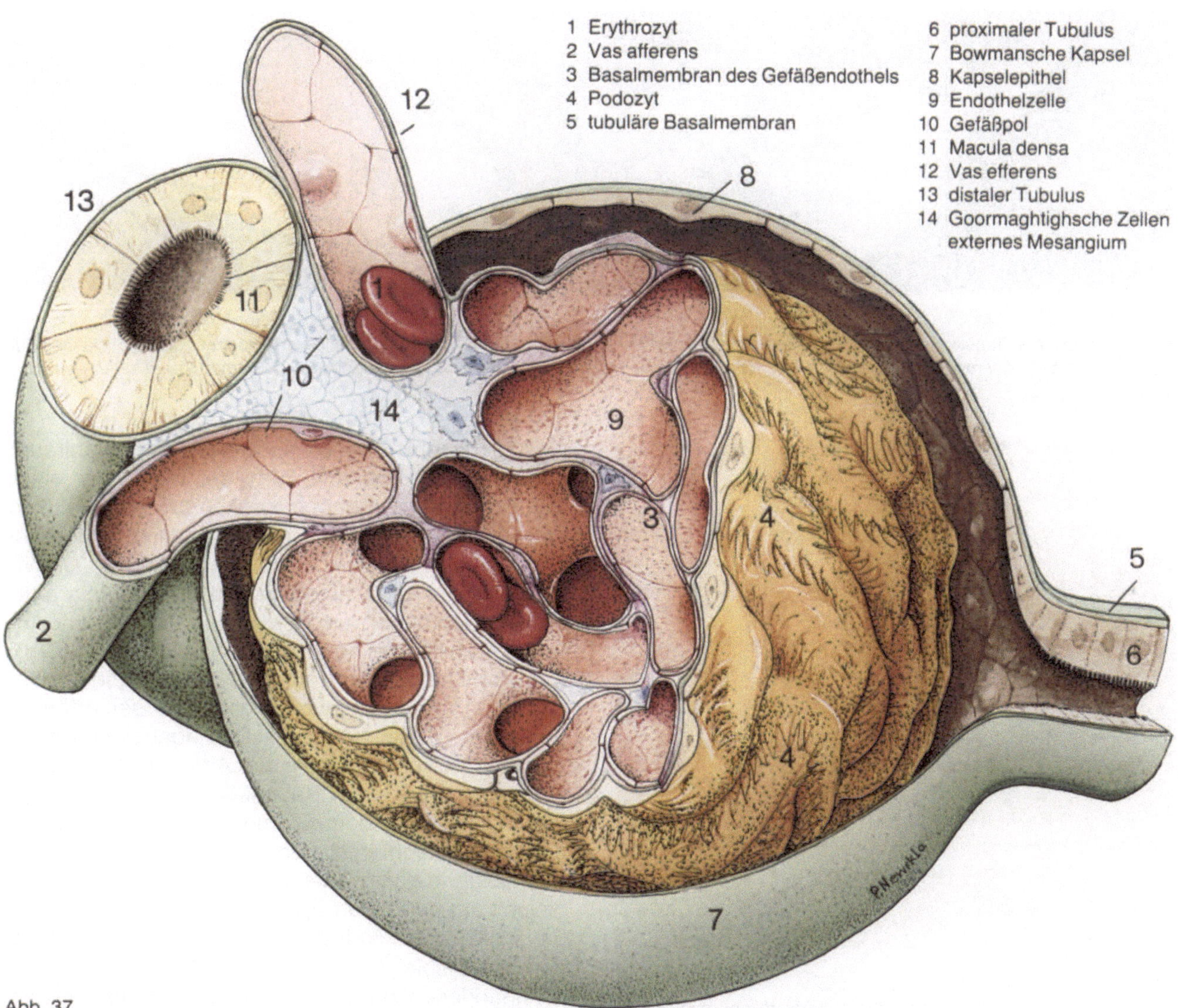

Abb. 37
Schematische Darstellung eines Glomerulus (Nierenkörperchen) mit Eröffnung des Bowmanschen Kapselraumes und Anschnitt der zentralen Läppchenachse. Lagebeziehung des Gefäßpols zur Macula densa (juxtaglomerulärer Apparat) des distalen Tubulus.

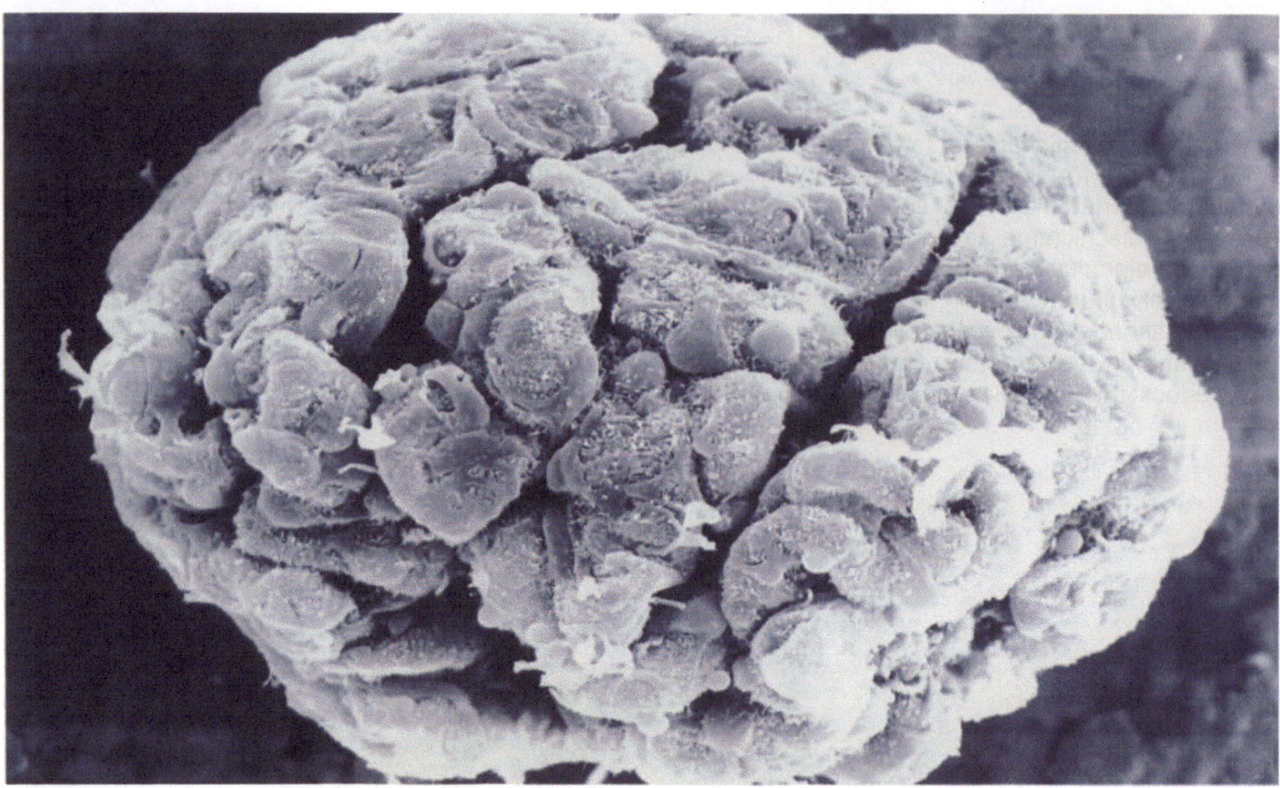

Abb. 38
Rasterelektronenmikroskopische Aufnahme eines menschlichen Glomerulus. Nach Entfernung der Bowmanschen Kapsel blickt man auf den Gefäßknäuel, der mit Podozyten und ihren Fußfortsätzen bedeckt ist. Die Größe des hier abgebildeten Glomerulus ist 1,8 μm (nach v. Gise, Tübingen).

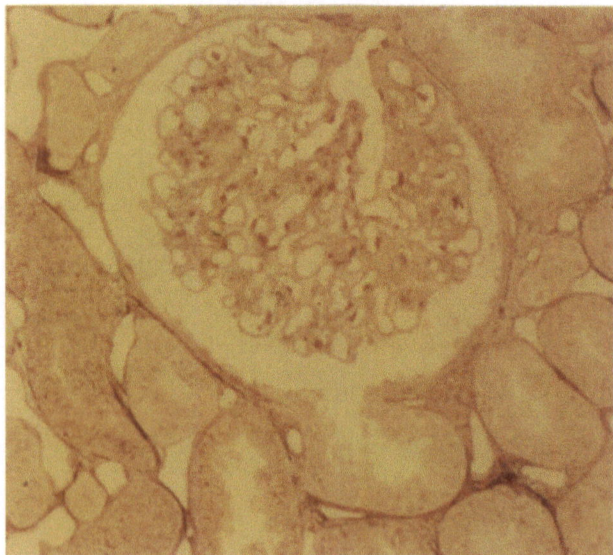

Abb. 39
Glomerulus der menschlichen Niere mit Darstellung des Gefäß- und Harnpols. Semidünnschnitt, Silberimprägnation, Vergrößerung: × ca. 400 (nach v. Gise, Tübingen).

einschichtigem Epithel ausgekleideten Hohlraum (Durchmesser 200–300 μm), der außen von einer Basalmembran umgeben ist (Abb. 37; [1, 13]). Das äußere (parietale) Blatt der Bowmanschen Kapsel wird an umschriebener Stelle invaginiert: Hier, unmittelbar an der Umschlagfalte, tritt die Arteriola afferens ein (Gefäßpol), um sich in etwa 30 anastomosierende Kapillarschlingen aufzuteilen (Abb. 37, 40). Die Kapillarschlingen sind baumartig angeordnet und nach ihrem Verzweigungsmuster sektorförmig gegliedert („Läppchen"). Die Schlingen gehen in die Arteriola efferens über, die, der Arteriola afferens benachbart, wieder den Kapselraum verläßt. Ihr Blut versorgt die sich dem Glomerulus anschließenden tubulären Segmente. Das die Kapillarschlingen überkleidende viszerale Kapselepithel ist im Vergleich zum parietalen Epithel eher diskontinuierlich. Es ist hier in die Podozyten (Perizyten) differenziert, deren multiple Fußfortsätze reißverschlußähnlich miteinander verzahnt sind (Abb. 37, 38). Die Podozyten und ihre Verzweigungen sitzen der glomerulären Basalmembran auf. Diese umgibt die Kapillarendo-

thelien, zwischen denen sich das Mesangium mit seiner Matrix und den Mesangiumzellen befindet.
Der Harnpol liegt dem Gefäßpol gegenüber. Hier geht das Epithel der Bowmanschen Kapsel in das Epithel des Mikrovilli tragenden Teils des proximalen Tubulus über (Abb. 39).
Histochemische, biochemische, immunologische und physiologische Untersuchungen belegen eine komplexe Strukturdynamik des Glomerulus [1, 4, 7]. Die verschiedenen Zellen und Kompartimente sind durch ein subtiles Verteilungsprofil von Gerüstsubstanzen (Zytoskelett), kontraktilen Mikrofibrillen (Bowmankapsel, Mesangium, Podozyten), Enzymen, Hormon- und Komplementrezeptoren gekennzeichnet [4, 6, 7, 12, 14–18].
Markierte Lektine, wie z.B. Con A, Weizenkeimagglutinin und Ricinus communis haben sich als besonders hilfreiche Marker in der Charakterisierung regulatorischer und zelladhäsiver glomerulärer Glykoproteine herausgestellt [4, 5, 8, 10].
Informationen über den internen Stoffwechsel des Glomerulus und die Strukturdynamik der am Aufbau beteiligten Zellen sind auch aus Zellkulturen gewonnen worden. So gelang es aus verschiedenen Spezies, einschließlich des Menschen, Glomeruli zu isolieren und hieraus bestimmte Zelltypen wie die Podozyten, Mesangiumzellen (Typ II-Zellen), parietale Epithelzellen (nicht dagegen Kapillarendothelien) zu kultivieren und zu charakterisieren [2, 11, 15]. Unter anderem ließen sich „Renin-produzierende Zellen", die sich vom Mesangium ableiten sollen, anzüchten [11]. Nach Analysen des Kulturmediums synthetisieren isolierte Glomeruli bzw. die selektierten Zellinien u.a. Prostaglandine, Regulatorenzyme (u.a. Adeny-

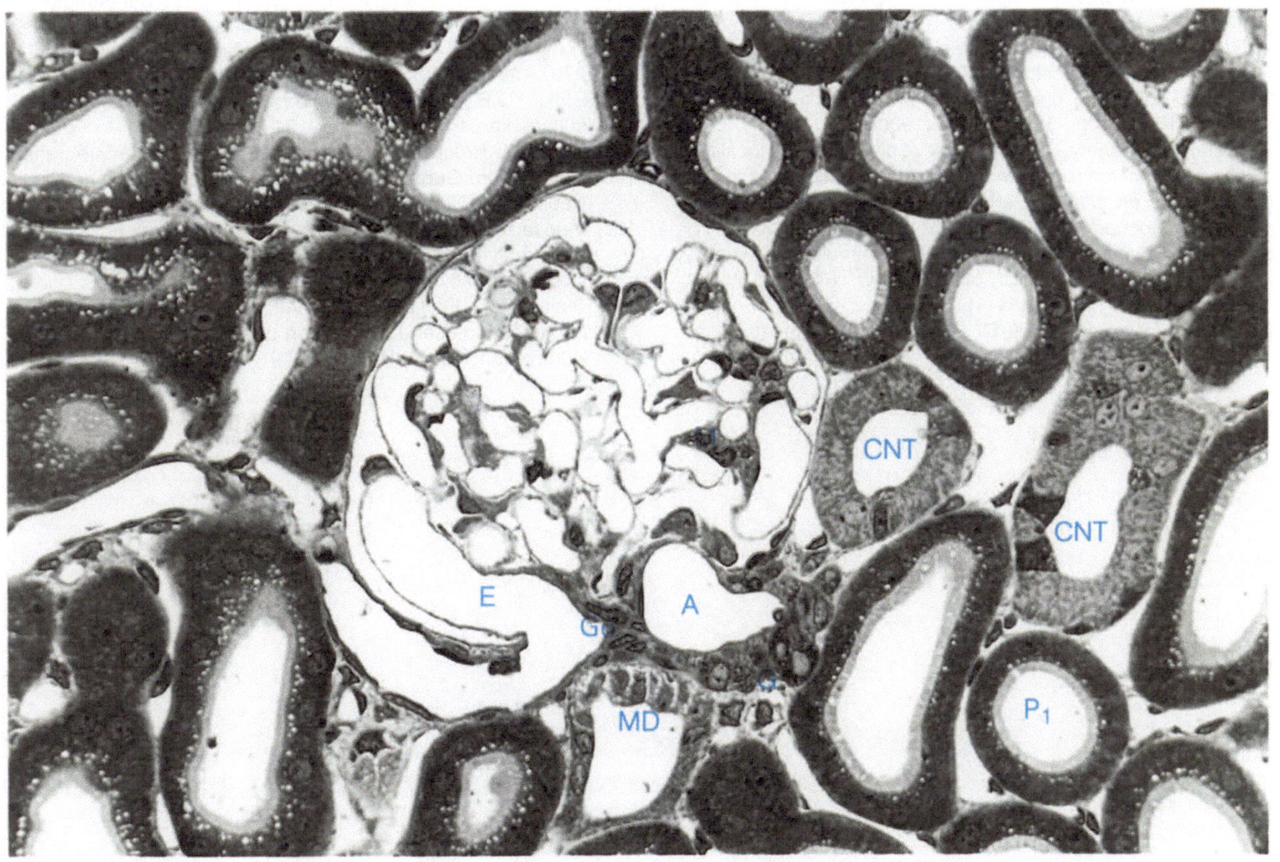

Abb. 40
Semidünnschnitt mit Darstellung eines Nierenkörperchens. Arteriola afferens (A), Arteriola efferens (E), Goormaghtighsche Zellen (Go) und granulierte myoepitheliale Zellen (G) im Vas afferens. Mesangium (M), Macula densa (MD), Verbindungstubulus/connecting tubule (CNT), erstes Segment des proximalen Tubulus (P_1); Kaninchenniere; Perfusionsfixierung. Endvergrößerung: × 500 (nach Kaissling, Basel).

latzyklase) und Komponenten des Renin-Angiotensin-Systems einschließlich der abbauenden Enzyme [6, 9, 15].

Der Glomerulus ist nicht nur ein permselektiver Filter für das Blutplasma, sondern repräsentiert ein übergeordnetes *regulatorisches* Organ; es ist u.a. in die Regelkreise des Renin-Angiotensin-Aldosteron-, Kallikrein-Kinin- und Prostaglandin-Systems integriert [3].

Literatur

[1] Barajas, L.: The ultrastructure of the juxtaglomerular apparatus as disclosed by three-dimensional reconstructions from serial sections. The anatomical relationship between the tubular and vascular components. J. Ultrastruct. Res. 33, 116–147 (1970)

[2] Bernstein, J., Cheng, F., Roszka, J.: Glomerular differentiation in metanephric culture. Lab. Invest. 45, 183–190 (1983)

[3] Blantz, R.C.: The glomerulus, passive filter or regulatory organ? Klin. Wschr. 58, 957–964 (1980)

[4] Bretton, R., Bariety, J.: A comparative ultrastructural localization of Concanavalin A, wheat germ agglutinin and Ricinus communis on glomeruli of the normal rat kidney. J. Histochem. Cytochem. 24, 1098–1100 (1976)

[5] Debray, H., Decout, D., Strecker, G., Montreul, J., Monsigny, M.: Studies on the specificity of some lectins. Prot. Biol. Fluids (Pergamon) 27, 451 – 454 (1980)

[6] Foldert, V.W., Schlöndorff, D.: Prostaglandin synthesis in isolated glomeruli.. Prostaglandins 17, 79–86 (1979)

[7] Gelfand, M.C., Frank, M.M., Green, I.: A receptor for the third component of complement in the human renal glomerulus. J. exp. Med. 142, 1029–1034 (1975)

[8] Holthöfer, H., Virtanen, I., Petterson, E., Tönroth, T., Alfthan, O., Linder, E., Miettinen, A.: Lectins as fluorescence microscopic markers for saccharides in the human kidney. Lab. Invest. 45, 391–399 (1981)

[9] Imbert, M., Chabardes, D., Morel, F.: Hormone sensitive adenylate cyclase in isolated rabbit glomeruli. Molec. cell. Endocr. 1, 295–304 (1974)

[10] Kolb, C., Klein, P.C., Uhlenbruck, G. (Eds.): 4th Int. Sympos. on Lectins in Cell Biology and Medicine. Europ. J. Cell Biol. 4 (1983)

[11] Kreisberg, J.I., Karnovsky, M.J.: Glomerular cells in culture. Kidney int. 23, 439–447 (1983)

[12] Kugler, P.: Ultracytochemistry of aminopeptidase A (angiotensinase A) in the kidney glomerulus and juxtaglomerular apparatus. Histochemistry 74, 199–212 (1982)

[13] Latta, H.: Ultrastructure of the glomerulus and juxtaglomerular apparatus. In: Geiger, S.R. (Ed.): Handbook of Physiology, Section 8: Renal Physiology. American Physiological Society, 1973, pp. 1–29

[14] Madri, J.A., Foellmer, H.G., Furthmayr, H.: Ultrastructural morphology and domain structure of a unique collagenous component of basement membranes. Biochemistry 22, 2797–2804 (1983)

[15] Striker, G.E., Striker, L.J.: Biology of Disease; glomerular cell culture. Lab. Invest. 53, 122–131 (1985)

[16] Timpl, R., Bruckner, P., Martin, G.R.: Basement membrane collagen. In: Guder, W.G., Schmidt, U. (Eds.): Biochemical Nephrology. Curr. Probl. Clin. Biochem. 8, 20–28 (1978)

[17] Velosa, J.A., Shah, S.V., Ou, S.L., Abboud, H.E., Dousa, T.P.: Activities of lysosomal enzymes in isolated glomeruli. Lab. Invest. 45, 522–526 (1981)

[18] Weiss, M.A., Ooi, B.S., Ooi, Y.M., Engvall, E., Ruoslahti, E.: Immunofluorescene localization of fibronectin in the human kidney. Lab. Invest. 41, 340 (1979)

5.1 Bowmansche Kapsel

Die Bowmansche Kapsel besteht aus einer einschichtigen Lage flacher Epithelien, dem sog. *parietalen* Kapselepithel (Abb. 37, 41). Dieses ist nach außen zum Interstitium hin von einer Basalmembran variabler Dicke umgeben (12000–15000 Å). Die Basalmembran (BM) wird am Gefäßpol durch das Schlingenkonvolut nach innen eingestülpt, die Kapselepithelien gehen kontinuierlich in das viscerale Blatt, die Podozyten mit ihren Pedikeln, über.

Am Harnpol ist der Übergang des parietalen Kapsel epithels in den initialen Anteil des proximalen Tubulus (S_1-Segment) mit hochprismatischen Zellen relativ abrupt. Da in den Kapselepithelien kontraktile Filamente gefunden wurden, vermutet man, daß sich der Kapseldurchmesser unter dem Einfluß vasoaktiver Hormone aktiv verändern kann.

Die Epithelien der Bowmanschen Kapsel enthalten nicht in wesentlichen Konzentrationen die typischen membrangebundenen Leitenzyme des sich anschließenden proximalen Konvoluts, d.h. eine γ-Glutamyltranspeptidase, Ala(Leu-)aminopeptidase, oder Dipeptidylaminopeptidase IV. Eine Dipeptidylaminopeptidase I (E.C 3.4.14–) kommt dagegen konstant in Lysosomen der parietalen, nicht dagegen der visceralen Epithelien vor (Abb. 42; [1]). Die Aktivität dieser Exopeptidase steht wahrscheinlich in Zusammenhang mit dem intrazellulären Abbau von Peptiden, z.B. Proteohormonen, von deren N-Terminus her das Enzym Dipeptide (Gly-Arg) abspaltet [2]. Die Kapselepithelien können Proteine und Lipide in größerem Umfang speichern bzw. verdauen („foam cells"), wobei typische Speicherungsphänomene mit tropfigen Einschlüssen nur bei nephrotischem Syndrom histologisch evident werden [3].

Die BM der Bowmanschen Kapsel enthält, wie die übrigen BM-Strukturen der Niere, als Hauptbestandteil Kollagen Typ IV und Laminin (Abb. 57). Unter normalen Verhältnissen existieren bestimmte weitere antigene Determinanten, die nur noch auf BM-Antigenen distaler Tubuli vorkommen, wie Abb. 43 unter Verwendung eines monoklonalen Antikörpers zeigt [4].

Bei Glomerulopathien, wie z.B. der fokal sklerosierenden GN, membranoproliferativen GN, postinfektiösen GN, anti-BM-Nephritis, die mit größeren Schlingennekrosen und Synechien und Diskontinuität („Multilaminierung") der BM der Bowmanschen Kapsel einhergehen, kann zusätzlich atypisches, interstitielles Kollagen Typ III nachweisbar werden [5].

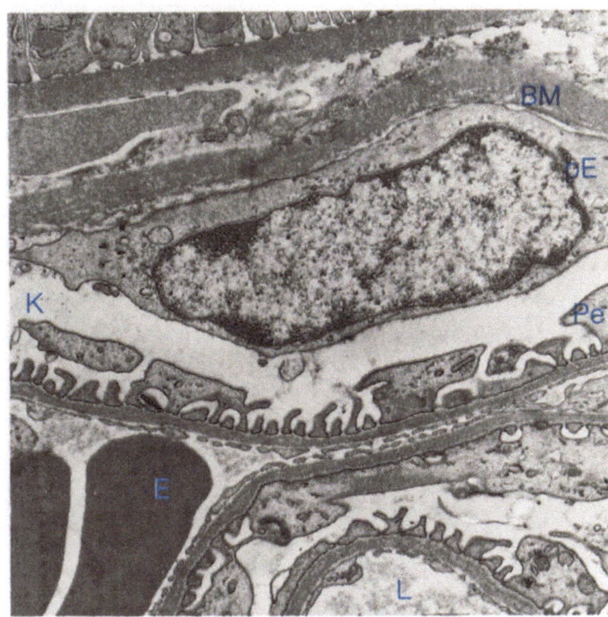

Abb. 41
Ultrastruktur der Bowmanschen Kapsel mit Epithelzelle (pE), Basalmembran (BM), Bowmanschem Kapselraum (K), Fußfortsätzen der Podozyten (Pedikel, Pe), Erythrozyt (E), Kapillarlumen (L); Vergrößerung: × ca. 8000 (nach Schneider, Frankfurt/M.)

Literatur

[1] Kugler, P., Wolf, G., Scherberich, J.E.: Histochemical demonstration of peptidases in the human kidney: Histochemistry 83, 337–341 (1985)

[2] Hörl, W.H., Heidland, A. (Edts.): Proteases; protential role in health and disease, Adv. Exp. Med. & Biol. Vol. 167 (1984), Plenum Press, N.Y. Lond.

[3] Zollinger, H.U., Mihatsch, M.J.: Renal Pathology in Biopsy Springer Verlag, Berlin, Heidelberg, New York 1978

[4] Scherberich, J.E., Wolf, G., Mauck, J., Hess, H., Haase, V., Schoeppe, W.: Monoclonal antibodies against differentiation antigens of fetal and adult kidney, placenta and renal adenocarcinoma. In: Monoclonal antibodies in clinical oncol. (Eds. Bastert, G., Kaul, S.), im Druck 1985

[5] Morel-Maroger Striker, L., Killen, P.D., Striker, G.E.: The composition of glomerulosclerosis; studies in focal sclerosis, crescentic glomerulonephritis and membranoproliferative glomerulonephritis: Lab. Invest 51, 181–192 (1984)

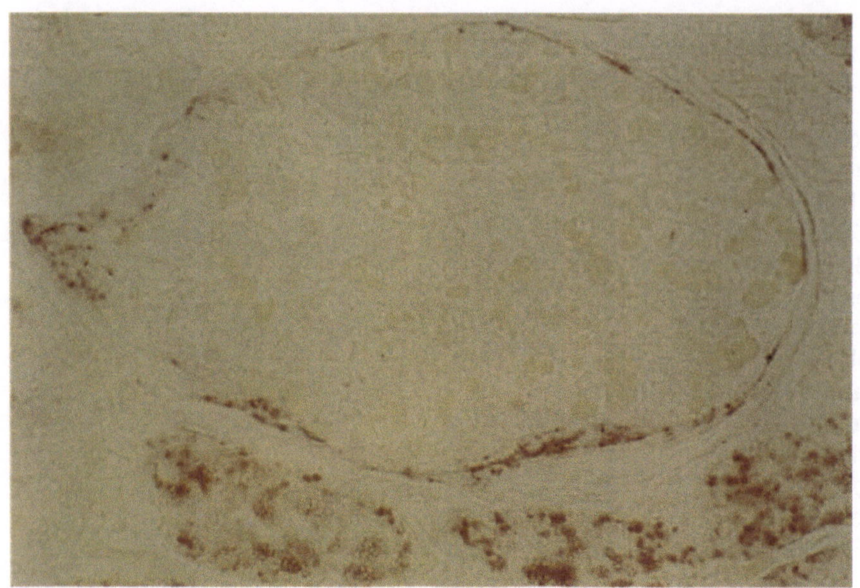

Abb. 42
Histochemischer Nachweis einer Dipeptidylaminopeptidase I (DAP I)-Aktivität in Lysosomen des Bowmanschen Kapselepithels; ebenfalls Aktivität in Tubulusepithelien (oberer Bildrand). Die visceralen Epithelien (Podozyten) sind negativ. Humanniere, Gefrierschnitt. Vergrößerung: × ca. 240.

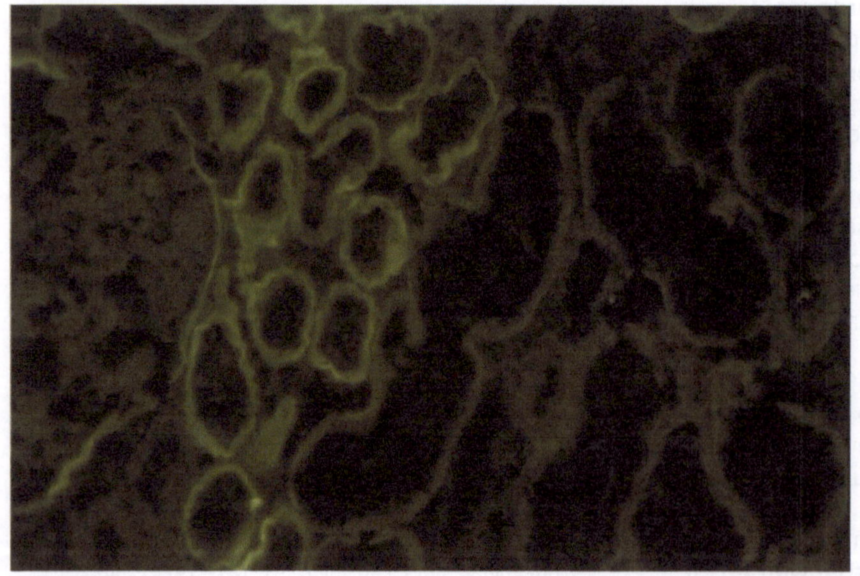

Abb. 43
Nachweis gemeinsam vorkommender Epitope auf Antigenen von Basalmembranen der Bowmanschen Kapsel und von BM bestimmter distaler Tubuli. Markierung über einen monoklonalen Antikörper gegen Placenta Strukturantigene (4). FITC-markiertes Anti-Maus-gamma-Globulin; sandwich-Technik. Vergrößerung: × ca. 120.

5.2 Kapillarendothel

Die Kapillarendothelien bilden die innere Oberfläche des glomerulären Schlingenkonvoluts (innere Filtrationsoberfläche). Ihre äußere Oberfläche liegt der Basalmembran an (Abb. 44, 45, 47). Die Endothelwandung ist mit multiplen *Fenestrationen* durchsetzt, die nach Tisher ein Diaphragma überbrücken [10]. Die Kapillarendothelien des Glomerulus unterscheiden sich daher nicht wesentlich von denjenigen des Nierenmarks, bzw. des Darms. Die Größe der Poren ist speziesabhängig und liegt bei der Rattenniere zwischen 30 und 250 nm [2], bei der Humanniere um 70–100 nm ([10]; Abb. 46). Gegenüber Makromolekülen des Serums, wie z.B. Albumin und Immunglobulinen, sollen die Fenestrationen eine erste physikalische Filtrationsbarriere darstellen [8]. Zwischen den Gefäßarealen, die mit Poren besetzt sind, spannen sich astartige Verteilungswülste der Endothelzelle aus, die von glatter Oberfläche sind (Abb. 44). Als endothelialer Marker wird der histochemische Nachweis von Faktor VIII-assoziiertem Antigen angesehen [7]. Über die Synthese von Basalmembrankollagen durch kultivierte Endothelien ist berichtet worden [6]. Die kapillären Zelloberflächen und die endothelialen Fenestrae sind von einer glykoproteinhaltigen Schicht („coat") überzogen, die sich z.B. über markierte Lektine wie das Ricinus communis und Weizenkeimagglutinin darstellen läßt [1]. Als relativ selektiv wird die Markierung von Kapillarendothelien mit Hilfe des Ulex europaeus-Agglutinins angesehen ([3]; Abb. 48). Inwieweit diese Glykoproteine auch Blutgruppeneigenschaften besitzen, ist noch nicht endgültig geklärt (Abb. 77). Einzelne Schlingen glomerulärer Kapillarendothelien können Angiotensin converting enzyme enthalten [9]. Mit Hilfe ultrazytochemischer Methoden ließ sich eine Angiotensinase (Aminopeptidase A) u.a. auch in Kapillarendothelien lokalisieren [4].

Literatur

[1] Bretton, R., Bariety, J.: A comparative ultrastructural localization of Concanavalin A, wheat germ and Ricinus communis on glomeruli of the normal rat kidney. J. Histochem. Cytochem. 24, 1093–1100 (1976)

[2] Dietrich, H.J.: Die Struktur der Blutgefäße in der Rattenniere. Norm. path. Anat. 35 (1978)

[3] Holthöfer, H., Virtanen, I., Petterson, E., Törnroth, T., Alfthan, O., Linder, E., Miettinen, A.: Lectins as fluorescence microscopic markers for saccharides in the human kidney. Lab. Invest, 45, 391–399 (1981)

[4] Kugler, P.: Ultracytochemistry of aminopeptidase A (Angiotensinase A) in the kidney glomerulus and juxtaglomerular apparatus. Histochemistry 74, 199–212 (1982)

[5] Lovett, D.H., Sterzel, R.B., Kashgarian, M., Ryan, J.L.: Neutral proteinase activity produced in vitro by cells of the glomerular mesangium. Kidney int. 23, 342–349 (1983)

[6] Macarak, E., Howard, B., Kirby, E., Kefalides, N.: Biosynthesis of basement membrane collagen by cultured endothelial cells. Front. Matrix Biol. 7, 27–36 (1979)

[7] Mukai, K., Rosai, J., Burgdorf, W.: Localization of factor VIII related antigen in vascular endothelial cells using an immunoperoxidase method. Amer. J.surg. Path. 4, 273 (1980)

[8] Ryan, G.B., Karnovsky, M.J.: Distribution of endogenous albumin in the rat glomerulus: role of hemodynamic factors in glomerular barrier function. Kidney int. 9, 36 (1976)

[9] Taugner, R., Ganten, D.: The localization of converting enzyme in kidney vessels of the rat. Histochemistry 75, 191–201 (1982)

[10] Tisher, C.C.: Anatomy of the kidney. In: Brenner, B.M., Rector, F.C. (Eds.): The Kidney, 2nd ed. Saunders, Philadelphia 1981, pp. 3–75

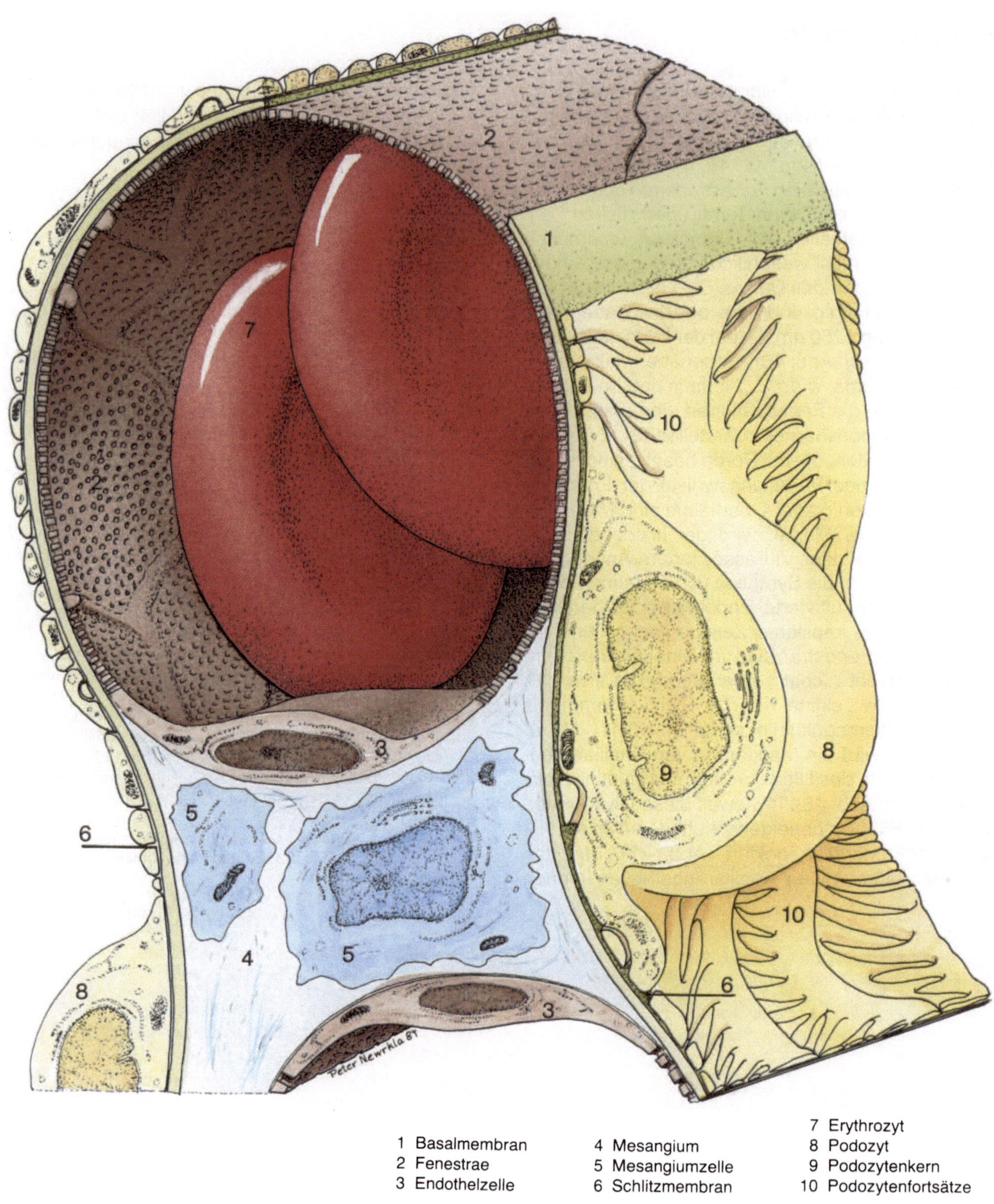

1 Basalmembran
2 Fenestrae
3 Endothelzelle
4 Mesangium
5 Mesangiumzelle
6 Schlitzmembran
7 Erythrozyt
8 Podozyt
9 Podozytenkern
10 Podozytenfortsätze

Abb. 44
Schema des feingeweblichen Aufbaus einer glomerulären Kapillarschlinge mit Fenestrierung des Endothels, Basalmembran, mesangialer Matrix, Mesangiumzellen und Podozyten.

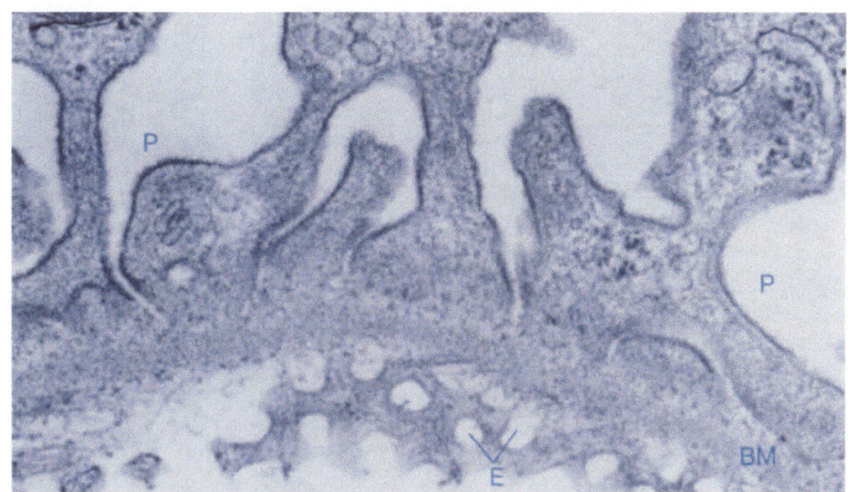

Abb. 45
Glomeruläre Kapillarwand der Ratte mit Endothelporen (Fenestrierung, E), Basalmembran (BM) und Epithel (P). Darstellung der Proteoglykane nach Perfusion mit Cuprolinic-Blau; Vergrößerung: × 48000 (nach Kühn, Hannover).

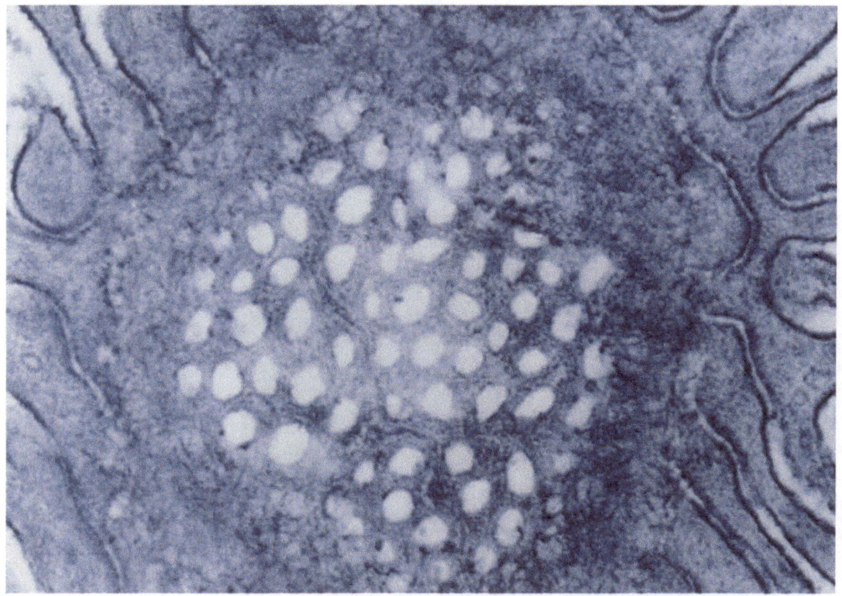

Abb. 46
Darstellung der glomerulären Kapillarwand mit Endothel, Basalmembran und Podozyten im Schrägschnitt. In der Bildmitte treffen mehrere endothelide Zellgrenzen aneinander. Der Durchmesser der Endothelporen liegt bei ca. 80 nm; Vergrößerung: × ca. 48000 (nach Kühn, Hannover).

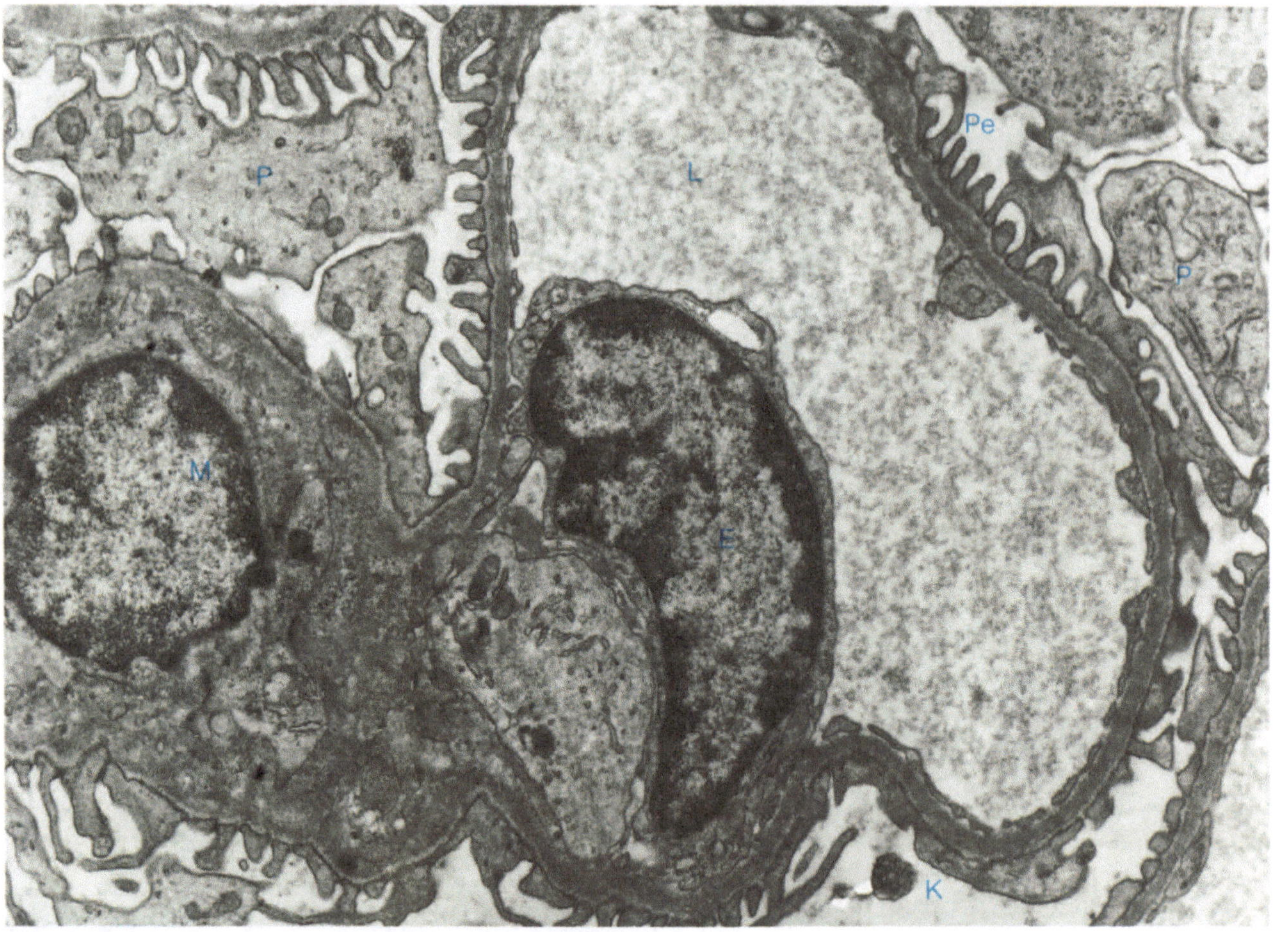

Abb. 47
Transmissionselektronenmikroskopie einer glomerulären Kapillarschlinge mit Darstellung von Peri-(Podo)-zyten (P), Endothelzelle (E), Kapillarlumen (L) und podozytären Fußfortsätzen (Pedikeln, Pe), K = Kapselraum, Vergrößerung: × ca. 8000 (nach Schneider, Frankfurt/M.)

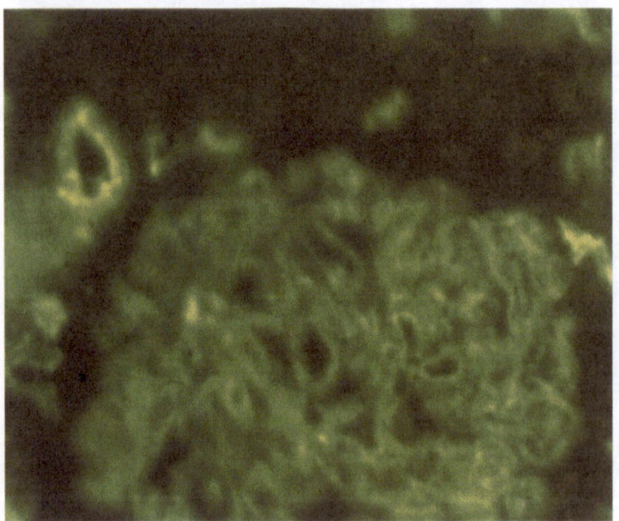

Abb. 48
Selektive histochemische Darstellung von Glycoproteinen glomerulärer Endothelzellen mit Hilfe eines FITC-markierten Lektins aus Ulex europeus. Vergrößerung: × 240.

5.3 Mesangium

Das Mesangium besteht aus einer eigenständigen Zellpopulation, den Mesangiumzellen (MZ), in der Matrix des Kompartiments zwischen Kapillarendothelien und glomerulärer Basalmembran (Abb. 49; [3, 17, 19, 28, 29, 40, 41]). Es handelt sich um den Typ Perizyten-ähnlicher Myofibroblasten, die sich entwicklungsgeschichtlich vom Mesenchym ableiten. Nach den Untersuchungen von Bernstein et al. sollen sie jedoch nicht von Zellen des nephrogenen Blastems abstammen, sondern eher vaskuläre Derivate sein.

In der späteren Fetal- bzw. in der Neugeborenenperiode noch diffus in der mesangialen Matrix verteilt, ordnen sich die MZ später zunehmend im zentralen Teil der Läppchenachse an [3, 19, 28].

Mesangialzellen gleichen in vieler Hinsicht einem Sondertyp der glatten Muskelzelle [1, 17, 25, 34]. Mit Hilfe der Immunzytochemie, insbesondere der Immunelektronenmikroskopie, konnten kontraktile Filamente im Zytosol nachgewiesen werden (Abb. 50). Mit Hilfe spezifischer Antikörper gelang dies für F-Aktin und Myosin [6, 28, 40].

Als weitere Strukturproteine sind bei Mesangiumzellen Fibronektin sowie die Biosynthese von Glykosaminoglykane und von Kollagenfibrillen des Typs IV beschrieben [13, 22, 33].

Glykoproteine des Mesangiums binden in unterschiedlichem Ausmaß Lektine, z.B. Concanavalin A, Weizenkeimagglutinin, Ricinus communis-Lektin und andere [5, 15].

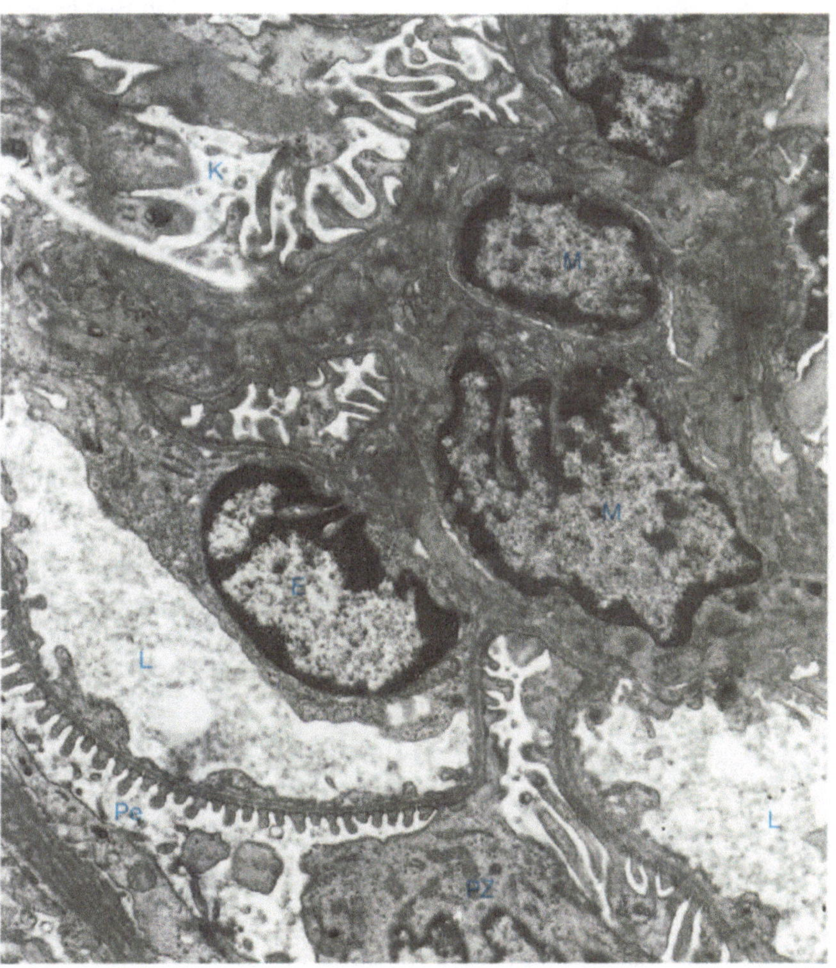

M Mesangiumzelle
E Endothel
L Kapillarlumen
K Kapselraum
PZ Podozyt
Pe Pedikel
Vergrößerung: × ca. 8000 (nach Schneider, Frankfurt/M.)

Abb. 49
Ultrastruktur eines Ausschnitts des Glomerulus mit Darstellung des Mesangiums.

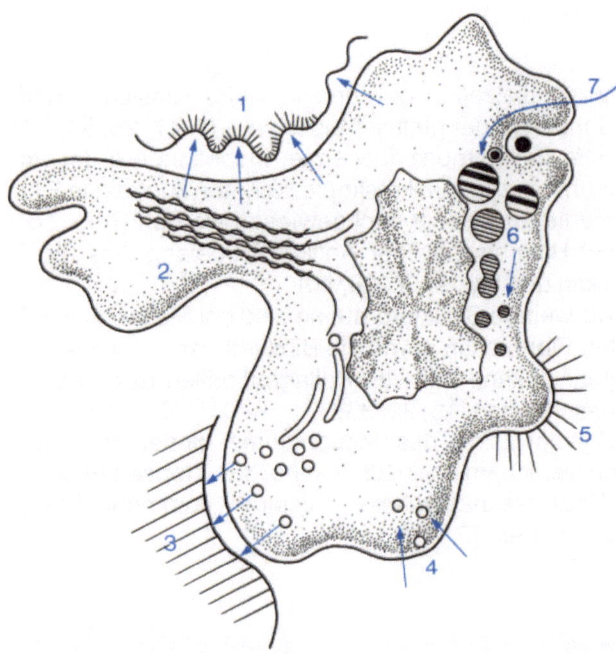

1 enzymatische Degradierung,
2 Kontraktilität (F-Aktion, Myosin, A II Rezeptor),
3 mesangiale Matrix (BM-Matrix),
4 Resorption,
5 Ia-Oberflächenantigene,
6 intrazellulärer Abbau,
7 Phagozytose.

Abb. 50
Schema funktioneller Charakteristika der Mesangiumzelle

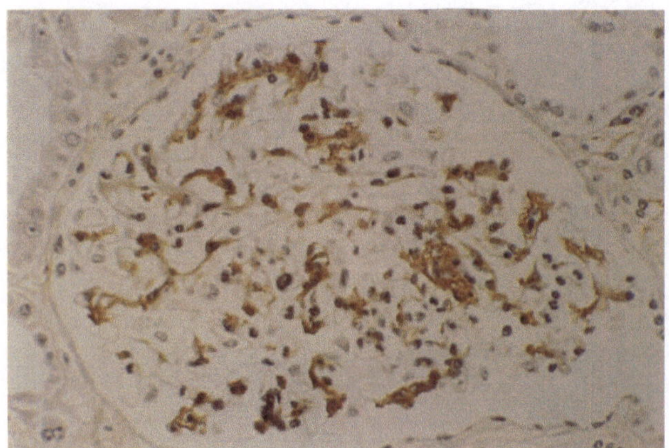

Abb. 51
Nachweis Faktor VIII-assoziierten Antigens im Mesangium der normalen Humanniere. POD-Technik. Vergr.: × 425 (nach Sinclair et al., Prahran, Victoria)

Die MZ selbst sind Faktor VIII-negativ, zeigen daher keine strukturchemische Beziehung zu Gefäßendothelien, ungeachtet möglicher funktioneller Interaktionen (siehe unten). Abweichend von diesen Untersuchungen [39–41] haben Sinclair und Bourne [37] im Mesangium der menschlichen Niere Faktor VIII-assoziiertes Antigen immunzytochemisch beschrieben (Abb. 51).

Die Kernsubstanz der MZ ist deutlich dichter als die der Podozyten und der Kapillarendothelien. An Organellen sind neben lysosomenähnlichen Membranstrukturen Golgizysternen sowie ein ribosomenhaltiges Ergastoplasma (endoplasmatisches Retikulum) nachweisbar.

MZ können sich amöboid verformen, d.h. sie vermögen zytoplasmatische Protrusionen und Pseudopodien auszubilden [3, 6, 14, 29, 40]. Die Zellen besitzen phagozytotische Eigenschaften, was unter physiologischen, pathologischen und experimentellen Bedingungen belegt ist [2, 6, 10, 14, 39, 43]. Es liegt nahe, daß die MZ eine glomerulusspezifische Variante kontraktiler Phagozyten darstellt; Sterzel vergleicht sie mit *Kapillarperizyten* [40]. Die Zellen sind in der Lage, z.B. Proteinaggregate, wie denaturiertes Albumin und Immunglobulin, Ferritin, kolloidales Eisen (Eisendextran) sowie kolloidale Kohlepartikel und Polyvinylalkohol via Endozytose zu inkorporieren (Abb. 52; [2, 10, 14, 20, 21, 26, 34, 45]). Ähnlich verhalten sich MZ gegenüber Immunkomplexen [6, 14, 16, 26].

Immunkomplexe können entweder über das Serum in das Glomerulum gelangen, wo sie sich, in Abhängigkeit von ihrer Größe und elektrostatischen Ladung, auf der subepithelialen oder endothelialen Seite niederschlagen, oder sie entstehen vor Ort [2, 4, 9, 27]. Während kleinere Immunkomplexe zur subepithelialen Seite der Basalmembran gelangen, werden die größeren bevorzugt vom Mesangium *phagozytiert* und metabolisiert [4, 16, 26, 27]. Es ist jedoch nicht endgültig geklärt, ob die Ingestion von Immunkomplexen ausschließlich durch MZ erfolgt, oder ob hierbei auch Gewebsmakrophagen bzw. in das Mesangium eingewanderte Blutmonozyten maßgeblich beteiligt sind [8, 39, 42, 44]; vermutlich sind beide Prozesse von Bedeutung.

Über die Barriere der amorphen Mesangialmatrix hinweg lassen sich gelegentlich enge strukturelle Beziehungen zwischen Mesangium und Endothelzellen nachweisen [8, 40]. Beide Zelltypen korrespondieren über pseudopodienähnliche Fortsätze und komplementäre endotheliale Invaginationen (myoendotheliale Assoziation).

Immunhistologisch ist an den Berührungsstellen zwischen Mesangium und Kapillarendothel vermehrt Fibronektin, ein adhäsives Glykoprotein, nachweisbar [22, 33].
Innerhalb der mesangialen Matrix liegen Zellen, die die „Blutgruppeneigenschaft" Ia aufweisen [35, 36, 41].
Oberflächendeterminanten vom Typ Ia sind Antigenprodukte des DR-Lokus, d.h. der mit solchen Genen assozierten Chromosomenabschnitte, die die Immunantwort zu regulieren vermögen (sog. IR-Gene). Inwieweit es sich bei den *Ia-positiven Zellen* des Mesangiums (Rattenniere) um einen Subtyp der originären MZ handelt oder um eine immunkompetente Zelle des Knochenmarks, die in die mesangiale Region eingewandert ist, ist noch offen [8, 40, 44].
Aus isolierten Glomeruli kultivierte MZ (sog. Typ II Zellen) wachsen mehrschichtig; sie zeigen auch in vitro Gemeinsamkeiten mit glatten Muskelzellen unter anderem durch Synthese kontraktiler Mikrofibrillen [1, 17, 25, 31, 43]. Weiterhin *sezernieren* sie extrazelluläre Matrixsubstanz, Fibronektin und Chondroitinsulfat (Hummanniere).
Mesangiale Zellkulturen sezernieren in das umgebende Kulturmedium eine Metalloprotease [23], deren pH-Optimum zwischen 7,2 und 7,8 liegt. Das inaktive Enzym vom Molekulargewichtsbereich 78–100000 Dalton kann durch Trypsin in die aktive

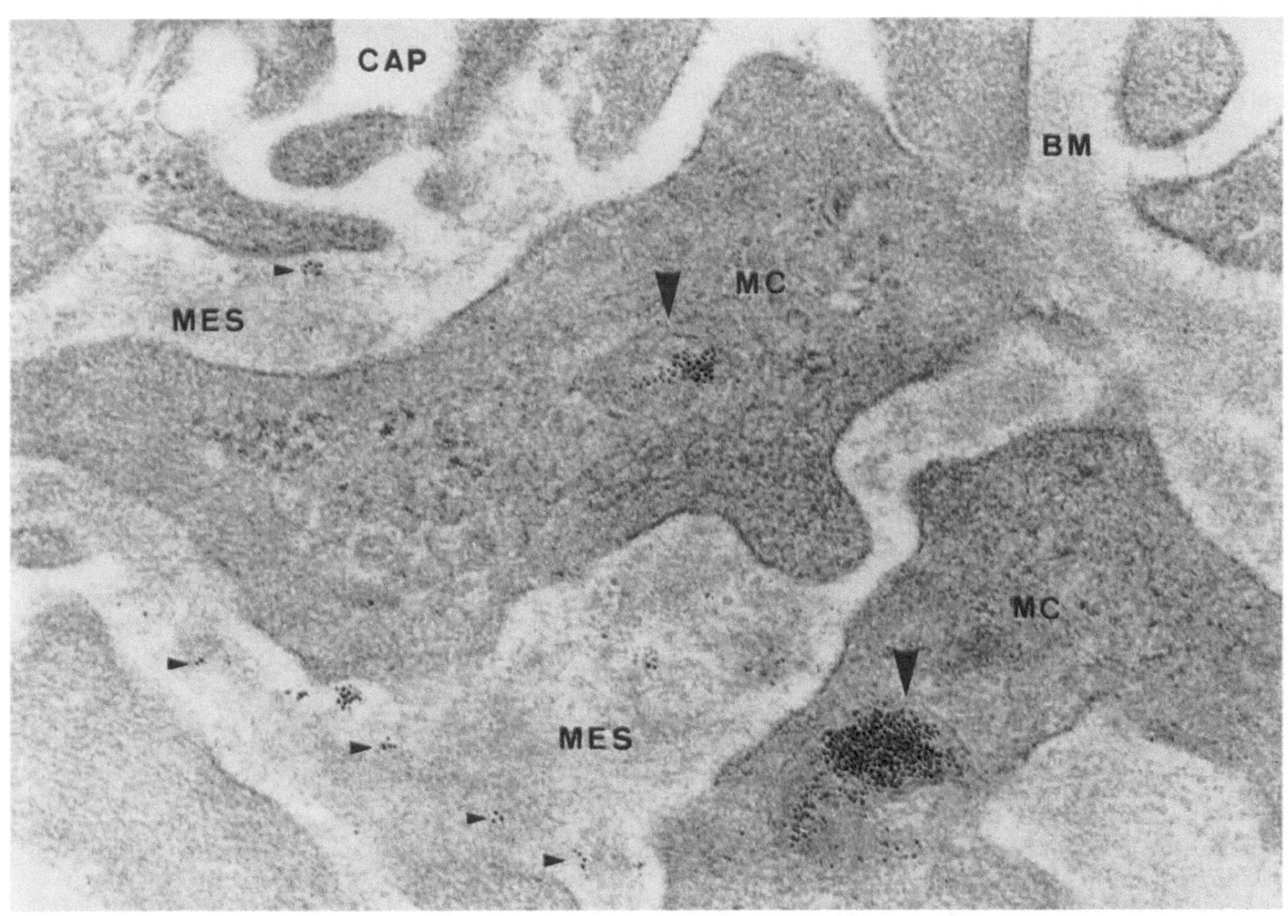

Abb. 52
Endozytotische Aktivität des Mesangiums: Intravenös appliziertes kationisches Ferritin wird über „Mesangium-Straßen" (MES) den mesangialen Zellen (MC) zugeführt, von diesen durch Endozytose inkorporiert und damit aus der Zirkulation entfernt (große Pfeile); kleine Pfeile = Ferritin im Mesangium (MES), CAP = Kapillarlumen, BM = Basalmembran; Transmissionselektronenmikroskopie, Vergrößerung: × 85000 (nach Rohrbach, Batsford, Vogt, Freiburg).

Form (MG 54000–58000 Daltons) übergeführt werden. Andere lysosomale Enzyme, wie etwa die saure Phosphatase oder beta-Glukuronidase, waren in den Kulturüberständen nicht nachweisbar. Die neutrale Proteinase aus Mesangienzellen vermag nach 48stündiger Einwirkung auf glomeruläre Basalmembranen hydroxyprolinhaltige Fragmente vom Typ IV-Kollagen abzuspalten. Das native Kollagen-IV-Trimer der Lamina densa (MG über 500000 Dalton) wird hierbei in kleinere Bruchstücke (MG 160000, 29000 (60%) und 5000 Dalton) solubilisiert.

Die Proteinase aus MZ soll das dynamische Gleichgewicht von Biosynthese und Degradierung der glomerulären Basalmembran aufrechterhalten helfen [23].

Kultivierte MZ setzen *mitogene Polypeptide* frei, deren wachstumssteigernder Effekt bisher nur an T-Lymphozyten untersucht wurde [24]. Unklar bleibt, ob diesem Wachstumsfaktor, der dem Interleukin 1 der Makrophagen sehr ähnlich ist, eine Bedeutung bei der Interaktion zwischen Mesangium und immunkompetenten Zellen in vivo zukommt.

Ein Teil des ortstypischen, internen Mesangiums emigriert im Bereich des Gefäßpols, begünstigt durch eine lokale Diskontinuität der Matrix (extraglomeruläres, „externes" Mesangium). Dort kommuniziert es mit den myoepithelialen Zellen der Vasa afferentia und efferentia sowie mit Zellen der Macula densa [6, 28, 29, 40].

Möglicherweise modulieren kontraktile MZ den Tonus der Arteriola afferens und efferens. MZ besitzen Rezeptoren für Angiotensin, Adiuretin, Prostaglandine und andere Hormone bzw. vasoaktive Substanzen [1, 12, 18, 25, 32]. Unter deren Einfluß verkürzen sich relaxierte Mesangiumzellen in vitro.

Die Zellen können selbst Prostaglandin PGE_2, PGF_2 und Thromboxan synthetisieren; ein Subtyp bildet wahrscheinlich auch Renin [17, 43]. Es ist denkbar, daß MZ Stellglieder in der Regulation der renalen Hämodynamik sind (Kap. 8).

Literatur

[1] Ausiello, D.A., Kreisberg, J.I., Roy, C., Karnovsky, M.J.: Contraction of cultured rat glomerular mesangial cells after stimulation with angiotensin II and arginine vasopressin. J. Clin. Invest. 65, 754–60 (1980)

[2] Batsford, S.R., Weghaupt, R., Takamiya, H., Vogt, A.: Studies on the mesangial handling of protein antigens: influence of size, charge and biologic activity: Nephron 41, 146–151 (1985)

[3] Bohle, A., Herfarth, C.: Zur Frage eines intercapillären Bindegewebes im Glomerulum der Niere des Menschen. Virchows Arch. (path. Anat.) 331, 573–90 (1958)

[4] Border, W.A., Kamil, E.S., Ward, H.J., Cohen, A.H.: Antigenic charge as a determinant of immune complex localization in the rat glomerulus. Lab. Invest. 40, 442–49 (1981)

[5] Bretton, R., Bariety, J.: A comparative ultrastructural localization of Concanavalin A, wheat germ and ricinus communis on glomeruli of normal rat kidney. J. Histochem. Cytochem. 24, 1093–1100 (1976)

[6] Burkholder, P.M.: Functions and pathophysiology of the glomerular mesangium. Lab. Invest. 46, 239 (1982)

[7] Caldicott, W.J.H., Taub, K.J., Margulies, S.S., Hollenberg, N.K.: Angiotensin receptors in glomeruli differ from those in renal arterioles. Kidney int. 19, 687–93 (1981)

[8] Camazine, S.M., Ryan, G.B., Unanue, E.R., Karnovsky, M.J.: Isolation of phagocytic cells from the rat renal glomerulus. Lab. Invest. 35, 315–26 (1976)

[9] Couser, W.G., Salant, D.J.: In situ immune complex formation and glomerular injury. Kidney int. 17, 1 (1980)

[10] Dubois, C.H., Goffinet, G., Foidart, J.B., Dechenne, C.A, Foidart, J.M., Mahieu, P.R.: Evidence for a particular binding capacity of rat peritoneal macrophages to rat glomerular mesangial cells in vitro. Europ. J. Clin. Invest. 12, 239–46 (1982)

[11] Elema, J.D., Hoyer, J., Vernier, R.L.: The glomerular mesangium: Uptake and transport of intravenously injected colloidal carbon in the rat. Kidney int. 9, 395–406 (1976)

[12] Foidart, J., Sraer, J., Delarue, F., Mahieu, P., Ardaillou, R.: Evidence for mesangial glomerular receptors for angiotensin II linked to mesangial cell contractility. FEBS Letters 121, 333–39 (1980)

[13] Foidart, J.B., Pirard, Y.S., Winand, R.J., Mathieu, P.R.: Tissue culture of normal rat glomeruli. Glycosaminoglycan biosynthesis by homogeneous epithelial and mesangial cell population. Renal Physiol. 3, 169–73 (1980)

[14] Grond, J., Elema, J.D.: Glomerular mesangium; analysis of the increased activity observed in experimental acute aminonucleoside nephrosis in the rat: Lab. Invest. 45, 400–409 (1981)

[15] Holthöfer, H., Virtanen, I., Petterson, E., Törnroth, T., Alfthan, O., Linder, E., Miettinen, A.: Lectins as fluorescence microscopic markers for saccharides in the human kidney. Lab. Invest. 45, 391–99 (1981)

[16] Keane, W.F., Raji, L.: Determinants of glomerular mesangial localization of immune complexes; role of endothelial fenestrae. Lab. Invest. 45, 366–71 (1981)

[17] Kreisberg, J.I., Karnowski, M.J.: Glomerular cells in culture. Kidney int. 23, 439–47 (1983)

[18] Kreisberg, J.I.: Insulin requirement for contraction of cultured rat glomerular mesangial cells in response to angiotensin II (A II): A possible role for insulin in modulating glomerular hemodynamics. Proc. nat. Acad. Sci. USA 79, 4190–4192 (1982)

[19] Latta, H., Maunsbach, A.B., Maddden, S.C.: The centrilobular region of the renal glomerulus studied by electron microscopy. J. Ultrastruct. Res. 4, 455–72 (1960)

[20] Lee, S., Vernier, R.L.: Immunoelectron microscopy of the glomerular mesangial uptake and transport of aggregated human albumin in the mouse. Lab. Invest. 42, 44–58 (1980)

[21] Leiper, J.M., Thomson, D., MacDonald, M.K.: Uptake and transport of Imposil by the glomerular mesangium in the mouse. Lab. Invest. 37, 526–33 (1977)

[22] Linder, E., Miettinen, A., Törnroth, T.: Fibronectin as a marker for the glomerular mesangium in immunohistology of kidney biopsies. Lab. Invest. 42, 70 (1980)

[23] Lovett, D.H., Sterzel, R.B., Kashgarian, M., Ryan, J.L.: Neutral proteinase activity produced in vitro by cells of the glomerular mesangium. Kidney int. 23, 342–49 (1983)

[24] Lovett, D.H., Ryan, J.L., Sterzel, R.B.: A thymocyte activating factor derived from glomerular mesangial cells: J. Immunol. 130, 1796–1801 (1983)

[25] Mahieu, P.R., Foidart, J.B., Dubois, C.H., Dechenne, C.A., De Heneffe, J.: Tissue culture of normal rat glomeruli: Contractile activity of the cultured mesangial cells. Invest. Cell. Path. 3, 121–28 (1980)

[26] Mancilla-Jimenez, R., Bellon, B., Kuhn, J., Belair, M.F., Rouchon, M., Druet, P., Bariety, J.: Phagocytosis of heat-aggregated immunoglobulins by mesangial cells. An immunoperoxidase and acid phosphatase study. Lab. Invest. 46, 243–53 (1982)

[27] McClusky, R.T.: Modification of glomerular immune complex deposits. Lab. Invest. 48, 241–244 (1983)

[28] Michael, A.F., Keane, W.F., Rau, L., Vernier, R.L., Mauer, S.M.: The glomerular mesangium. Kidney int. 17, 141–54 (1980)

[29] Michael, A.F., Shvil, Y.: Glomerular Mesangium: Introductory Remarks. In: Immune Mechanisms in Renal Disease (eds) Cummings, N.B., Michael, A.F., Wilson, C.B. 129–140, Plenum Medical Book Company New York, London (1983)

[30] Michielsen, P., Creemers, F.: The structure and function of the glomerular mesangium. In: Dalton, A.J., Haguenau, F. (Eds.): Ultrastructure in Biological Systems. Academic Press, New York 1967, vol. 2, pp. 57–72

[31] Nörgaard, J.O.R.: Cellular outgrowth from isolated glomeruli; origin and characterization. Lab. Invest. 48, 536–42 (1983)

[32] Osborne, M.J., Droz, B., Meyer, P., Morel, F.: Angiotensin II: Renal localization in glomerular mesangial cells by autoradiography. Kidney int. 8, 245–54 (1975)

[33] Roll, F.S., Madri, J.A., Albert, J., Furthmayr, H.: Codistribution of collagen types IV and AB2 in basement membranes and mesangium of the kidney. An immunoferritin study of ultrathin frozen sections. J. Cell Biol. 85, 592–616 (1980)

[34] Scheinman J.I., Fish, A.J., Brown, D.M., Michael, A.J.: Human glomerular smooth muscle (mesangial) cells in culture. Lab. Invest. 34, 150–58 (1976)

[35] Schreiner, G.F., Cotran, R.S.: Localization of an Ia-bearing glomerular cell in the mesangium. J. Cell Biol. 94, 483–88 (1982)

[36] Schreiner, G.F., Kiely, J.-M., Cotran, R.S., Unanue, E.R.: Characterization of resident glomerular cells in the rat expressing Ia-determinants and manifesting genetically restricted interactions with lymphocytes. J. Clin. Invest. 68, 920–31 (1981)

[37] Sinclair, Bourne, Lancet I, 1448 (1983)

[38] Sraer, J., Foidart, J., Chansel, D., Mahieu, P., Kouznetzova, B., Ardaillou, R.: Prostaglandin synthesis by mesangial and epithelial glomerular cultured cells. FEBS Letters 104, 420–24 (1979)

[39] Sterzel, R.B., Ehrich, J.H.H., Lucia, H., Thomson, D., Kashgarian, M.: Mesangial disposal of glomerular immune deposits in acute malarial glomerulonephritis. Lab. Invest. 46, 209–14 (1982)

[40] Sterzel, R.B., Lovett, D.H., Stein, H.D., Kashgarian, M.: The mesangium and glomerulonephritis. Klin. Wschr. 60, 1077–94 (1982)

[41] Sterzel, R.B., Perfetto, M., Biemesderfer, D., Kashgarian, M.: Disposal of ferritin in the glomerular mesangium of the rat. Kidney int. 23, 480–88 (1983)

[42] Striker, G.E., Killen, P.D., Farin, F.M., Werny, I., Mannik, M.: Mesangial matrix and inflammatory cells. Proc. 8th Int. Congr. Nephrol., S., Karger A.G., Basel, 1981, pp. 879–87

[43] Striker, G.E., Striker, L.J.: Biology of disease: glomerular cell culture Lab. Invest. 53, 122–131 (1985)

[44] Striker, G.E., Mannik, M., Tung, M.Y.: Role of marrow-derived monocytes and mesangial cells in removal of immune complexes from renal glomeruli. J. Exp. Med. 149, 127–36 (1979)

[45] Takamiya, H., Batsford, S., Kluthe, R., Vogt, A.: Comparison of the handling of ferritin and ferritinprotein conjugates by the glomerular mesangium. Lab. Invest. 40, 18–24 (1979)

5.4 Glomeruläre Basalmembran

Die glomeruläre Basalmembran (GBM) stellt eine interzelluläre, lamelläre, weitgehend amorphe Matrixsubstanz dar [3, 10, 30, 36]. Sie umgibt kontinuierlich den glomerulären Gefäßknäuel. Nach innen wird sie von den Kapillarendothelien und deren Poren (Diaphragmen) begrenzt, außen liegen ihr die Podozyten mit den Fußfortsätzen an. Dazwischen breitet sich die mesangiale Matrix mit den Mesangiumzellen aus (Abb. 47, 49). An der Synthese der BM sind vermutlich sowohl Perizyten wie Gefäßendothelien, wahrscheinlich auch Mesangiumzellen beteiligt, was über Tritium-markiertes Prolin in Zellkulturen nachgewiesen werden konnte [8, 10, 17, 30].

Die Vorläufer der BM-Bestandteile, u.a. Kollagen und nichtkollagenes Glykoprotein, werden im rauhen endoplasmatischen Retikulum und im Golgiapparat gebildet. Die Moleküle verlassen die Zellmembran und werden extrazellulär komplettiert (Abb. 55; Lit. [12, 13]). Ultrastrukturell zeigt sich eine typische *Dreischichtung* der GBM in Lamina rara interna, Lamina rara externa und Lamina densa (Abb. 54).

Die BM ist unter Routinebedingungen gut mit dem PAS-Reagens, über Silberimprägnierung oder mit Alcianblau färbbar. Immunfluoreszenzmikroskopisch kann sie über FITC-markierte Autoantikörper, wie sie z.B. bei Patienten mit Antibasalmembrannephritis auftreten können, dargestellt werden. Da sich hierbei charakteristischerweise die tubulären BM nicht anfärben, kann hieraus auf eine immunchemische Heterogenität zwischen glomerulärer und tubulärer BM geschlossen werden (Abb. 53; [15]).

Je nach Darstellungsverfahren schwankt die Dicke der GBM zwischen 300 und 500 nm. Physikochemisch zeigt die BM einen komplizierten supramolekularen Aufbau [3, 20, 25, 37]. Als sogenannte *Multikomponentenstruktur* besteht sie aus einem kollagenen Anteil, nichtkollagenen Glykoproteinen und Glykosaminoglykanen als Proteoglykane [2, 6, 11, 19, 21].

Der *Kollagenanteil*, der etwa 60% ausmacht, zeigt erhebliche Unterschiede im Vergleich zum Kollagenprotein des interstitiellen Bindegewebes [7, 31, 32]. Die Kollagenkomponente der GBM wird durch das sogenannte Typ IV-Kollagen repräsentiert, das ultratopochemisch aus drei identischen alpha-I-Ketten mit hohem Anteil an Hydroxyprolin, Glyzin und Hydroxilysin besteht. Charakteristisch ist, daß Typ IV-Kollagen offenbar keine fibrillären Strukturen ausbildet. Dies kann das weitgehend amorphe Aussehen im elektronenmikroskopischen Bild begründen. Die makromolekulare Organisationsform von Typ IV-Kollagen ist nicht genau bekannt. Es gibt jedoch mehrere Modellvorstellungen. Timpl et al. sowie Foellmer et al. und Madri et al. gehen von einer *Multidomänenstruktur* der repetierenden Grundeinheit (4 Domänen) aus, wobei jeweils vier ca. 356 nm lange

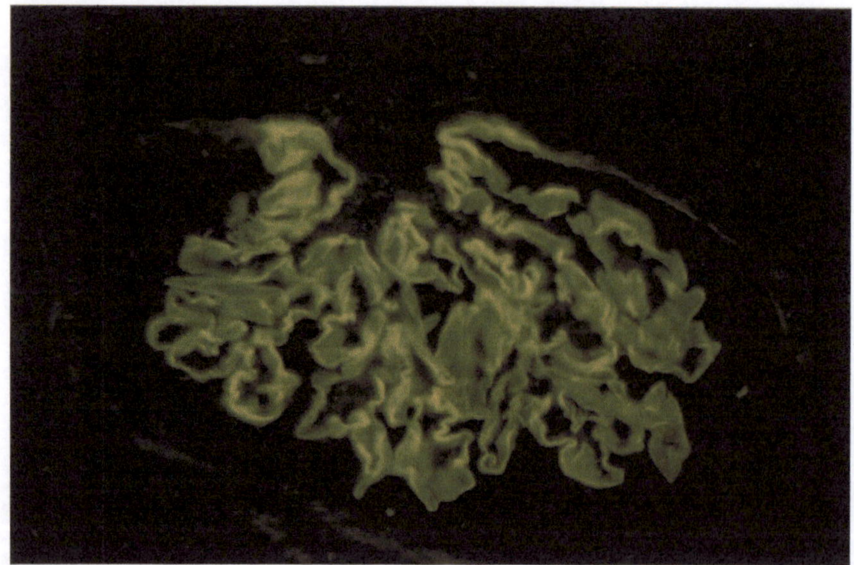

Abb. 53
Immunfluoreszenzmikroskopische Darstellung glomerulärer Basalmembran-Antigene mit Hilfe eines polyklonalen Autoantikörpers (Sandwich-Technik, FITC-markierter 2. Antikörper). Vergrößerung: × ca. 240.

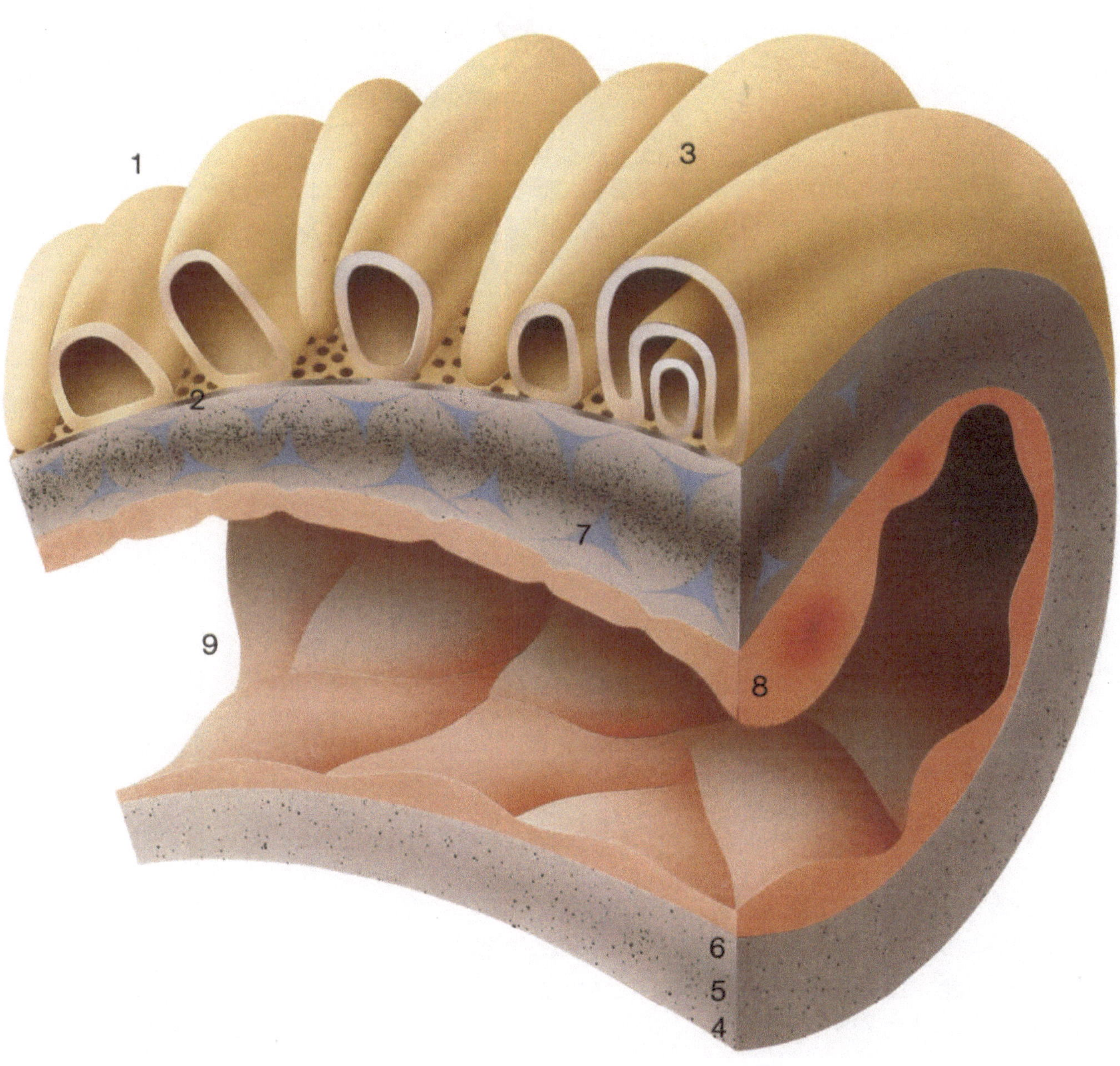

1 Bowmanscher Kapselraum
2 Diaphragma (Schlitzmembran)
3 Pedikel der Podozyten
4 Lamina rara externa
5 Lamina densa
6 Lamina rara interna
7 anionische Ladungsverteilung (schematisch)
8 Endothel
9 Kapillarlumen

Abb. 54
Schematischer Aufbau der Basalmembran mit Lamina densa und rara sowie der Verteilung fixer anionischer Ladungsträger. Die Architektur der anionischen Ladungen in der Membran ergibt sich aus Markierungsversuchen mit Hilfe von Tracern unterschiedlichen isoelektrischen Punktes (modifiziert nach Farquhar und Kanwar 1983).

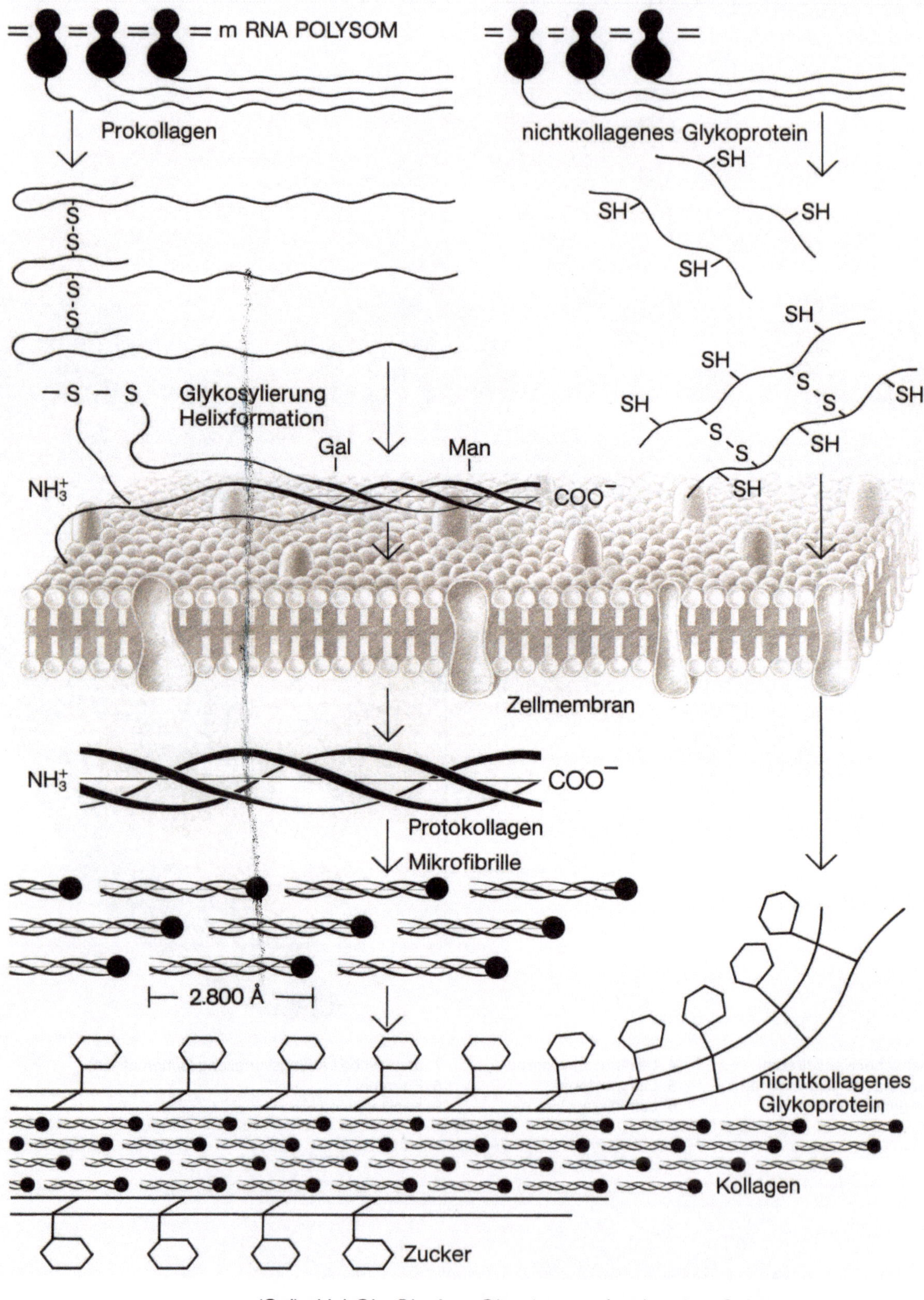

-$(Gal)_n$-Hyl-Gly-Glu-Asp-Gly immundominante Gruppe

Abb. 55
Intrazelluläre Biosynthese von Kollagen, dessen Vorstufen und nichtkollagenem Glykoprotein. Ausschleusung durch die Zellmembran und Assoziation zu komplexen Makromolekülen (modifiziert nach Kefalides).

Abb. 56
Kollagenfibrille aus dem Gesamthomogenat einer Humanniere nach Negativkontrastierung mit Phosphorwolframsäure. Das bandförmige Muster entsteht durch die überlappende Anordnung repetierender Tropokollagenmoleküle, die parallel zur Längsachse der Fibrille orientiert sind, ihre Enden sind gegeneinander versetzt, was optisch die Periodik der Querstreifung bedingt. Primärvergrößerung: × 100000

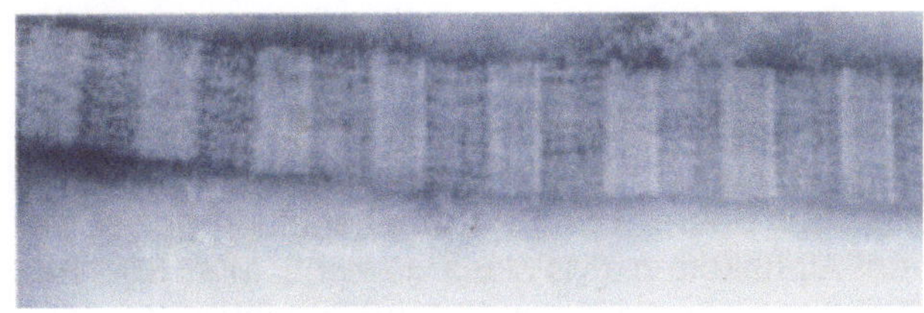

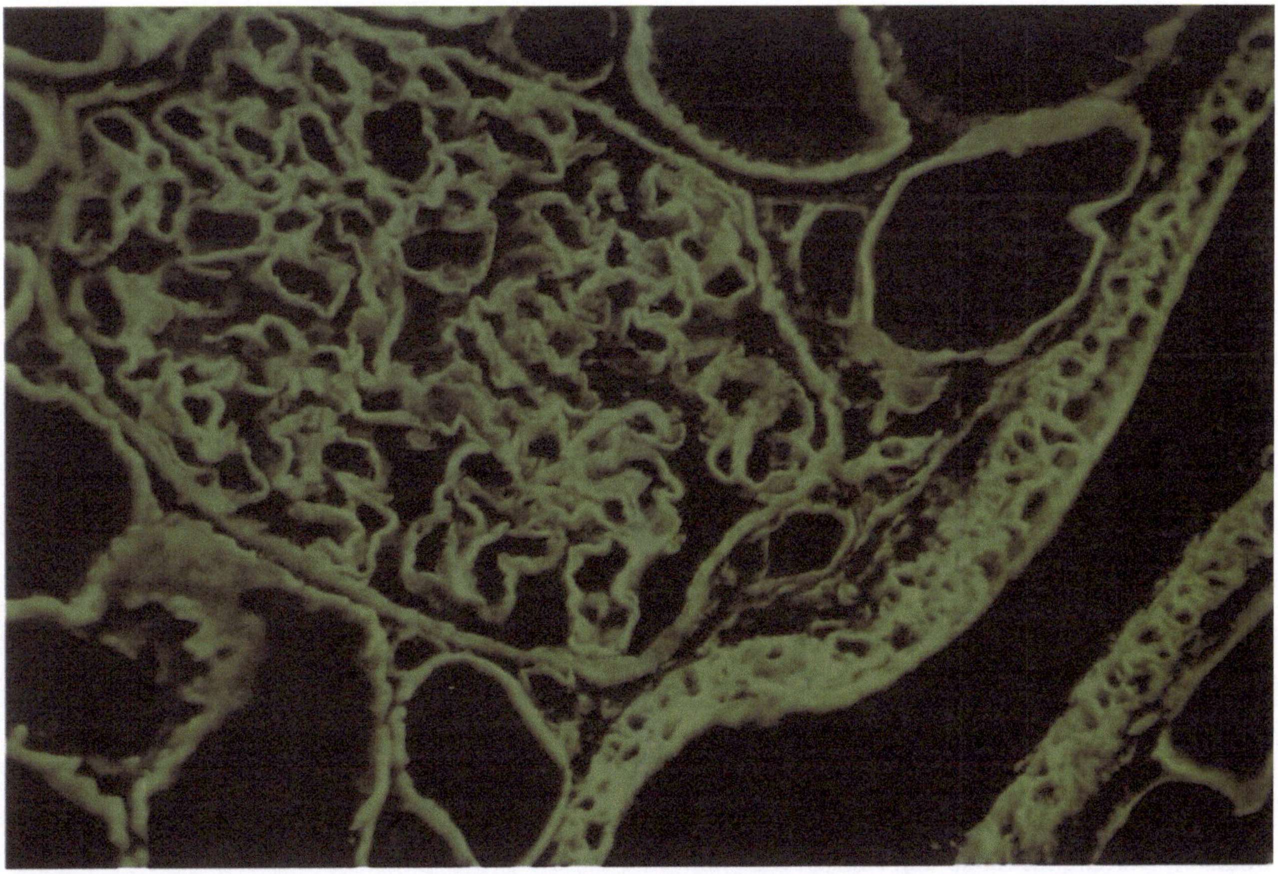

Abb. 57
Immunfluoreszenzmikroskopische Darstellung von Laminin, einem nicht-kollagenen Glykoprotein der glomerulären und tubulären Basalmembran mit Hilfe eines spezifischen anti-Laminin-Antikörpers; sandwich-Technik, FITC-markierter zweiter Antikörper. Vergrößerung: × ca. 280 (nach Timpl, München, und Wick, Innsbruck).

Stränge über ein stabförmiges Kollagenase-stabiles 7 S-Kollagenmolekül symmetrisch verbunden sind; diese Einheit ist ihrerseits wieder über das globuläre sogenannte NCI-Segment quervernetzt [7, 20, 33]. Die über Säure- und Pepsinbehandlung gewonnenen Alphaketten (Molekulargewicht, MG, 95–140 kD) bilden eine diskontinuierliche Tripelhelix [13, 32]. Aus säureextrahiertem Typ IV-Kollagen konnte nach Kollagenasebehandlung eine weitere *globuläre* Domäne, die aus zwei Untereinheiten von MG 25 und 50 kD besteht, isoliert werden.
Bei der Charakterisierung von Typ IV-Kollagen, sowohl auf lichtmikroskopischem als auch auf ultrastrukturellem Niveau, war die Markierung mit Hilfe spezifischer polyklonaler sowie monoklonaler Antikörper hilfreich [5, 7, 32].
Typ IV-Kollagen kommt außer in der Niere nur noch in der BM der Lunge und Plazenta vor ([7, 20, 31]; Abb. 56). In der Niere färben sich die Bowmansche Kapsel, die Kapillaren, die tubuläre BM und interstitielle vaskuläre Strukturen mit FITC-Antikörpern gegen Typ IV-Kollagen.
Aus der Markierung mit Lektinen wird geschlossen, daß die GBM verschiedene Zucker, d.h. Glykoproteine enthält (Abb. 55). Makromolekulare sogenannte *nicht-kollagene Glykoproteine* sind Hauptkomponenten der BM-Matrix. Diese liegen in nichthelikaler Form vor und sind dem BM-Kollagen angelagert. Es handelt sich im wesentlichen um Laminin [27, 34], Fibronektin [4, 22] und Entaktin [2] sowie *Heparansulfat Proteoglykan*, sulfatierte und andere, z.B. Chondroitinsulfat bzw. Dermatansulfat enthaltende Glykosaminoglykane [2, 6, 8, 11, 19, 21].
Nach Untersuchungen von Kefalides erfolgt die Assoziation zwischen Kollagen und nichtkollagenem Glykoprotein im Extrazellulärraum und zwar nach intrazellulärer Modifikation der Moleküle (nach Translation). Hierzu müssen beide BM-Komponenten die Zellmembran passieren [11, 12].
Das hochmolekulare, nichtkollagene *Laminin* stellt ein Hauptglykoprotein der GBM dar (Abb. 57; [34, 35]. Es ist ein universeller Bestandteil auch anderer BM. Laminin besteht aus mindestens zwei Polypeptidketten (MG 220 und 440 kD), die über Disulfidbrükken miteinander verbunden sind. Das Gesamt-MG von Laminin soll um 950 kD liegen [34].
Ultrastrukturell stellt sich Laminin als Molekül mit kreuzförmiger Grundstruktur dar. Ähnlich wie Fibronektin und Entaktin spielt es aufgrund seiner Adhäsivität eine Rolle bei der Interaktion der BM mit anderen Zelloberflächen [19–22, 35].
Im Gegensatz zu Typ IV-Kollagen, das auf die Lamina densa beschränkt ist, sind die nichtkollagenen Glykoproteine offenbar überwiegend im Bereich der Lamina rara interna und externa lokalisiert.
Laminin, das wahrscheinlich in enger Assoziation mit Fibronektin und Heparansulfat Proteoglykan vorkommt [19, 21, 35], ist an der Morphogenese der Niere beteiligt [1, 5] und das erste extrazelluläre Matrixprotein in der Embryonalentwicklung. Es gibt Hinweise, daß Laminin ein potentielles Autoantigen darstellt [18]. Dies kann die Nephrotoxizität bestimmter „BM-Antigene" erklären helfen [9, 26].
Die *immundominante* Gruppe der GBM liegt nicht im Kollagen, sondern im nichtkollagenen Glykoproteinanteil (Abb. 55).
Der Stoffwechselumsatz der GBM ist nicht genau bekannt. Die Halbwertszeit beträgt wahrscheinlich mehrere Wochen bis Monate [13, 14, 23, 36].
Die chemische Zusammensetzung der BM ist altersabhängig; der Gehalt an 3-OH-Prolin und OH-Lysin sowie der an freier Galaktose nimmt mit steigendem Alter zu, während der Hydroxylisierungsgrad von Lysin der BM abnimmt [15].

Literatur

[1] Avner, E.D., Jaffee, R., Temple, T., Ellis, D., Chung, A.E.: Development of renal basement membrane glycoproteins in metanephric organ culture. Lab. Invest. 48, 263–68 (1983)

[2] Brender, B.L., Jaffee, R., Carlin, B., Chung, A.E.: Immunolocalization of entactin, a sulfated basement membrane component, in rodent tissues, and comparison with GP-2 (laminin). Amer. J. Path. 103, 419–26 (1981)

[3] Cohen, M., Surma, M.: Renal glomerular basement membrane. Biol. Chem. 255, 167–70 (1980)

[4] Courtoy, P.J., Kanwar, Y.S., Hynes, R.O., Farquhar, M.G.: Fibronectin localization in the rat glomerulus. J. Cell Biol. 87, 691–96 (1980)

[5] Ekblom, P., Alitalo, K., Vaheri, A., Timpl, R., Saxen, L.: Induction of a basement membrane glycoprotein in embryonic kidney: possible role of laminin in morphogenesis. Proc. nat. Acad. Sci. (USA), 77, 485–89 (1980)

[6] Farquhar, M.G., Kanwar, Y.S.: Functional Organization of the Glomerulus: Presence of Glycosaminoglycans (Proteoglycans) in the Glomerular Basement Membrane. In: Cummings, N.B., Michael, A.F., Wilson, C.B. (Eds.): Immune Mechanisms in Renal Disease. Plenum Medical Book Comp., New York, London 1983, pp.. 1–36

[7] Foellmer, H.G., Madri, J.A., Furthmayer, H.: Methods in laboratory investigation: Monoclonal antibodies to type IV collagen: probes for the study of structure and function of basement membranes. Lab. Invest. 48, 639–49 (1983)

[8] Foidart, J.M., Foidart, J.B., Mahieu, P.R.: Synthesis of collagen and fibronectin by glomerular cells in culture. Renal Physiol. 3, 183–92 (1980)

[9] Greenspon, S.A., Krakower, C.A.: Localization of the nephrotoxic antigen within isolated renal glomeruli. Arch. Path. Lab. Med. 51, 629–39 (1951)

[10] Hjelle, J.T., Carlson, E.C., Brendel, K., Meezan, E.: Biosynthesis of basement membrane matrix by isolated rat renal glomeruli. Kidney int. 15, 20-32 (1979)

[11] Kanwar, Y.S., Farquhar, M.G.: Isolation of glycosaminoglycans (Heparan sulfate) from glomerular basement membranes. Proc. Nat. Acad. Sci. (USA), 76, 4493–4497 (1979).

[12] Kefalides, N.A. (Ed.): Chemistry and metabolism of basement membranes. A composition and structure. In: Biology and Chemistry of Basement Membrane. Academic. Press, New York 1978, pp. 215–28

[13] Kefalides, N., Alper, R., Clark, C.: Biochemistry and metabolism of basement membranes. Int. Rev. Cytol. 61, 167–228 (1979)

[14] Kurtz, S.M., Feldmann, I.D.: Experimental studies on the formation of the glomerular basement membrane. J. Ultrastruct. Res. 6, 19–27 (1962)

[15] Langeveld, J.P.M., Veerkamp, J.H., Monnens, L.A.H.: Chemical characterization of glomerular and tubular basement membranes of men of different ages. Proc. 5th Int. Symp. Glycoconjugates. Thieme, Stuttgart 1979, pp. 578–79

[16] Lubec, G., Hudson, B.G.: Glomerular basement membrane. John Libbey, London–Paris (1985)

[17] Macarak, E., Howard, B., Kirby, E., Kefalides, N.: Biosynthesis of basement membrane collagen by cultured endothelial cells. Front. Matrix. Biol. 7, 27–36 (1979)

[18] Mackel, A.M., DeLustro, F., DeLustro, B., Fundenberg, H.H., LeRoy, E.C. Connect. Tiss. Res. 10, 333–43 (1982)

[19] Madri, J.A., Roll, F.J., Furthmayr, H., Foidart, J.M.: Ultrastructural localization of fibronectin and laminin in the basement membranes of the murine kidney. J. Cell Biol. 86, 682–87 (1980)

[20] Madri, J.A., Foellmer, H.G., Furthmayr: Ultrastructural morphology and domain structure of an unique collagenous component of basement membranes. Biochemistry 22, 2797–2304 (1983)

[21] Oberley, T.D., Mosher, D.F., Mills, M.D.: Localization of fibronectin within the rat glomerulus and its production by cultured glomerular cells. Amer. J. Pathol. 96, 651–58 (1979)

[22] Pettersson, E.E., Colvin, R.B.: Cold-insoluble globulin (Fibronectin, LETS protein) in normal and diseased human glomeruli: Clin. Immunol. Immunopath. 11, 425–36 (1978)

[23] Price, R.G., Spiro, R.G.: Studies on the metabolism of the renal glomerular basement membrane. J. Biol. Chem. 252, 8597–8602 (1977)

[24] Sakai, L.Y., Engvall, E., Hollister, D.W., Burgeson, R.E.: Production and characterization of a monoclonal antibody to human type IV collagen Amer. J. Path. 8, 310 (1982)

[25] Sato, T., Spiro, R.G.: Studies on the subunit composition of renal glomerular basement membrane. J. Biol. Chem. 251, 4062–70 (1976)

[26] Scheinman, J.I., Fish, A.J., Matas, A.J., Michael, A.F.: The immunohistopathology of glomerular antigens. II. The glomerular basement membrane, actomyosin and fibroblast surface antigens in normal, diseased and transplanted human kidney. Amer. J. Path. 90, 71–84 (1978)

[27] Scheinman, J.I., Foidart, J.M., Gelron-Robey, P., Fish, A.J., Michael, A.F.: The immunohistology of glomerular antigens. IV. Laminin, a defined noncollagen basement membrane glycoprotein. Clin. Immunol. Immunpath. 15, 175–89 (1980)

[28] Scheinman, J.I., Foidart, J.M., Michael, A.F.: The immunohistology of glomerular antigens. V. The collagenous antigens of the glomerulus. Lab. Invest. 43, 373–81 (1980)

[29] Spiro, R.G.: Studies on the renal glomerular basement membrane. Preparation and chemical composition. J. Biol. Chem. 242, 1915 (1967)

[30] Striker, G.E., Smuckler, E.A.: An ultrastructural study of glomerular basement membrane synthesis. Amer. J. Path. 58, 531–55 (1970)

[31] Timpl, R., Bruckner, P., Martin, G.R.: Basement membrane collagen. In: Biochemical Nephrology. Curr. Probl. Clin, Biochem. 8, 20–28 (1978)

[32] Timpl, R., Oberbäumer, I., Furthmayr, H., Kuehn, K.: Macromolecular organization of type IV collagen. In: Kuehn, K., Schoene, H., Timpl, R. (Eds.) New Trends in Basement Membrane Research. Raven Press, New York pp 57–67 (1982)

[33] Timpl, R., Wiedemann, H., van Delden, V., Furthmayr, H., Kuehn, K.: A network model for the organization of type IV collagen molecules in basement membranes. Europ. J. Biochem. 120, 203 (1981)

[34] Timpl, R., Rohde, H., Robey, P.G., Rennard, S.I., Foidart, J.M., Martin, G.R.: Laminin – a glycoprotein from basement membranes. J. Biol. Chem. 254, 9933–9937 (1979)

[35] Timpl, R., Engel, J., Martin, G.R.: Laminin – a multifunctional protein of basement membranes. Trends Biochem. Sci. 8, 207–09 (1983)

[36] Walker, F.: The origin, turnover and removal of glomerular basement membrane. J. Pathol. 110, 233–44 (1973)

[37] Williams, I.F., Harwood, R., Grant, M.E.: Triple helix formation and disulfide bonding during the biosynthesis of glomerular basement membrane collagen. Biochem. biophys. Res. Commun. 70, 200–06 (1976)

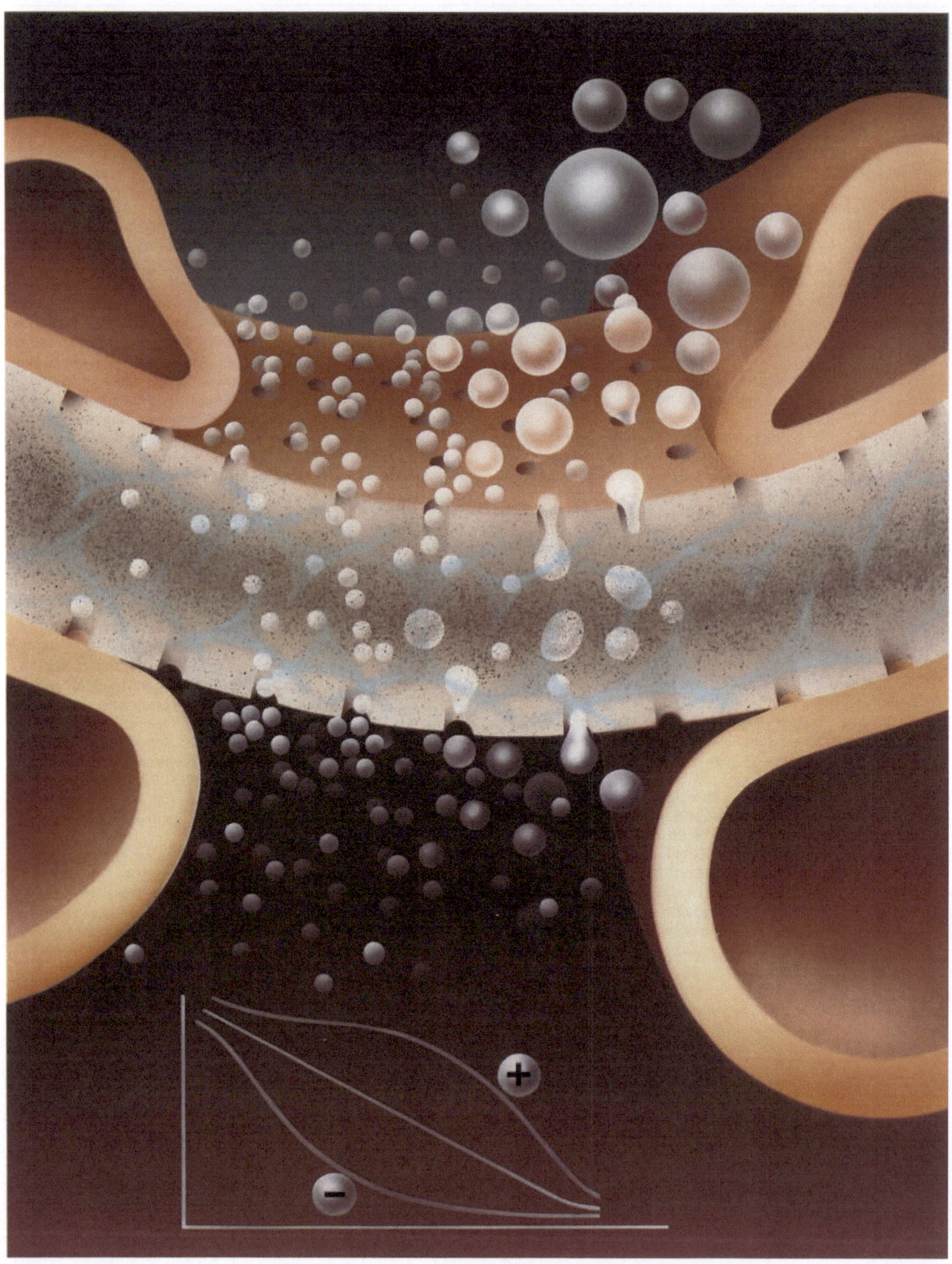

5.4.1 Filtrationscharakteristik

Die glomeruläre Basalmembran (GBM) ist für Wasser und Solute praktisch frei passierbar. Sie stellt jedoch für größere Moleküle, wie z.B. Serumproteine, eine graduelle Filtrationsbarriere dar [3, 9, 10, 16, 25]. Dieses selektive Permeabilitätsverhalten *(Permselektivität)* liegt formalanalytisch in der heteroporösen Grundstruktur der BM begründet: In physikalischen Analogmodellen wird von der Existenz zweier verschieden großer Porensysteme vom Durchmesser 20–28 Å und 80 Å im Verhältnis 10000:1 ausgegangen [1]. Andererseits sind mit Hilfe ultrastruktureller Verfahren Poren- und Kanälchensysteme nachgewiesen worden, die Molekülen bis etwa 4,5 nm eine Passage erlauben.

Die fraktionelle Clearance biochemisch ähnlicher Markerproteine kann jedoch sehr verschieden sein, da neben dem effektiven *Molekülradius* auch die *Molekülform* (globuläre, filamentäre Geometrie) in die Filtrationscharakteristik eingeht [2–4].

Ein weiterer wichtiger Faktor der Permselektivität beruht auf der *Oberflächenladung* der Moleküle [2, 6, 17, 24, 32]. Die GBM ist nicht nur ein größenselektiver, sondern auch ein *ladungsselektiver Filter* [2, 3, 6, 25, 31, 32]. Dies beruht auf einer charakteristischen Verteilung anionischer Ladungsträger in der GBM, die mit den passierenden Molekülen in Wechselwirkung treten (Abb. 58; [11, 16, 17]). Mit Hilfe kationischer „probes" und Markern unterschiedlicher effektiver Molekülradien (Einstein–Stokes Radius), und verschiedener isoelektrischer Punkte, lassen sich elektronenmikroskopisch (indirekt) zwickelförmige, *anionische* Ladungsnetze im Bereich der Lamina rara interna und externa darstellen [11, 14, 31]. Die dreieckigen elektrostatischen Felder haben einen Durchmesser von ca. 20 nm und sind über 3 nm dicke „Filamente" miteinander verbunden (Abb. 54, 58).

Demnach existiert in der GBM quasi eine elektrische Ladungsbarriere, die durch die Architektur fixer Polyanionen definiert wird. Physikochemisch sind als Hauptladungsträger Proteinglykosaminoglykane, insbesondere Heparansulfat-Proteoglykan, das 86% der glomerulären Glykosaminoglykane der BM ausmacht, identifiziert worden [11, 16].

Die Abhängigkeit der glomerulären Permselektivität vom Bestand fixer Polyanionen und der Oberflächenladung filtrierter Mittel- bzw. Makromoleküle wurde mit Hilfe verschieden geladener (+ oder –) Markersubstanzen belegt: insbesondere wurde das Siebverhalten analysiert von kationischem Albumin, Immunglobulin, Meerrettichperoxidase (MG 40 kD; 30 Å), Ferritin (MG 480 kD; 61 Å), kolloidalem Gold (20–100 Å), Polyvinylpyrolidon und Dextranen (MG Bereich 125–250 kD; 78–100 Å). Stets war die fraktionelle Clearance negativ geladener („anionischer") Marker geringer als die der analogen neutralen oder positiv geladenen Moleküle [6]. Zum Beispiel liegt die fraktionelle Clearance kationischer Meerrettichperoxidase (isoelektrischer Punkt $>8{,}5$) bis zu sieben mal höher als die des neutralen Moleküls der gleichen Größe ([10, 11, 14, 25]; Abb. 60, 61).

Nach Mikropunktionsuntersuchungen sind pro 100 ml Ultrafiltrat, gemessen in Höhe des initialen proximalen Konvoluts, nur etwa 1 mg Albumin nachweisbar [21]. Andererseits permeieren sogenannte Mikroglobuline weitgehend frei die BM [12, 18–20]. Für die Filtrationscharakteristik der Mikroglobuline (MG <40000) fällt deren Oberflächenladung praktisch nicht ins Gewicht (Abb. 59). Zu den Mikroglobulinen (Mikroproteinen) gehören α_1-Mikroglobulin, β_2-Mikroglobulin, Lysozym, retinolbindendes Protein, Leichtketten (mono- oder dimere kappa-/lambda-Ketten), Ribonuklease, Myoglobin, Insulin, Glukagon, Somatotropin, Parathormon, Luteinisierendes Hormon, Angiotensin u.a. [19, 20]. Mikroproteine erscheinen jedoch nicht oder nur in geringer Konzentration im Endharn, da sie mehr oder weniger selektiv im proximalen Tubulus reabsorbiert werden [5, 18, 19].

Ungeachtet dessen lassen sich nach Konzentrierung des Endharns eines Gesunden mit sensitiven Analyseverfahren praktisch alle serumidentischen Proteine nachweisen. Dies gelingt z.B. mit Hilfe der SDS-Polyacrylamid-Gelektrophorese, der isoelektrischen Fokussierung, der Isotachoelektrophorese, jeweils in ein- oder zweidimensionaler Technik, und der in-

Abb. 58
Schematische Darstellung der größen- und ladungsabhängigen Ultrafiltration von Serumproteinen durch die glomeruläre Basalmembran. Kationische Proteine passieren bei gleichem Molekülradius, verglichen mit anionisch geladenen oder neutralen Eiweißkörpern, bevorzugt die Basalmembran. Sowohl die glomeruläre Basalmembran als auch die Pedikel der Podozyten (Abb. 70) haben ein charakteristisches Verteilungsprofil anionischer Ladungsträger, die die ladungsabhängige Permselektivität der filtrierten Moleküle beeinflussen (sog. „glomeruläres Anion"). Modifiziert nach Faquhar, Kanwar, Bohrer und Brenner.

versen Radialimmundiffusion [28, 29]. Das *Muster* einer Proteinurie läßt nicht nur Rückschlüsse auf die Selektivität der GBM für Proteine zu, sondern beschreibt auch die Qualität der tubulären Verarbeitung glomerulär filtrierter Proteine durch den Tubulus („protein handling") (Abb. 59).

Im Rahmen des BM-Stoffwechselumsatzes werden unter normalen Bedingungen mindestens drei verschiedene BM-Antigene im Harn eliminiert [13, 27]. Die Bedeutung der ladungsabhängigen „Filtrationsbarriere Basalmembran" wird dadurch unterstrichen, daß die Entfernung der polyanionischen Glykosaminglykan-Verbindungen (Heparansulfat Proteoglykan) die zuvor selektiv behinderte Permeabilität neutraler und insbesondere anionischer Moleküle drastisch aufhebt. Experimentell läßt sich dies nach kapillärer Perfusion mit Glykosaminoglykan bzw. Neuraminsäure abbauenden Enzymen, wie z.B. Heparinidase, Chondroitinase oder Neuraminidase induzieren [11, 15]; ähnliches bewirkt Neutralisation der polyanionischen Oberflächenladung mit Protaminsulfat oder Poly-L-Lysin [11, 16, 30]. Unter klinisch pathologischen Bedingungen (Nephrotisches Syndrom) kann der GBM ein Großteil des anionischen Ladungsprofils fehlen [21, 33].

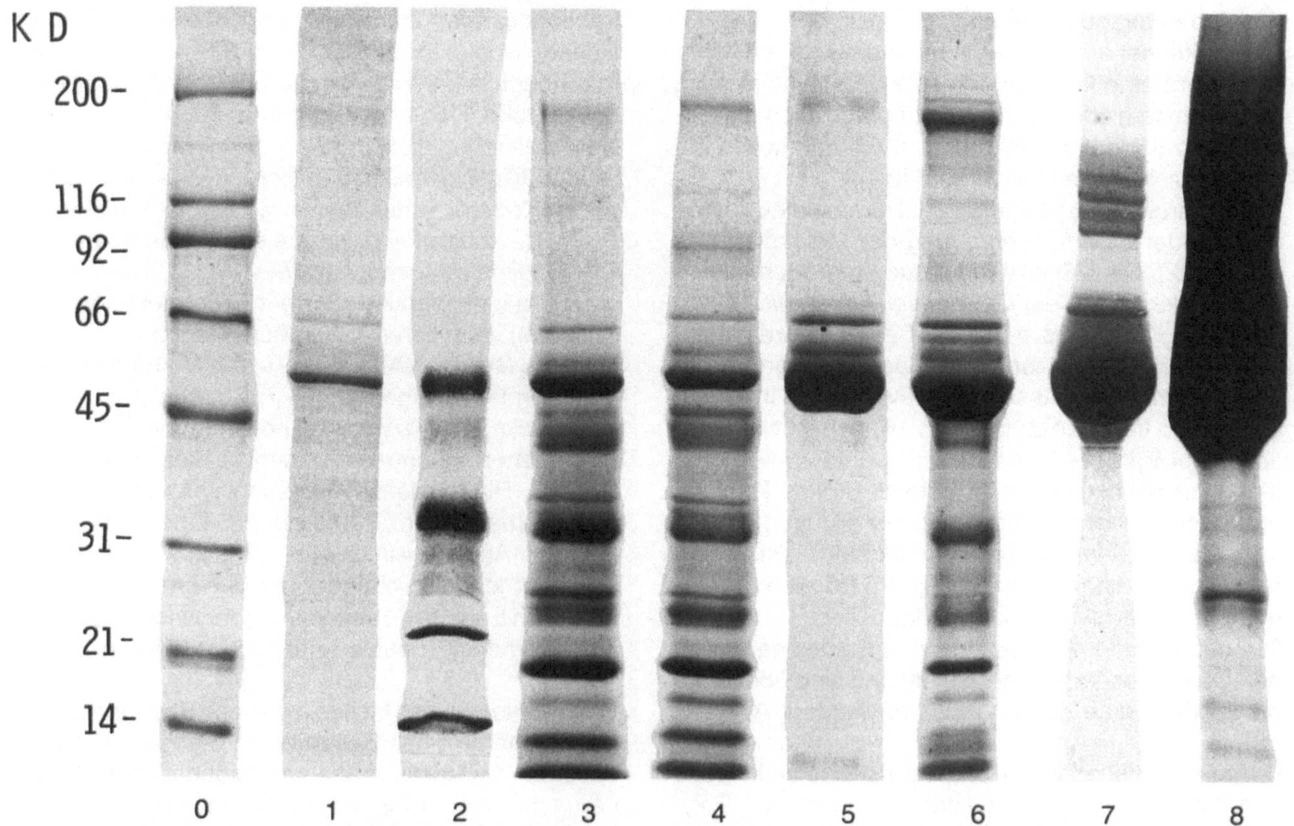

0 Standard (kD = Kilodalton). **1** Normalperson (physiologische Albuminurie). **2–4** Harnproben von Patienten mit tubulointerstitieller Nephritis und starker Ausscheidung von Mikroglobulinen (Molekulargewicht 11–50 kD). **2** inkomplette, **3–4** komplette Form der tubulären Proteinurie; die glomeruläre Permselektivität ist hier nicht wesentlich verändert. **5–8** Proteinuriemuster bei Störung der glomerulären Permselektivität (Patienten mit Glomerulopathien), Ausscheidung von Makroglobulinen (60–1 000 kD). **5** selektive glomeruläre Proteinurie. **6** Mischform einer glomerulären und tubulären Proteinuria. **7–8** unselektive glomeruläre Proteinurie, **8** in besonders schwerer Form.

Abb. 59
Glomeruläre Permselektivität am Beispiel des Proteinausscheidungsmusters unter normalen und pathologischen Bedingungen. Auftrennung nativer (unkonzentrierter) Harnproben nach dem Molekulargewicht (Molekülgröße) der eliminierten Eiweißkörper in der SDS-Polyacrylamid-Gelelektrophorese (PAA-Gradient 3–20%). Färbung mit Coomassie Blue (nach [28, 29]).

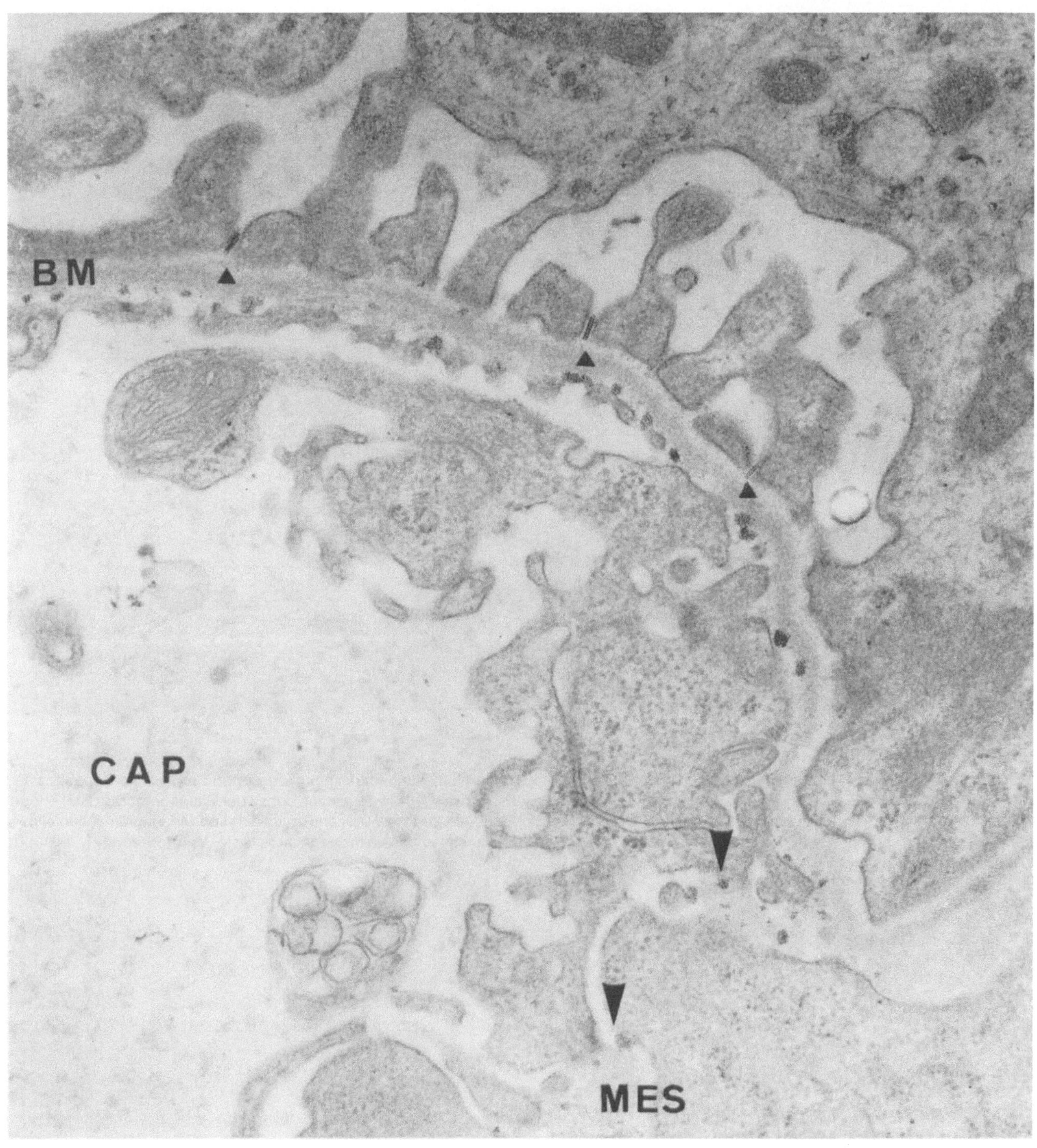

Abb. 60
Glomeruläre Ablagerung und Elimination kationisierten Ferritins im Glomerulus. Monomere Ferritin-Moleküle werden 1–2 Stunden nach einer intravenösen Applikation bevorzugt subendothelial in der inneren Basalmembran abgelagert. Wenige Moleküle haben bereits die Basalmembran durchwandert (kleine Pfeile); sie liegen subepithelial bzw. interpodozytär oder sind im Mesangium abgelagert (große Pfeile). Transmissionselektronenmikroskopie; Basalmembran (BM), Kapillarlumen (CAP), Mesangium (MES). Vergrößerung: × 27000 (nach Rohrbach, Batsford, Vogt, Freiburg).

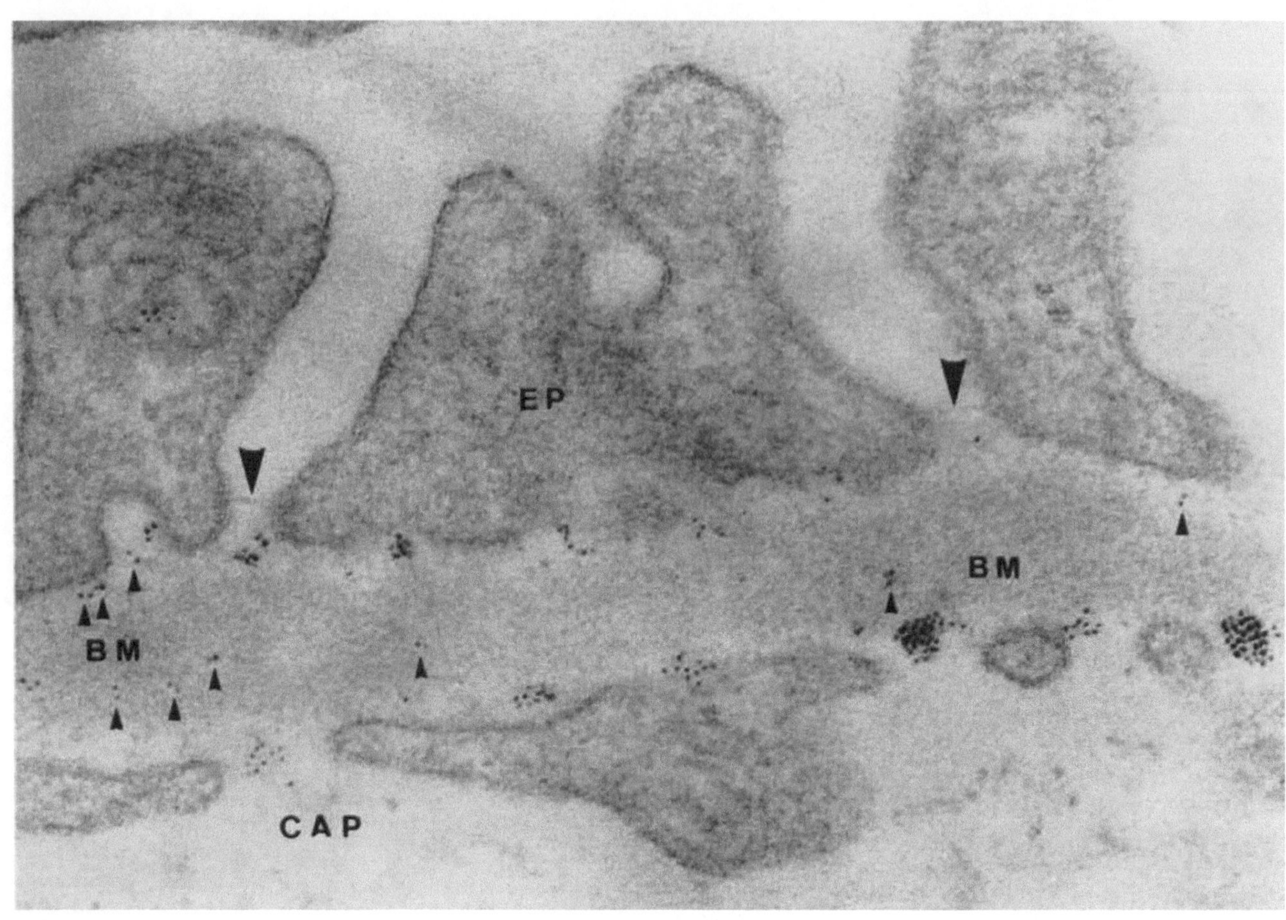

Abb. 61
Glomeruläre Ablagerung und Elimination kationisierten Ferritins im Glomerulus. Nach Injektion kationisierten Ferritins werden einzelne und aggregierte Moleküle (kleine Pfeile) in der inneren bzw. äußeren lamina rara sowie in der lamina densa der Basalmembran (BM) endozytotisch von den Podozyten (Epithelzellen, EP) abgeräumt. Ferritin-Moleküle können auch endozytotisch von Mesangiumzellen eliminiert werden. Kapillarlumen (CAP), Schlitzpormembran (große Pfeile). Transmissionselektronenmikroskopie. Vergrößerung: × 110000 (nach Rohrbach, Batsford, Vogt, Freiburg).

Literatur

[1] Arturson, G., Groth, T., Grotte, G.: Human glomerular membrane porosity and filtration pressure; Dextran clearance data analyzed by theoretical models. Clin. Sci. 40, 137 (1977)

[2] Brenner, B.M., Hostetter, T.H., Humes, H.D.: Glomerular Permselectivity: Barrier function based on discrimination of molecular size and charge. Am. J. Physiol 234, F 455–460 (1978)

[3] Brenner, B.M., Hostetter, T.H.: Mechanisms of Glomerular Permselectivity. In: Cummings, N.B., Michael, A.F., Wilson, C.B.: (Eds.) Immune Mechanisms in Renal Disease. Plenum Medical Comp. New York, London 1983

[4] Bohrer, M.P., Deen, W.M., Robertson, C.R., Troy, J.K., Brenner, B.M.: Influence of molecular configuration on the passage of macromolecules across the glomerular capillary wall. J. Gen. Physiol. 74 583 (1979)

[5] Carone, F.A., Peterson, D.R., Oparil, S. Pullman, T.N.: Renal tubular transport and catabolism of proteins and peptides. Kidney int. 16, 271–78 (1979)

[6] Chang, R.L.S., Deen, W.M., Robertson, C.R., Brenner, B.M.: Permselectivity of the glomerular capillary wall. III Restricted transport of polyanions. Kidney int. 8, 212–218 (1975)

[7] Deen, W.M., Bohrer, M.P., Brenner, B.M.: Macromolecule transport across glomerular capillaries: Application of pore theory. Kidney int. 16, 353–365 (1979)

[8] Deen, W.M., Satvat, B.: Determinants of the glomerular filtration of proteins. Amer. J. Physiol. 10, F162–F170 (1981)

[9] Farquhar, M.G.: The primary glomerular filtration barrier-basement membrane or epithelial slites? Kidney int. 8, 197–211 (1975)

[10] Farquhar, M.G., Wissig, S.L., Palade, G.E.: Glomerular permeability: I. Ferritin transfer across the normal glomerular capillary wall. J. exp. Med. 113, 47–65 (1961)

[11] Farquhar, M.G., Kanwar, Y.S.: Functional organization of the glomerulus: presence of glycosaminoglycans (Proteoglycans) in the glomerular basement membrane. In: Cummings, N.B. Michael, A.F., Wilson, C.B. (Eds.) Immune Mechanisms in Renal Disease. Plenum Medical Comp. New York, London 1983, pp. 1–16

[12] Galaske, R.G., van Liew, J.B., Feld, L.G.: Filtration and reabsorption of endogenous low-molecular weight protein in the rat kidney. Kidney int. 16, 394–403 (1979)

[13] Huttunen, N.-P., Turner, M.W., Barrett, T.M.: Physiochemical characteristics of glomerular basement membrane antigens in urine. Kidney int. 16, 322–28 (1979)

[14] Kanwar, Y.S., Farquhar, M.G.: Anionic sites in the glomerular basement membrane: in vivo and vitro localization to the laminae rarae by cationic probes. J. Cell Biol. 81, 137 (1979)

[15] Kanwar, Y.S., Linker, A., Farquhar, M.G.: Increased permeability of the glomerular basement membrane to ferritin after removal of glycosaminoglycans (heparan sulfate) by enzyme digestion. J. Cell Biol. 86, 688–93 (1980)

[16] Kefalides, N.A.: The molecular Structure of Basement Membranes as it Relates to Function, In: Cummings, N.B., Michael, A.F., Wilson, C.B. (Eds.): Immune Mechanisms in Renal Disease. Plenum Medical Book Comp., New York, London 1983

[17] Langer, K.H.: Biophysikochemische Strukturen des glomerulären Filters: Klin. Wschr. 63, 835–849 (1985)

[18] Maack, T., Johnson, V., Kau, T. sen., Figueoredo, J., Sigulem, D.: Renal filtration transport and metabolism of low-molecular-weight proteins. Kidney int. 16, 251–270 (1979)

[19] Maack, T., Camargo, M.J.F., Park, H.C., Sumpio, B.E.: Kinetics selectivity and competition of tubular absorption and metabolism of proteins. Contrib. Nephrol (in Druck)

[20] Mogensen, C.E., Christensen, C.K., Christensen, N.J., Gundersen, H.J.G., Jakobsen, F.K., Pedersen, E.B., Vittinghus, E.: Renal protein handling in normal, hypertensive and diabetic men. Contrib Nephrol. 24, 139–52 (1980)

[21] Mynderse, L.A., Hassell, J.R., Kleinmann H.K., Martin, G.R., Martinez-Hernandez, A.: Loss of Heparan sulfate proteoglycan from glomerular basement membrane of nephrotic rats. Lab. Invest. 48, 292–302 (1983)

[22] Oken, D.E., Kirschbaum, B.B., Landwehr, D.M.: Micropuncture studies of the mechanisms of normal and pathological albuminuria. Contrib. Nephrol. 24, 1–7 (1980)

[23] Ota, Makino, H., Miyoshi, A., Hiramatsu, M., Takahashi, K., Ofuji, T.: Molecular sieve in glomerular basement membrane as revealed by electron microscopy, J. Electron Micr. 28, 20–28 (1979)

[24] Rennke, H.G., Cotran, R.S., Venkatachalam, M.A.: Role of molecular charge in glomerular permeability. Tracer studies with cationized ferritins. J. Cell Biol. 67, 638–46 (1975)

[25] Rennke, H.G., Venkatachalam, M.A.: Glomerular permeability: in vitro tracer studies with polyanionic and polycationic ferritins. Kidney int. 11, 44 (1977)

[26] Rennke, H.G., Olson, J.L., Venkatachalam, M.A.: Glomerular filtration of macromolecules: Normal mechanisms and the pathoghenesis of proteinuria. Contrib. Nephrol. 24, 30–41 (1980)

[27] Rosenmann, E., Boss, J.H.: Tissue antigenes in normal and pathologic urine samples: A review. Kidney int. 16, 337–344 (1979)

[28] Scherberich, J.E., Soler, G., Schoeppe, W.: Noninvasive diagnosis of kidney diseases applying sensitive thin-layer SDS-PAA gradient gel electrophoresis, Prot. Biol. Fluids (Pergamon) Vol. 32, 533–536 (1985)

[29] Scherberich, J.E., Wehrheim, W., Weidmann, H.G., Horatz, W., Wehrheim, C., Mondorf, W., Schoeppe, W.: Disturbance in renal handling of proteins in patients with kidney diseases as evaluated by sensitive inverse radial-immunoassay and SDS-polyacryamide electrophoresis: In. Adv. Non invas. Nephrol. (G. Lubec, V. Campese, Eds), J. Libbey Co & Ltd. 1985 im Druck

[30] Vehaskari, V.M., Root, E.R., Germuth, F.G., Robson, A.M.: Glomerular charge and urinary protein excretion: effects of systemic and intrarenal polycation infusion in the rat: Kidney Int. 22, 127–135 (1982)

[31] Venkatachalam, M.A., Rennke, H.: The structural and molecular basis of glomerular filtration. Circulat. Res. 43, 337–47 (1978)

[32] Venkatachalam, M.A., Rennke, H.G.: Physical Interactions between Macromolecules and Glomerular Filter, In: Cummings, N.B., Michael, A.F., Wilson, C.B. (Eds.) Immune Mechanisms in Renal Disease. Plenum Medical Book Comp. New York, London 1983

[33] Vernier, R.L., Klein, D.J., Sisson, S.P., Mahan, J.D., Oegema, T.R., Brown, D.M.: Heparan sulfate-rich anionic sites in the human glomerular basement membrane; decreased concentration in congenital nephrotic syndrome: New Engl. J. Med. 309, 1001–1009 (1983)

5.5 Podozyten

Die Podozyten (Perizyten, PZ) sind Derivate des Bowmanschen Kapselepithels und werden auch als „viszerale Epithelien" bezeichnet. Ihre Fußfortsätze umgreifen krakenartig die äußere Oberfläche der glomerulären Kapillarschlingen, was die REM eindrucksvoll zeigt (Abb. 62). Die Fußfortsätze (Pedikel) einander angrenzender PZ greifen hierbei reißverschlußähnlich ineinander (Abb. 62–64); zwischen ihnen verbleibt ein etwa 300 – 600 Å Zwischenraum, der von einer dünnen Membran, der sog. *Schlitzmembran* überbrückt wird (Abb. 54). Im transversalen Ultradünnschnitt ist, etwa in der Schlitzmembran-Mitte, d.h. in gleicher Entfernung zu den angrenzenden Pedikeln, eine umschriebene Verdickung nachweisbar; sie läßt sich in horizontaler Schnittebene auf ein zentrales Filament von 110 Å zurückführen. Dazwischen zeigt sich eine „isoporöse Substruktur" der Schlitzmembran unter Formierung regelmäßig angeordneter Membrangitter, die Zwischenräume von 40 × 140 Å freilassen [15]. Im Vergleich zur glomerulären BM stellt die Schlitzmembran der PZ keine wesentliche Filtrationsbarriere dar [3, 15].

Aus dekapsulierten Glomeruli isolierte PZ sind die einzigen Zellen, die innerhalb der ersten zwei Tage H^3-Thymidin einbauen.

Die H^3-Thymidin-Inkorporation kann daher unter diesen Bedingungen ein Marker für viszerale Epithelien sein [13]. Die Fußfortsätze der PZ sind wahrscheinlich mobil; im Zytoskelett von PZ können kontraktile Mikrofilamente nachgewiesen werden [10, 20]. Andererseits sind sie an der Biosynthese der BM beteiligt, wahrscheinlich auch an deren Umsatz (durch Proteolyse). PZ können wahrscheinlich Typ IV-Kollagen und Glykosaminoglykane synthetisieren [4].

Die Oberflächenmembran der PZ ist von einem Glykoproteinfilm überzogen [3, 4]; in höheren Konzentrationen findet sich u.a. freies N-Azetylglukosamin. Entsprechend werden die Plasmamembranen der Pedikel stark mit markierten Lektinen, u.a. mit Weizenkeimagglutinin angefärbt [1]. Die peripheren Zukker und Glykokonjugate sind sehr wahrscheinlich die strukturelle Basis der starken anionischen Oberflächenladung, ähnlich der der fixen Polyanionen der BM (Abb. 65, 68, 70). Die negative Membranladung gewährleistet offenbar die strukturelle Integrität der Pedikel, da Neutralisierung der Ladung experimentell zu einer Verschmelzung der Fußfortsätze führt, ähnlich wie bei Formen des Nephrotischen Syndroms beschrieben [3, 16, 17].

PZ enthalten ein an Neuraminsäure reiches (20/Molekül) Sialoprotein, das, als wesentliches glomeruläres Polyanion identifiziert, *Podocalyxin* bezeichnet wird [5]. Es hat ein Molekulargewicht in der Rattenniere von 140 kD (Humanniere 180 kD, z.T. Doppelbande), einen Zuckeranteil von ca. 15%, davon hauptsächlich N-Acetylglucosamin, Mannose und Neuraminsäure und ist damit affin gegenüber Weizenkeimagglutinin. Podocalyxin ist immunhistologisch an der Oberfläche von PZ und, weniger ausgeprägt, an Endothelien nachweisbar. Abb. 65 und 66 zeigen die ultrastrukturelle Lokalisation von Podocalyxin in Immunogold-Markierung. Experimentell induzierte Nephrosen (Puromycin-Aminonucleosid-Nephrose der Ratte) gehen mit selektiver Reduktion an Neuraminsäure des Sialoglykoproteins einher.

Ebenfalls Teil des glomerulären Polyanions ist ein durch die Bindung an Helix-pomatia Lektin charakterisierter Rezeptor der PZ, der nur an der Basis der pedikulären PZ-Plasmamembran vorkommt [12] und einem entwicklungsabhängigen Reifungsprozeß unterliegt; d.h. der HP-Rezeptor wird progressiv mit zunehmendem Differenzierungsgrad der Niere (während der Organogenese) an der PZ-Membran exprimiert. Über die in PZ vorhandene Angiotensinase A [11] (Kap. 7.2). Mit Hilfe monoklonaler Antikörper können selektiv Epitope auf PZ-Antigenen nachgewiesen werden (Abb. 67).

Zellmembranen von PZ enthalten Komplementrezeptoren [14].

Neben anderen Zellen des Glomerulus sind auch PZ in der Lage, Prostaglandine zu synthetisieren [18].

Die Membran der PZ enthält ein *kryptisches Antigen*, das nach Vorbehandlung mit Neuraminidase freigelegt und damit einem direkten immunhistologischen Nachweis zugänglich wird [7, 8]. Die immundominante Struktur ist ein Disaccharid der Sequenz β-D-Galaktose-(1–3)-N-Azetyl-Galaktosamin. Das Kryptantigen (Thomsen-Friedenreich-Antigen, TF-Antigen) hat strukturelle Beziehung zur „Blutgruppeneigenschaft" MN, ist aber nicht mit der Blutgruppensubstanz MN identisch [21]. Der TF-Rezeptor läßt sich entweder über den natürlich vorkommenden Serum-Antikörper oder über ein Fluorochrom-markiertes Lektin von Arachis hypogaea an den PZ darstellen. (Abb. 68, 69).

Das Kryptantigen wird auch auf Erythrozyten gefunden. Die Exposition des Kryptantigens durch bakterielle oder virale Neuraminidase wird ursächlich mit der Auslösung eines hämolytisch-urämischen Syndroms in Verbindung gebracht [6].

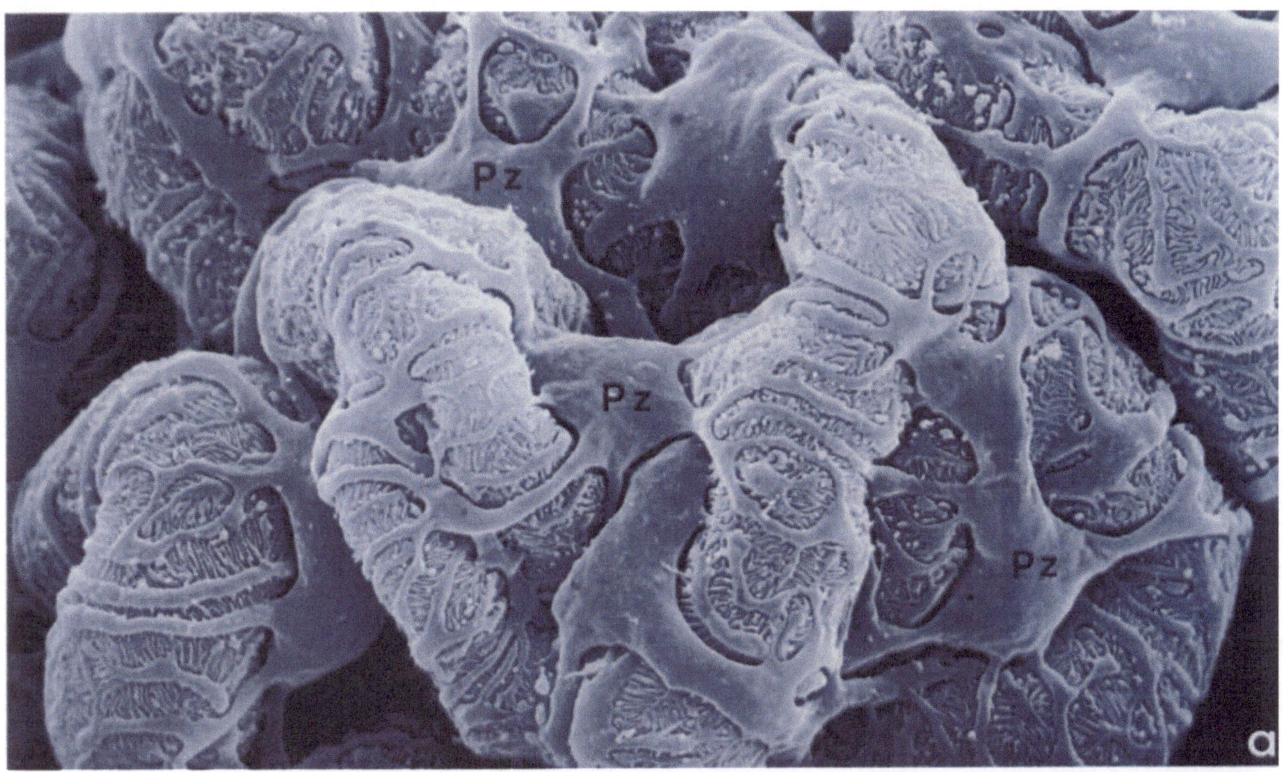

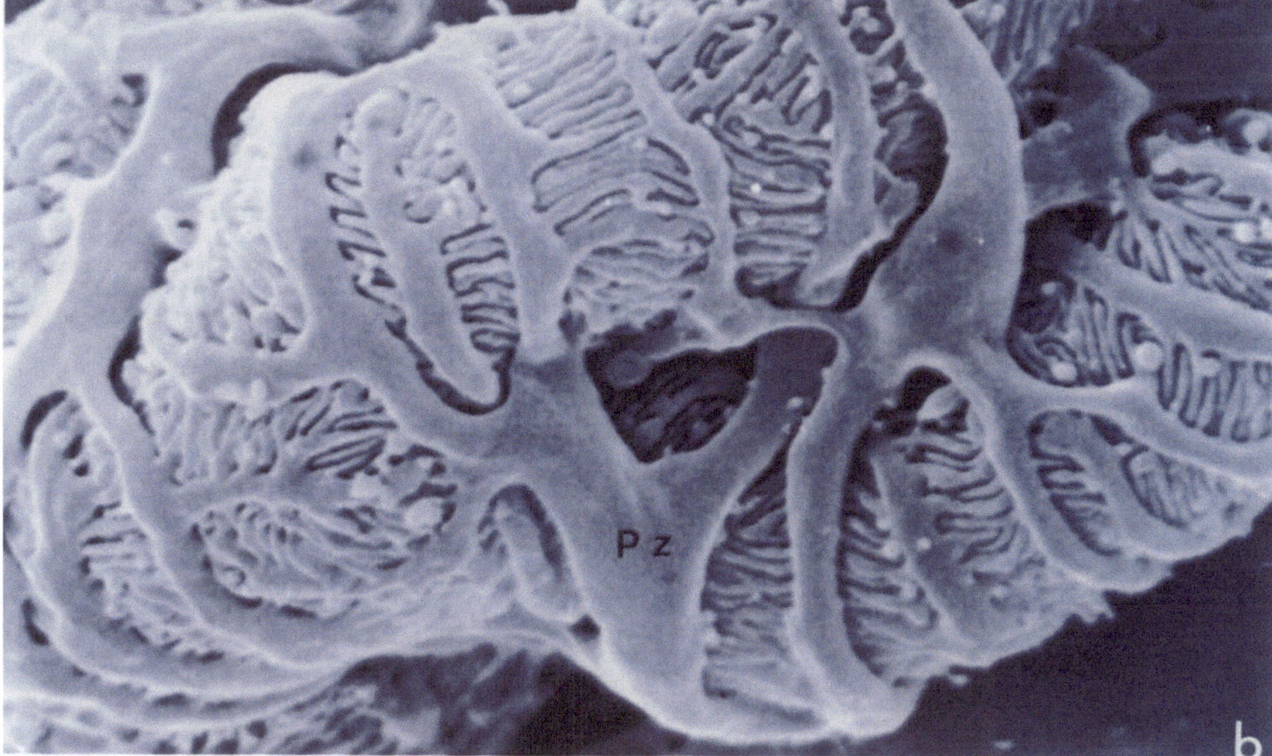

Abb. 62
Oben: Rasterelektronenmikroskopische Darstellung einer glomerulären Kapillarschlinge mit Podozyten (Pz) und interdigitierenden Fußfortsätzen. Vergrößerung: × 2600. Unten: Ausschnittvergrößerung der Pedikel. Vergrößerung: × 7400 (nach Langer, Frankfurt-Höchst).

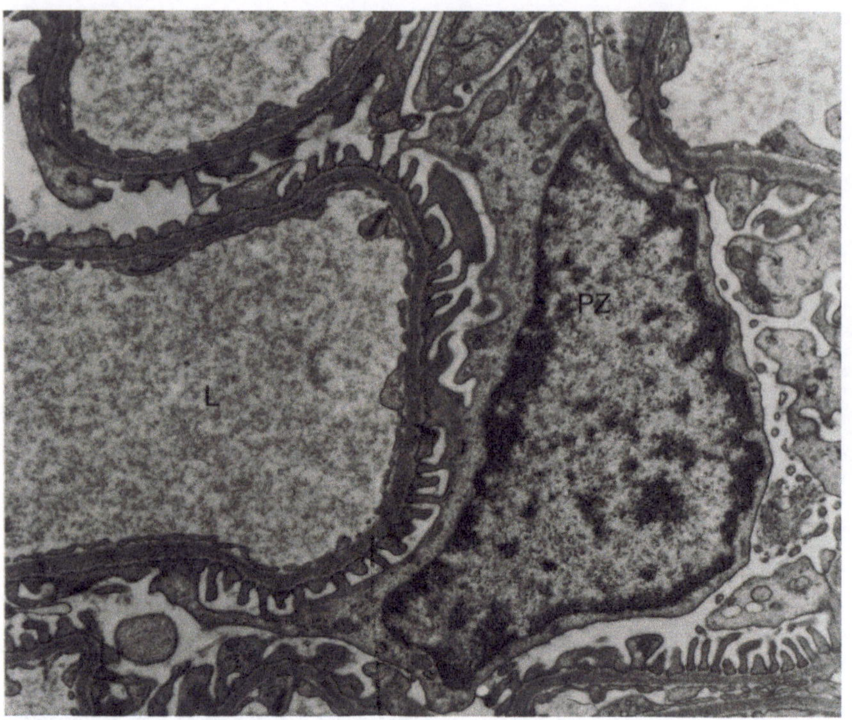

Abb. 63
Ultrastruktur eines Podozyten (PZ), mit seinen Fußfortsätzen eine glomeruläre Kapillare umgreifend. Kapillarlumen (L). Transmissionselektronenmikroskopie. Vergrößerung: × ca. 5000 (nach Schneider, Frankfurt/M.)

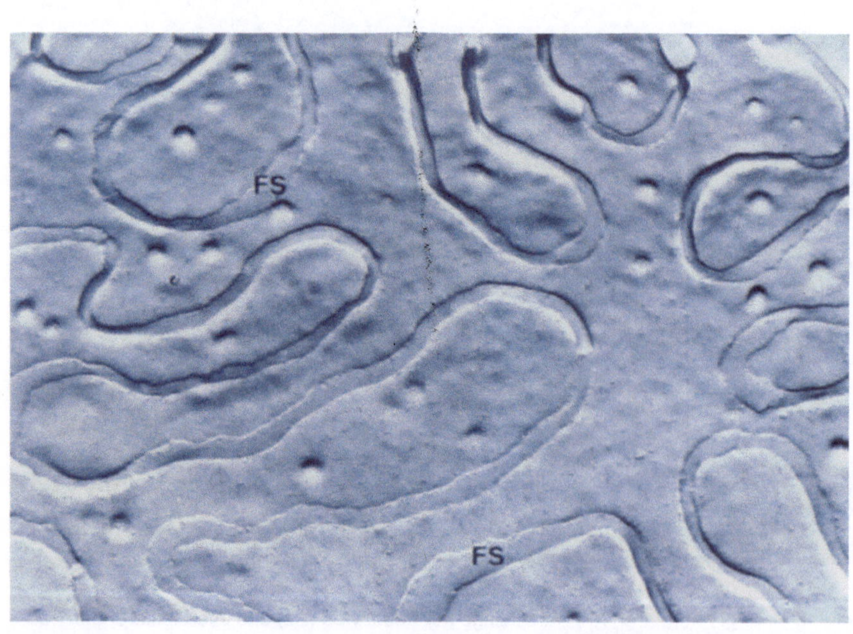

Abb. 64
Basale Plasmamembran der Podozyten mit Darstellung der Filtrationsschlitze (FS) von einem gefriergebrochenen Glomerulus der Ratte. Vergrößerung: × 52000 (nach Kühn, Hannover).

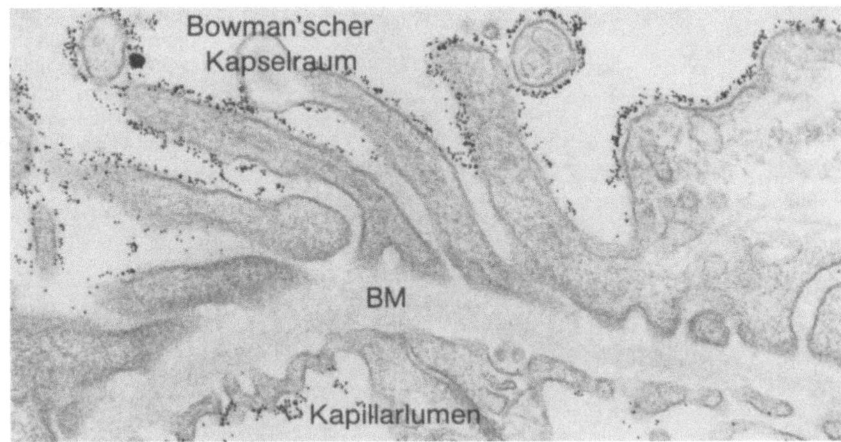

Abb. 65
Ultrastruktureller Nachweis von Podocalyxin des Glomerulus über die Immunogoldmethode (Rattenniere). Inkubation fixierter Kryostatschnitte mit Anti-Podocalyxin-Antikörper (IgG-Fraktion vom Kaninchen), sodann mit Gold-Protein-A-Konjugat. Podocalyxin findet sich in dieser Abbildung an allen freien (für die Reagentien zugänglichen) Membranoberflächen der visceralen glomerulären Epithelzellen und des Endothels. Vergrößerung: × 34000 (nach Kerjaschki, Wien).

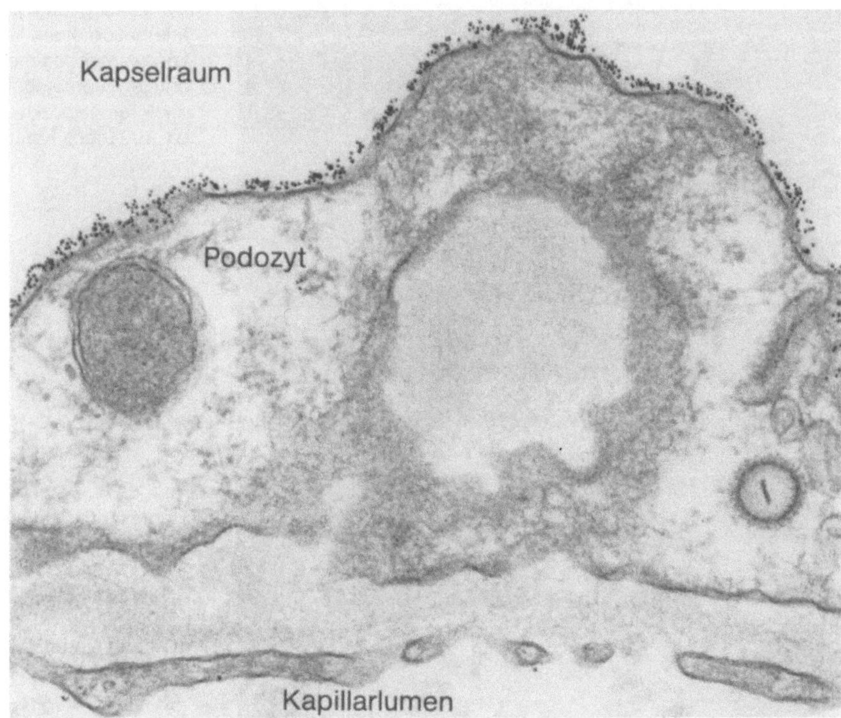

Abb. 66
Elektronenmikroskopische Darstellung von Podocalyxin an der Oberfläche eines Podozyten mit Hilfe der Immunogoldmethode (Rattenniere). Postembedding-Oberflächentechnik; Einbettmittel LR White Acrylharz; Inkubation mit Anti-Podocalyxin-Antikörper und Protein-A-Gold-Konjugat. Der Zutritt der Reagentien zu den glomerulären Antigenen ist in dieser Technik nicht behindert. Vergrößerung: × 26000 (nach Kerjaschki, Wien).

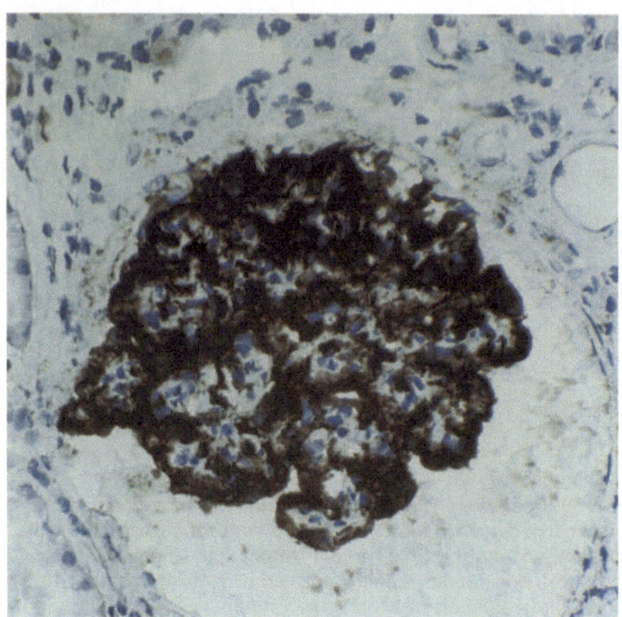

Abb. 67
Immunhistologische Markierung von Epitopen eines Antigens viszeraler glomerulärer Epithelzellen (Podozyten). Inkubation eines Nierengefrierschnitts mit einem monoklonalen Antikörper (Klonotyp „TN10"); Immunperoxidasetechnik. Vergrößerung: × ca. 240 (nach Müller, Tübingen).

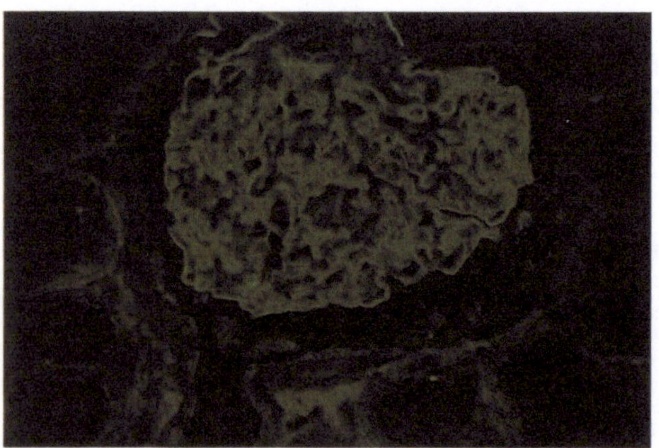

Abb. 68
Darstellung des glomerulären Thomsen-Friedenreich-Antigens. Inkubation eines Humannierenschnitts mit dem natürlicherweise vorkommenden menschlichen Serumantikörper gegen das Kryptantigen. Vorinkubation des Schnitts mit Neuraminidase aus Vibrio cholerae; indirekte Immunfluoreszenz-Technik. Vergrößerung: × ca. 400 (nach Klein, Freiburg)

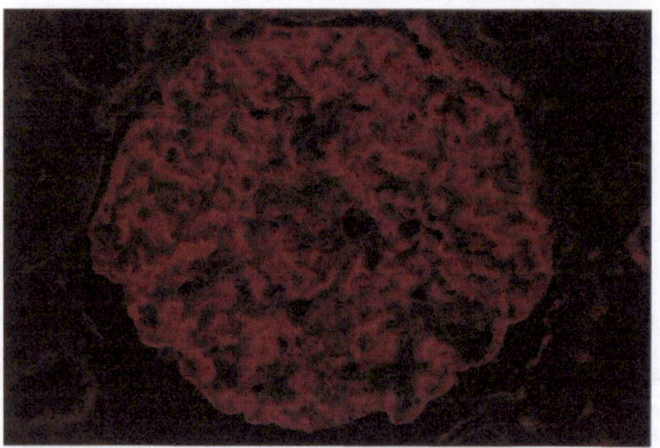

Abb. 69
Fluoreszenzmikroskopischer Nachweis des Thomsen-Friedenreich-Antigens in einem Glomerulus durch Rodamin-markiertes Erdnußagglutinin (bzw. Arachis-hypogea). Vorinkubation des Schnitts mit Neuraminidase aus Vibrio cholerae. Die Lektinrezeptoren befinden sich hauptsächlich auf den Podozyten, schwächer auch auf Endothelzellen der glomerulären Kapillaren. Vergrößerung: × 400 (nach Klein, Freiburg)

Literatur

[1] Bretton, R., Bariety, J.: A comparative ultrastructural localization of Concanavalin A, wheat germ and ricinus communis on glomeruli of normal rat kidney. J. Histochem. Cytochem. 24, 1093–1100 (1976)

[2] Cohen, A.H., Mampaso, F. Zamboni, L.: Glomerular podocyte degeneration in human renal desease. An ultrastructural study. Lab. Invest 37, 30–42 (1977)

[3] Farquhar, M.G., Kanwar, Y.S.: Functional organization of the glomerulus: presence of Glycosaminoglycans (Proteoglycans) in the glomerular basement membrane. In: Cummings, N.B., Michael, A.F., Wilson, C.B. (Eds.): Immune Mechanisms in Renal Disease. Plenum Medical Book Comp., New York, London 1983, pp. 1–36

[4] Foidart, J.B., Pirard, Y.S., Winand, R.J., Mahieu, P.R.: Tissue culture of normal rat glomeruli. Glycosaminoglycan biosynthesis by homogeneous epithelial and mesangial cell populations. Renal Physiol 3, 169–73 (1980)

[5] Kerjaschki, D.: Molekularpathologie des glomerulären Sialoglycoproteins Podocalyxin, dem Hauptbestandteil des „glomerulären Polyanions", in der experimentellen und humanen glomerulären Minimalveränderung: Klin. Wschr. 63, 850–861 (1985)

[6] Klein, P.J., Bulla, M., Newman, R.A., Müller, P., Uhlenbruck, G., Schäfer, H.E., Krüger, G., Fischer, R.: Significance of the Thomsen-Friedenreich-antigen in hemolytic-uremic-Syndrom. Lancet II, 1024–1025 (1977)

[7] Klein, P.J., Newman, R.A., Müller, P., Uhlenbruck, G., Schäfer, H.E., Lennartz, Fischer, R.: Histochemical methods for the demonstration of the Thomsen-Friedenreich-antigen in cell suspensions and tissue sections. Klin. Wschr. 56, 761–65 (1978)

[8] Klein, P.J., Vierbuchen, M., Farrar, G., Ortmann, M., Uhlenbruck, G.: Histochemische Charakterisierung erythrozytärer und glomerulärer Membranantigene mittels Lectinen und Antikörpern im Hinblick auf die Pathogenese des hämolytisch-urämischen Syndroms (HUS). Acta histochemie 28, 149–55 (1983)

[9] Koehler, C.: Immune adherence in renal glomeruli. Complement receptor sites on glomerular capillary epithelial cells. Amer. J. Path. 86, 635–54 (1977)

[10] Kreisberg, H., Hoover, R.L., Karnovsky, M.J.: Isolation and characterization of rat glomerular epithelial cells in vitro. Kidney int. 14, 21–30 (1978)

[11] Kugler, P., Wolf, G., Scherberich, J.E.: Histochemical demonstration of peptidases in the human kidney: Histochemistry 83, 337–41 (1985)

[12] Kunz, A., Brown, D., Orci, L.: Appearance of Helix pomatia lectin-binding sites on podocyte plasma membrane during glomerular differentiation Lab. Invest. 51, 317–324 (1984)

[13] Nörgaad, J.O.: Cellular outgrowth from isolated glomeruli-origin and characterization. Lab. Invest. 48, 526–42 (1983)

[14] Scheinman, J.I., Fish, A.J., Kim, Y., Michael, A.F.: C3b receptors on human glomeruli in vitro. Amer. J. Path. 92, 147–54 (1978)

[15] Schneeberger, E.E., Levey, R.H., McClusky, R.T., Karnovsky, M.J.: The isoporous substructure of the human glomerular diaphragma. Kidney int. 8, 48 (1975)

[16] Seiler, M.W., Venkatachalam, M.A., Cotran, R.S.: Glomerular epithelium alterations induced bei polycations. Science 189, 390–93 (1975)

[17] Seiler, M.W., Rennke, H.G., Venkatachalam, M.A., Cotran, R.S.: Pathogenesis of polycation-induced alterations („fusion") of glomerular epithelium. Lab. Invest 36, 48–61 (1977)

[18] Sraer, J., Foidart, J., Chansel, D., Mahieu, P., Kouznetzova, B., Ardaillou, R.: Prostaglandin synthesis by mesangial and epithelial glomerular cultured cells. FEBS letters 104, 420–24 (1979)

[19] Stoward, P.J., Spicer, S.S., Miller, R.L.: Histochemical reactivity of peanut lectin-horseradish peroxidase conjugate. Histochem. Cytochem. 28, 979–90 (1980)

[20] Trenchev, P., Dorling, J., Webb, J., Holborow, E.J.: Localization of smooth muscle-like contractile proteins in kidney by immunoelectron microsopy. J. Anat. 121, 85–95 (1976)

[21] Uhlenbruck, G.: The Thomsen-Friedenreich (TF) receptor: an old history with new mystery. Immunol. Commun. 10, 251–64 (1981)

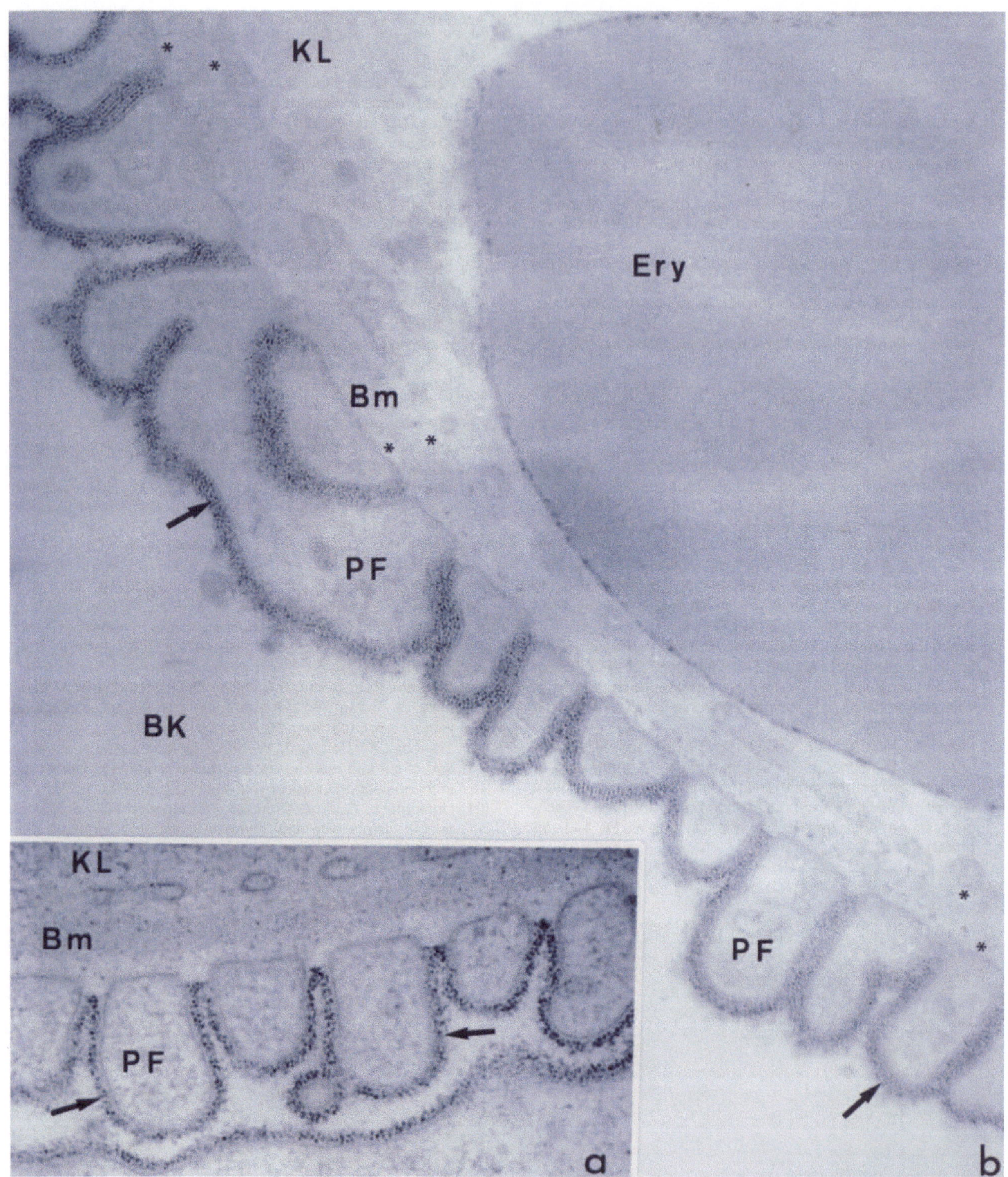

Abb. 70
Ultrastrukturelle Darstellung des glomerulären Polyanions in einer Glomeruluskapillare (Transmissionselektronenmikroskopie, Rattenniere).

a, b: Nachweis des stark anionischen Zellmembrancoats der Podozyten-Fußfortsätze (PF) über kationische Ferritinmoleküle (Pfeile). Retrograde intratubuläre Mikroinjektion von Ferritin in vivo.

b: Darstellung der anionischen Ladungen in den Laminae rarae (*) der Basalmembran (Bm) mittels Rutheniumrot. Ery: Erythrozyt in Kapillarlichtung (KL); der anionische Zellcoat ist ebenfalls durch Rutheniumrot markiert. BK: Bowmanscher Kapselraum. Bildteil a: Uranylacetat-Kontrastierung, Vergrößerung: × 88500. Bildteil b: unkontrastiert, Vergrößerung: × 71500 (nach Langer, Frankfurt-Höchst).

6. Intrarenale Gefäßversorgung

Aufschlüsse über die arterielle und venöse Versorgung innerhalb der Niere haben, neben Kontrastmittelinjektionen, insbesondere Gefäßperfusionen mit Kunststoff und nachfolgender Mazeration der Niere erbracht (Abb. 73; [1, 2]). Die aus der Aorta abgehende A. renalis taucht mit den vier bis fünf Aa. segmentales in das Fettgewebe des Sinus renalis ein. Die Segmentarterien teilen sich auf und verlaufen als Aa. interlobares zwischen den Columnae renales radiär bis zur Mark-Rindengrenze, wo sie sich parallel zur Nierenoberfläche als Aa. arcuatae fortsetzen (Abb. 17, 72). Von den Aa. arcuatae zweigen die Arteriolae interlobulares in die Nierenrinde ab. Aus diesen entspringen die Vasa afferentia, die sich in die glomerulären Kapillarschlingen aufzweigen und wiederum in den Vasa efferentia vereinigen (Abb. 72). Abzweigungen der Aa. interlobulares versorgen als Rami capsulares Teile der Nierenkapsel.

Die Vasa afferentia haben einen Durchmesser von 20–50 μm; die (kortikalen) Vasa efferentia sind etwas dünner [2–5].

Im Kortex liegt das peritubuläre Kapillarnetz der Arteriolae efferentiae im Bereich der Glomeruli und wird venös durch räumlich enge Verknüpfung zu den Vv. interlobulares abgeleitet. Subkapsulär ist das kapilläre Netz äußerst dicht, ähnlich dem in der äußeren Markzone (Abb. 71). Dagegen erscheint das peritubuläre Netzwerk in den marknahen Rindenbereichen weniger dicht organisiert [1–4, 14].

Die Vasa efferentia versorgen (postglomerulär) überwiegend die tubulären Segmente des dazugehörigen Glomerulus. Davon abweichend können auch Henlesche Schleifen von efferenten Arteriolen *anderer* Glomeruli versorgt werden [4]. Das venöse Blut der Nierenrinde sammelt sich in den Vv. interlobulares, die in die Vv. arcuatae und in die Vv. interlobares zwischen den Markpyramiden einmünden. Teilweise werden auch Nierenrindenteile nahe der Oberfläche über periphere Venen drainiert.

Das kapilläre Netzwerk der Markstrahlen anastomosiert mit dem angrenzenden Kapillarsystem nahe den interlobulären Gefäßen; das Blut wird venös in eher lateraler Richtung abgeleitet (Abb. 72).

Die *juxtamedullären* Glomeruli versorgen über die Vasa efferentia, die dicker sind als die anderer Nephrone, das äußere und innere *Mark* zusammen mit den direkt aus den Aa. arcuatae entspringenden Arteriolae rectae. Im Bereich der Medulla teilen sich die Arteriolae efferentiae häufig weit entfernt vom zugehörigen Glomerulus auf: Sie verlaufen als absteigende Gefäße zusammen mit den aufsteigenden Vasa recta, und zwar in *Gefäßbündeln* (Abb. 72, 74, 75). Ein Stamm der A. efferens kann sich in bis zu 30 absteigende Vasa recta aufzweigen, die in ihren An-

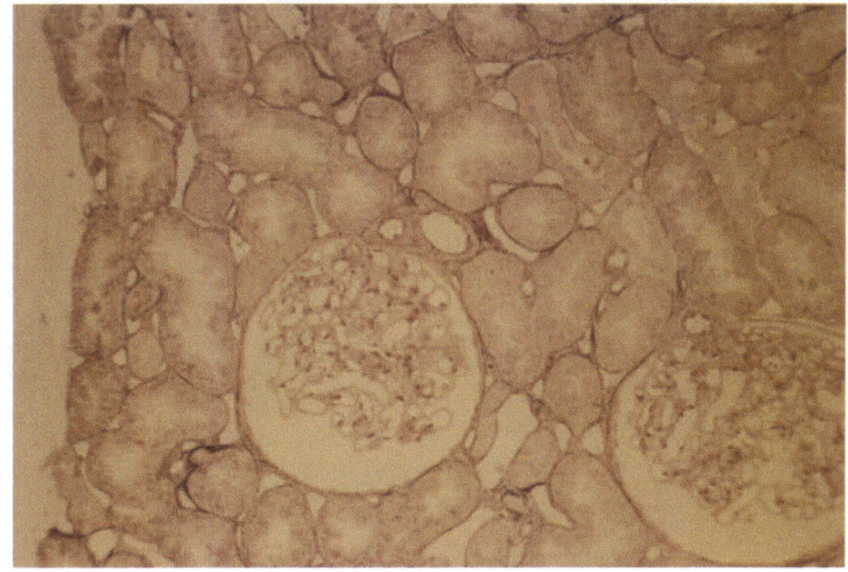

Abb. 71
Dichte Anordnung von Gefäßen des Niereninterstitiums. Silberfärbung, Humanniere. Vergrößerung: × ca. 120 (Präparat von v. Gise, Tübingen).

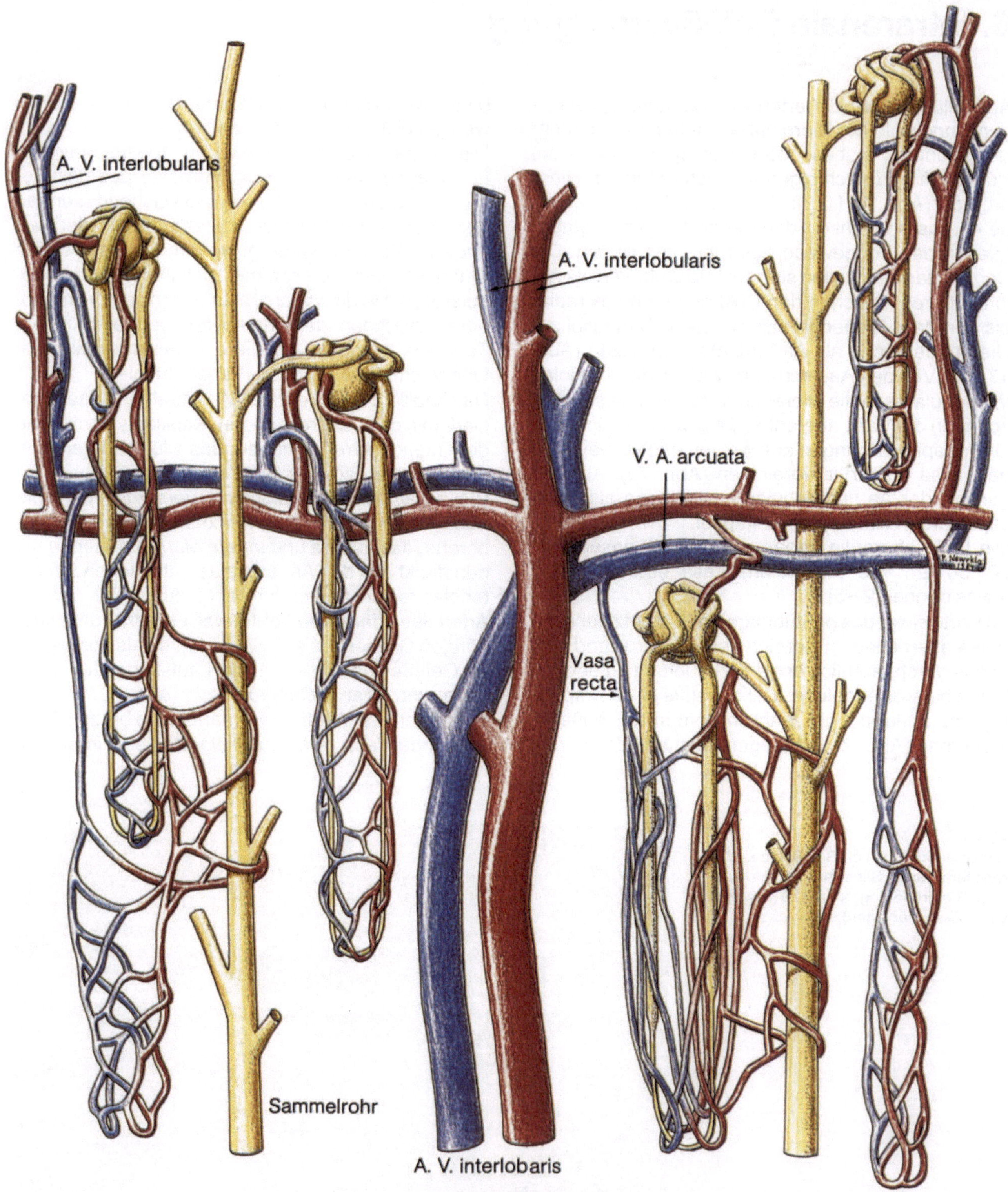

Abb. 72
Schematische Darstellung der arteriellen und venösen Gefäßversorgung in der menschlichen Niere (nach v. Gise, Tübingen).

fangsabschnitten strukturell noch Arteriolen entsprechen. Nach Kriz und von Gise verlaufen die in Richtung Papille absteigenden Vasa recta *ohne* weitere Aufteilung direkt bis zu ihrem korrespondierenden Kapillarplexus im medullären Zielgebiet [8, 10, 11]. Etwa 50% der Oberfläche der Kapillarendothelien zeichnet sich, entsprechend den peritubulären Rindenkapillaren, durch runde Fenestrierungen aus, die jeweils mit einem Diaphragma verschlossen sind [10].

Die Tendenz zur Schlingenbildung ohne Ausbildung von Verzweigungen nimmt bei den Vasa recta allgemein in kortikomedullärer Richtung zu. Diese Gefäßarchitektur scheint für die Ausbildung und Aufrechterhaltung des kortikomedullären osmotischen Gradienten sowie für die Effektivität des Gegenstromdiffusionssystems erforderlich zu sein.

Die absteigenden Vasa recta sind durch eine einfache glattmuskuläre Zellschicht charakterisiert, die in Richtung der Papillen durch Perizyten ersetzt wird [10, 11].

Das venöse Blut wird über die aufsteigenden, weitlumigen Vasa recta drainiert, die im Gegensatz zu den deszendierenden Gefäßen, die Arteriolen entsprechen, einen kapillären Wandbau zeigen.

Aufgrund des im äußeren Markstreifen gering ausgeprägten interstitiellen Bindegewebes scheinen sie hier den peritubulären Raum völlig auszufüllen, in dem sie sich zwickelförmig der äußeren Tubuluskontur anpassen (Abb. 71; [4, 5, 10, 11]).

Die Interlobarvenen liegen nahe den entsprechenden Arterien. Die Vv. rectae des Marks münden in die Vv. arcuatae und diese über die Vv. interlobares und Vv. segmentales in die V. renalis. Die Segmentvenen sind jedoch nicht streng „segmental" gegliedert [7].

Die Venen anastomosieren untereinander, während die Nierenarterien funktionell Endarterien entsprechen.

Die Kapillarendothelien des Interstitiums und der Glomeruli enthalten ein Glykoprotein, das mit dem Agglutinin aus Ulex europeus reagiert (Abb. 76A, 76B). Die Bindung des Lektins erfolgt an ein alpha-L-Fucosyl-Gruppen spezifisches Glykokonjugat.

Die Zellmembranen aller endothelialer Zellen der Niere, d.h. Arterien, Venen, glomeruläre und interstitielle Kapillaren sind Träger von Blutgruppeneigenschaften, z.B. der Determinanten A, B und Lewis^a, Lewis^b [6, 9, 13]. Diese sind auch auf Plasmamembranen inkl. der basalen Einfältelungen des distalen Konvoluts nachweisbar [9]. Ein Beispiel der immunhistologischen Verteilung der Blutgruppeneigenschaft A in der Humanniere unter Verwendung eines monoklonalen Antikörpers zeigt Abb. 77 [12].

Literatur

[1] Beeuwkes, R.: The vascular organization of the kidney. Ann. Rev. Physiol. 52, 521–42 (1980)

[2] Beeuwkes, R.: Efferent vascular patterns and early vascular-tubular relations in the dog kidney. Amer. J. Physiol. 221, 1361 (1971)

[3] Beeuwkes, R., Bonventre, J.V.: Tubular organization and vascular-tubular relations in the dog kidney. Amer. J. Physiol. 229, 695 (1975)

[4] Beeuwkes, R.: Vascular-tubular relationship in the human kidney. In: Leaf, A., Giebisch, G. (Eds.): Renal Pathophysiology. Recent Advances. Raven Press, New York 1979, pp. 155–63

[5] Beeuwkes, R., Ichikawa, I., Brenner, B.: The renal circulations. In: Brenner, B.M., Rector, R.C. (Eds.): The Kidney. Saunders, Philadelphia, London, Toronto 1981, pp. 249–28

[6] Breimer, M.E., Karlsson, K.-A.: Chemical and immunological identification of glycolipid-based blood group ABH and Lewis antigens in human kidney: Biochim. Biophys. Acta 755, 170–177 (1983)

[7] Fourman, J., Moffat, D.B.: The Blood Vessels of the Kidney. Blackwell, Oxford 1971

[8] von Gise, H.: Gefäßarchitektur der Niere. (in Vorbereitung)

[9] Hinglais, N., Bretton, R., Rouchon, Oriol, R., Bariety, J.: Ultrastructural localization of blood group A antigen in normal human kidneys. J. Ultrastruct. Res. 74, 34–45 (1981)

[10] Kriz, W., Barrett, J.M., Peter, S.: The renal vasculature: anatomical functional aspects. In: Thurau, K. (Ed.): Kidney and Urinary Tract Physiology II. Int. Rev. Physiol. 11, 1–21 (1976)

[11] Kriz, W.: Nierenmarkdurchblutung: Morphologische Besonderheiten der Gefäße und ihrer Anordnung. Klin. Wschr. 60, 1063–70 (1982)

[12] Scherberich, J.E., Haase, V., Wolf, G., Sonneborn, W. et al.: Distribution of blood group associated antigens in human kidney and renal cell carcinoma as evaluated by monoclonal antibodies (in Vorbereitung)

[13] Szulmann, A.E.: Chemistry, distribution and function of blood group substances: Annu. Rev. Med. 17, 307 (1966)

[14] Zimmerhackl, B., Robertson, C.R., Jamison, R.L.: The microcirculation of the renal medulla. Circ. Res. 57, 657–667 (1985)

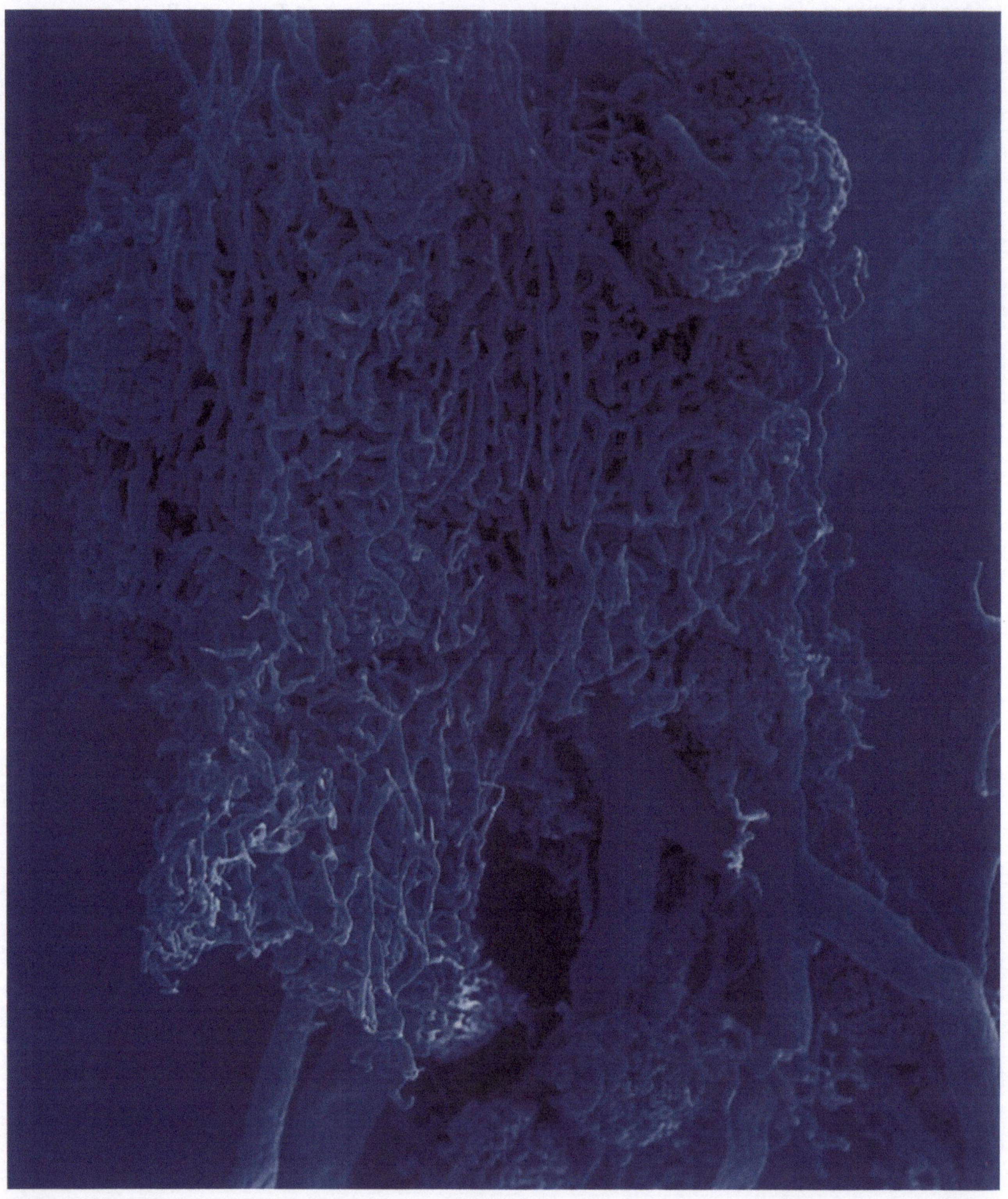

Abb. 73
Rasterelektronenmikroskopie glomerulärer und interstitieller Gefäße nach vaskulärer Sklerosierung und Gewebsmazeration. Vergrößerung: × ca. 100 (nach v. Gise, Tübingen/Schweinfurth).

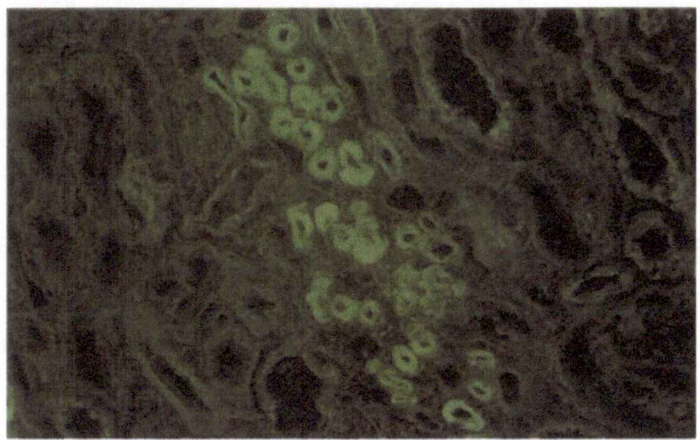

Abb. 74
Quergeschnittenes Gefäßbündel im Markbereich einer menschlichen Niere. Darstellung über FITC-markiertes Concanavalin A, das bevorzugt an D-Mannosehaltige Glykoproteine bindet. Vergrößerung: × ca. 250

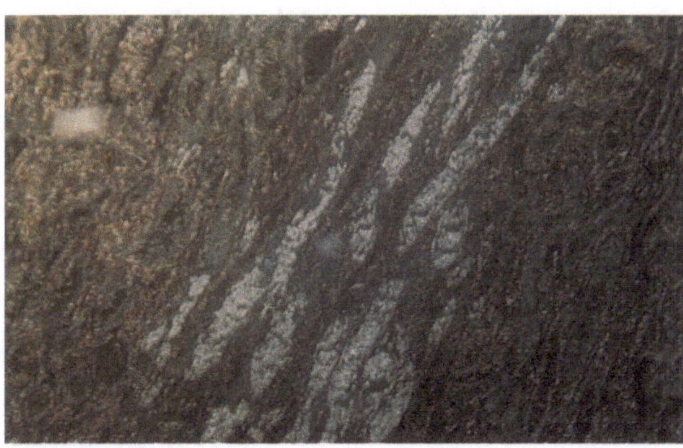

Abb. 75
Längsverlaufendes Gefäßbündel im Nierenmark einer Humanniere. Darstellung über seitlichen Lichteinfall am histologischen Präparat, die intravasalen Erythrozyten sind hellgrau gefärbt. Vergrößerung: × ca. 250

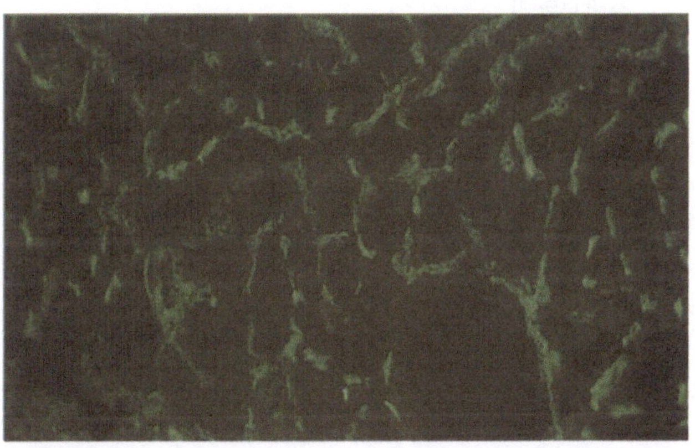

Abb. 76A
Histochemische Darstellung von Kapillaren des Interstitiums der menschlichen Niere über ein weitgehend gefäßspezifisches Glykoprotein. Nachweis über FITC-markiertes Ulex europeus Lektin. Vergrößerung: × ca. 100

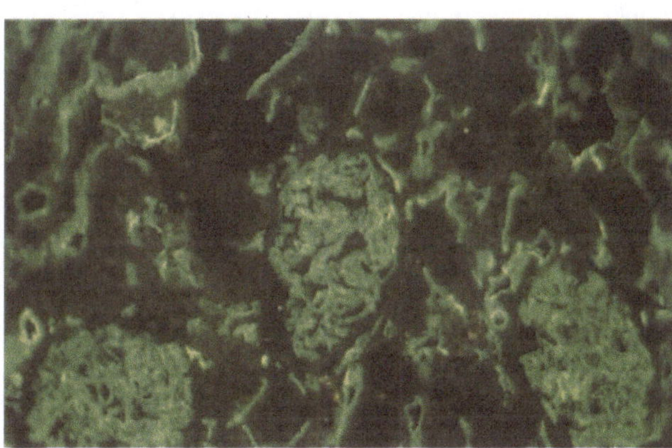

Abb. 76B
Darstellung glomerulärer und tubulärer Kapillaren der menschlichen Niere über FITC-markiertes Ulex europeus Lektin. Vergrößerung: × ca. 80

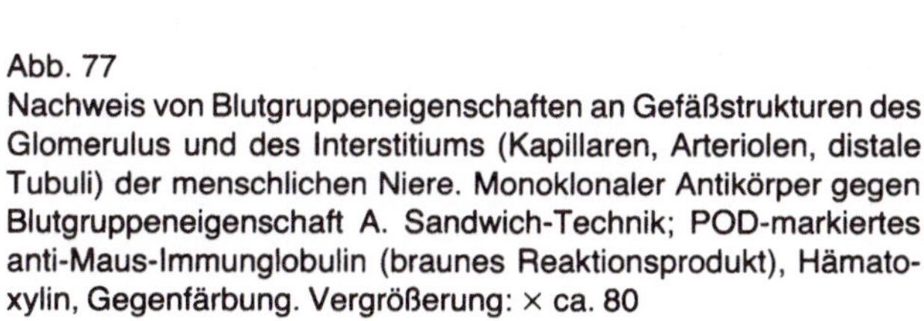

Abb. 77
Nachweis von Blutgruppeneigenschaften an Gefäßstrukturen des Glomerulus und des Interstitiums (Kapillaren, Arteriolen, distale Tubuli) der menschlichen Niere. Monoklonaler Antikörper gegen Blutgruppeneigenschaft A. Sandwich-Technik; POD-markiertes anti-Maus-Immunglobulin (braunes Reaktionsprodukt), Hämatoxylin, Gegenfärbung. Vergrößerung: × ca. 80

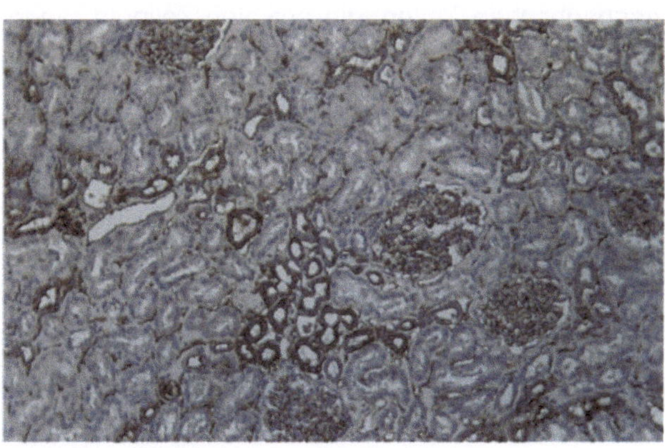

7 Juxtaglomerulärer Apparat

Der juxtaglomeruläre Apparat ist ein aus verschiedenen Zellelementen bestehender Gewebebezirk im Bereich des glomerulären Gefäßpols (Abb. 78–80; [2, 6]). Er ist offensichtlich als funktionelle Einheit in die Autoregulation der Nierendurchblutung integriert [3, 7, 12].

Am Aufbau sind beteiligt das Vas afferens, granulierte myoepitheloide Zellen (Polkissen), das externe Mesangium (Goormaghtighsche Zellen), die Macula densa des distalen Tubulus und die Arteriola efferens [1–4]. Die Myoepithelien mit ihren charakteristischen Granula liegen in der Media des Vas afferens und Vas efferens [1, 3, 10] bzw. in „juxtaglomerulären Zellen" [9].

In der Humanniere und in Nieren anderer Spezies, besonders beim Schaf, lassen sich sog. peripolare Zellen mit multiplen elektronendichten Granula nachweisen [10].

Zwischen den einzelnen Zellelementen finden sich reichlich sympathische (adrenerge) Nervengeflechte [11]; s.S. 93.

Am Gefäßpol ist die Kontinuität der glomerulären Basalmembran in der Nähe der Goormaghtighschen Zellen unterbrochen und stellt sich eher wie ein Netzwerk dar [2, 3].

Die Macula densa, d.h. der Teil des distalen Tubulus, der in engstem räumlichem Kontakt mit dem Goormaghtighschen Zellfeld (externem Mesangium), und der afferenten/efferenten Arteriole steht, unterscheidet sich histologisch deutlich vom übrigen distalen Tubulus. Hier im Bereich des juxtaglomerulären Apparates, stellt sich dieser Tubulusabschnitt mit charakteristisch dicht gepackten, hochprismatischen Zellen dar, die zysternenähnliche Zwischenräume haben [8]. Die basalen Zellpole grenzen an die Goormaghtighschen Zellen; die apikalen Zellpole ragen plaqueartig in das Tubuluslumen (Abb. 79, 94).

Die Gesamtoberfläche der Macula densa in der Humanniere wird von Bohle auf 66 cm^2 veranschlagt [2]. Die Oberfläche der Macula densa steht in direkter Beziehung zu der des Goormaghtighschen Feldes: Sie ist positiv korreliert mit der Höhe des systemischen Blutdruckes.

Die Macula densa und mit ihr der juxtaglomeruläre Apparat wird als strukturelles Äquivalent eines intrarenalen Feedback-Systems in der Regulation des renalen Blutflusses, der GFR und des Blutdruckes angesehen [11, 12].

Literatur

[1] Biava, C., West, M.: Fine structure of normal human juxtaglomerular cells II: specific and non-specific cytoplasmic granules. Amer. J. Pathol. 49, 955–80 (1966)

[2] Bohle, A.: Elektronenmikroskopische Untersuchungen über die Struktur des Gefäßpols der Niere. Verh. Dtsch. Ges. Pathol. 43, 219–25 (1959)

[3] Bohle, A., Christensen, J., Meyer, D.S., Laberke, H.G., Strauch, M.: Juxtaglomerular apparatus of the human kidney: correlation between structure and function. Kidney int. 22, 3–8 (1982)

[4] Goormaghtigh, N.: Histological changes in the ischemic kidney with special reference to the juxtaglomerular apparatus. Amer. J. Pathol. 16, 409–16 (1940)

[5] Hara, M., Meyer, D.: The size of the juxtaglomerular apparatus in glomerulonephritis with nephrotic syndrome. Virchows Arch., A. (path. Anat.) 367, 1–14 (1975)

[6] Hartroft, P.M.: Studies on renal juxtaglomerular cells. III: the effect of experimental renal disease and hypertension in the rat. J. exp. Med. 105, 501–7 (1957)

[7] Hartroft, P.M., Hartroft, W.S.: Studies on renal juxtaglomerular cells. I: Variations produced by sodium chloride and desoxycorticosterone acetate. J. exp. Med. 97, 415–27 (1953)

[8] Kriz, W., Kaissling, B.: Variability of intercellular spaces between macula densa cells: a transmission electron microscopic study in rabbits and rats. Kidney int. 22, 9–17 (1982)

[9] Lacasse, J., Ballak, M., Mercure, C., Gutkowska, J., Chapeau, C., Foote, S., Menard, J., Corvol, P., Cantin, Genest, J.: Immunocytochemical localization of Renin in juxtaglomerular cells: J. Histochem. cytochem. 33, 323–332 (1985)

[10] Ryan, G.B., Alcorn, B. Coghlan, J.P., Hill, P.A., Jacobs, R.: Ultrastructural morphology of granule release from juxtaglomerular myoepithelioid and peripolar cells. Kidney int. 22, 3–8 (1982)

[11] Taugner, R., Forssmann, W.G., Billich, H., Boll, U., Ganten, D., Seller, H.: Innervation of the juxtaglomerular apparatus and the effect of renal nerve stimulation. In: Coupland, R.E., Forssmann, W.G. (Eds.): Peripheral Neuroendocrine Interaction. Springer, Berlin 1978, pp. 153–63

[12] Thurau, K., Mason, J.: The intrarenal function of the juxtaglomerular apparatus. MTP Press Limited, Lancaster 1974, Int. Rev. of Science, Physiol. Series I, p. 357

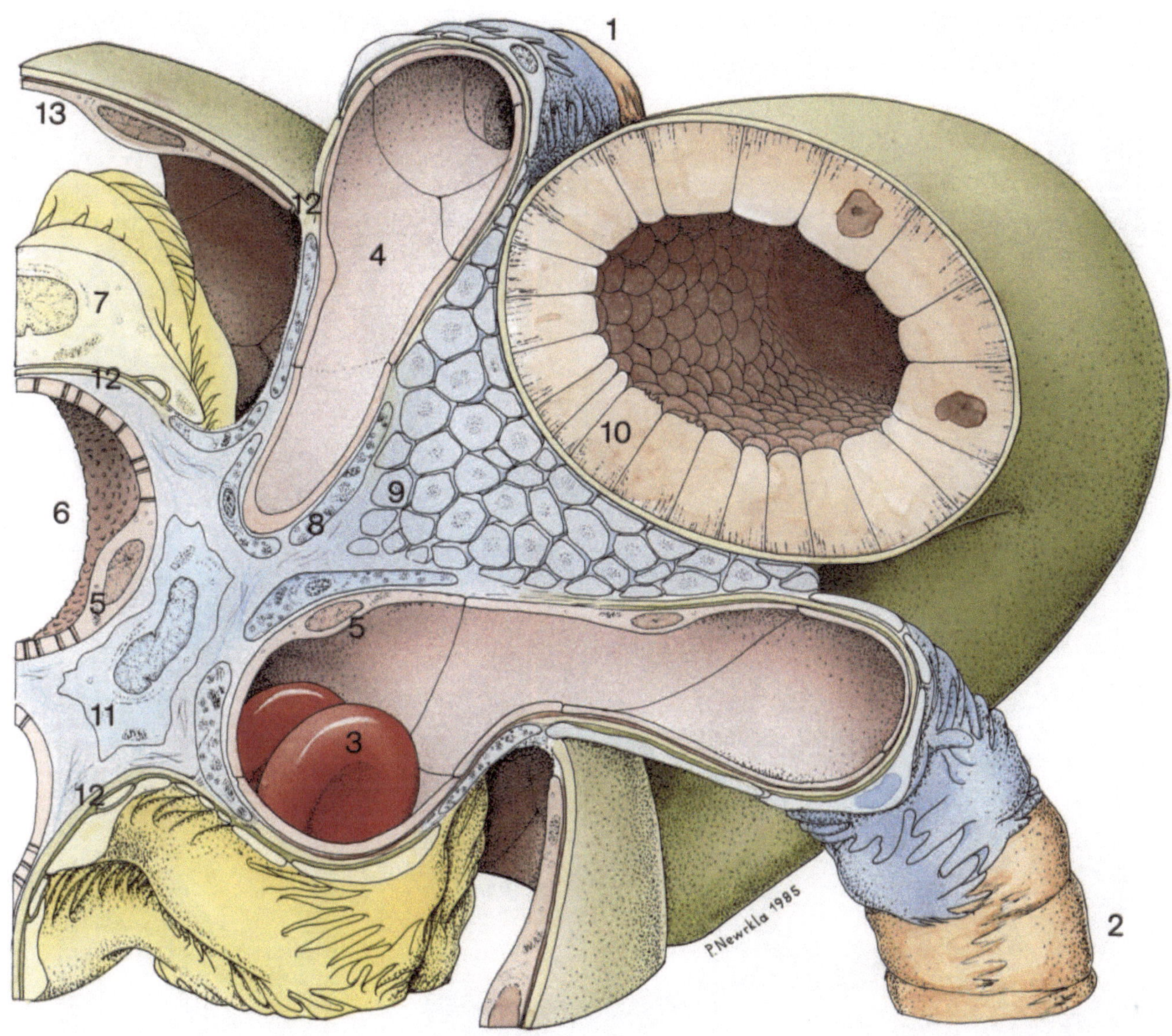

1 Vas afferens
2 Vas efferens
3 Erythrozyt
4 Kapillarendothel
5 Endothelzelle
6 Fenestrierung des Endothels
7 Podozyt
8 granulierte myoepitheloide Zelle (externes Mesangium)
9 Goormaghtighsche Zellen
10 Macula densa
11 Mesangiumzelle
12 Basalmembran
13 Epithel der Bowmanschen Kapsel

Abb. 78
Juxtaglomerulärer Apparat mit Darstellung der Beziehungen von Vas afferens und efferens, „externem Mesangium", granulierten myoepitheloiden Zellen, Goormaghtighschen Zellen und der Macula densa des distalen Tubulus.

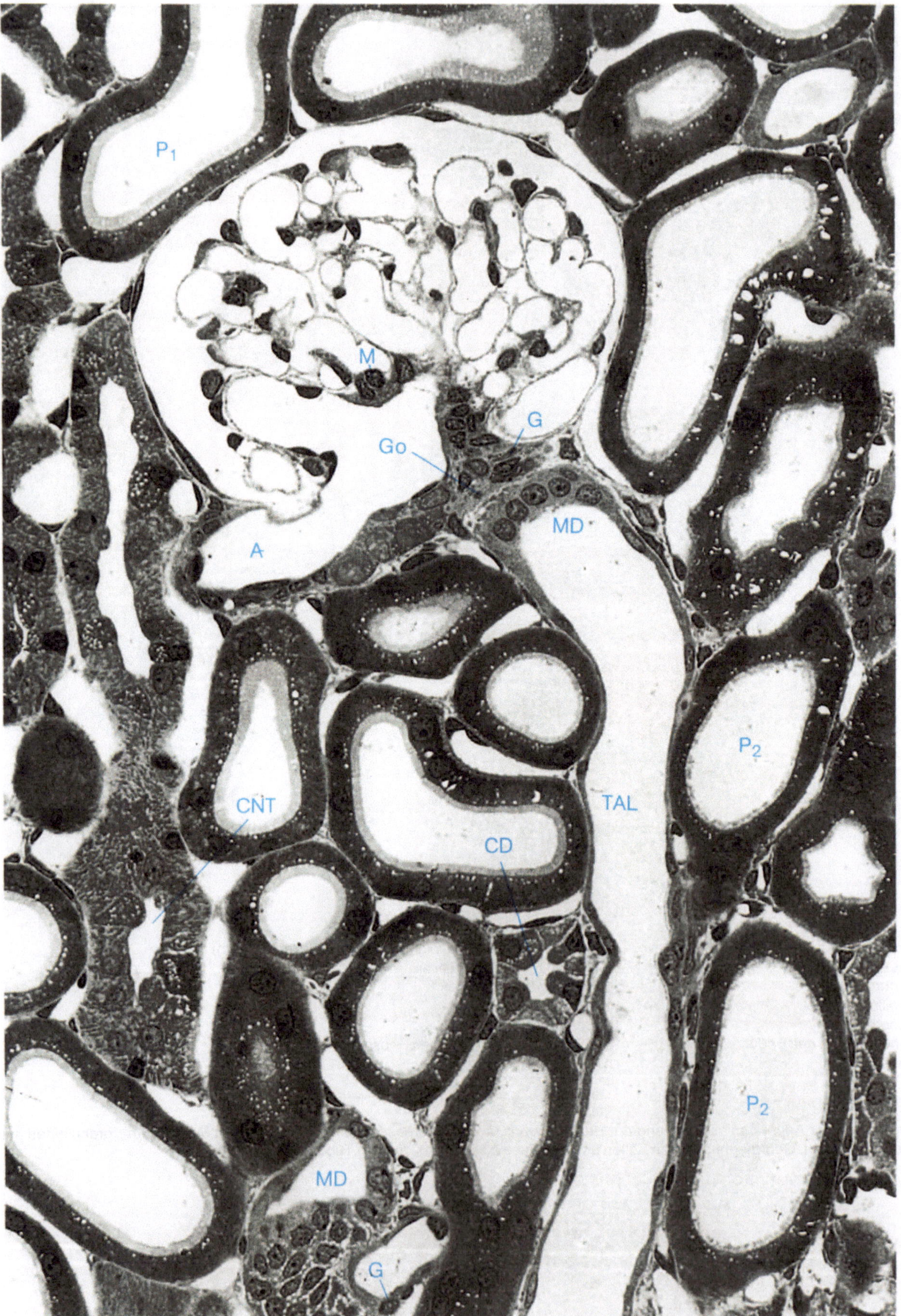

P1
M
G
Go
MD
A
P2
CNT
TAL
CD
P2
MD
G

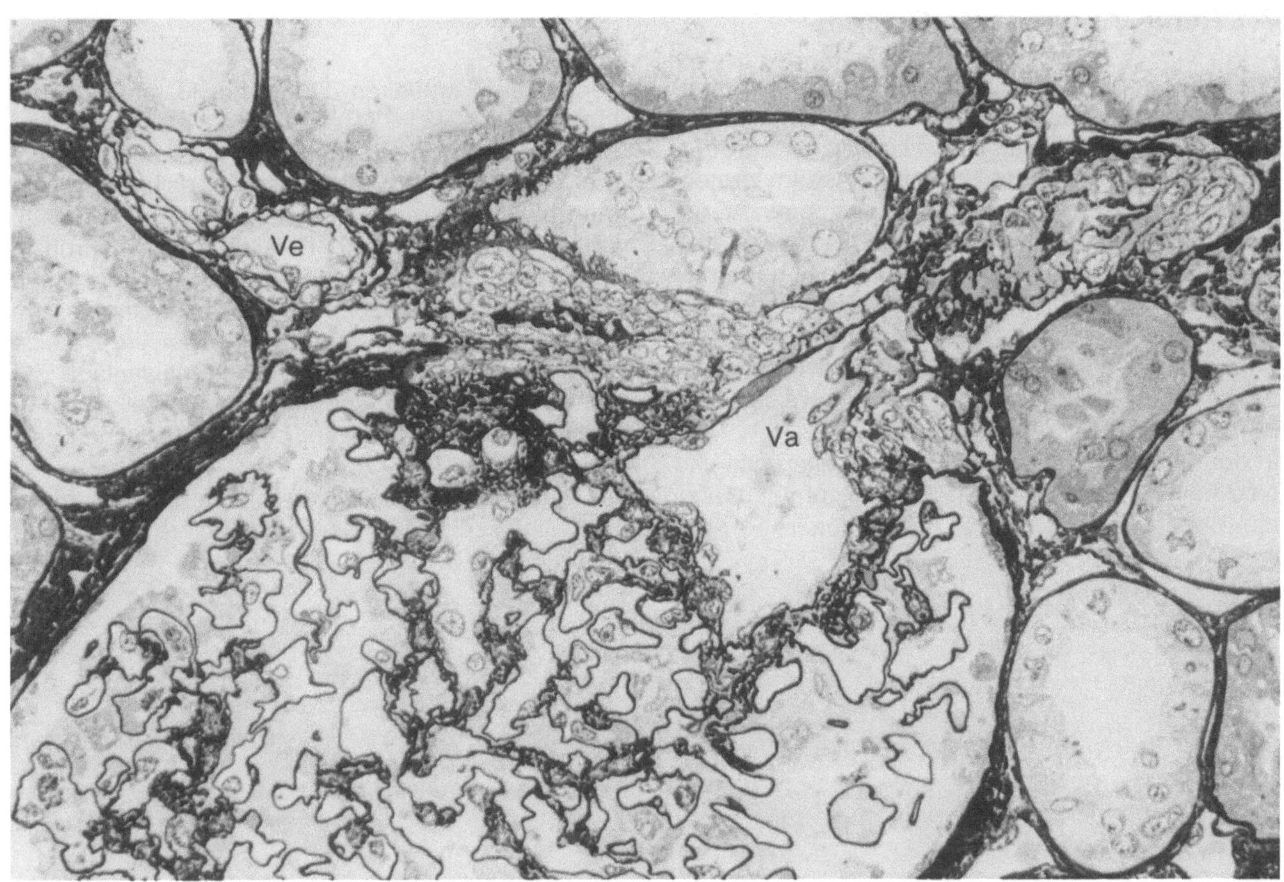

Abb. 80
Glomerulärer Gefäßpol einer menschlichen Niere; von rechts kommend das Vas afferens (Va), nach links abgehend das Vas efferens (Ve). Zwischen Gefäßpol des Glomerulus und dem darüber gelegenen Abschnitt des Tubulus contortus II mit Macula densa finden sich die teilweise zu epitheloiden Zellen umgewandelten Goormaghtigh-Zellen des sog. „Pol-Kissens". Die Macula densa ist erkenntlich an der in diesem Kontaktbereich (Gefäßpol) charakteristischerweise aufgesplitterten tubulären Basalmembran und den dichter stehenden hochprismatischen Tubulusepithelien. Semidünnschnitt (0,5 µm) von Kunststoff-eingebettetem Nierengewebe nach Silberprägnation (Movat). Vergrößerung: × 480 (nach D. Meyer, Ingelheim)

A Vas afferens
Go Goormaghtighsche Zellen
G granulierte myoepiteliale Zellen
M Mesangium

MD Macula densa
P_1 erstes Segment des proximalen Tubulus
P_2 zweites Segment des proximalen Tubulus
TAL Pars recta des distalen Tubulus

Abb. 79
Semidünnschnitt der Nierenrinde in Schnittebene des juxtaglomerulären Apparates (nach Kaissling, Basel).

7.1 Renin-Angiotensin-System

Granula der Myoepithelien in der Wand der A.afferentia und A.efferentia enthalten eine Substanz, die immunhistochemisch als *Renin* identifiziert wurde [1, 2, 5, 19, 27]. Renin (Abk. R.) ist eine Aspartylprotease (E.C. 3.4.99.19), die aus Angiotensinogen Angiotensin I generiert (Abb. 81, 83, 89). Aktives R. entsteht nach proteolytischer Spaltung eines höhermolekularen „*Prorenins*" (Molgewicht ca 60 kD) [14, 19]. R.Aktivität läßt sich nicht nur in umschriebenen, sondern auch längerstreckigen Gefäßbereichen, insbesonders der afferenten Arteriolen nachweisen ([31, 34], Abb. 81, 82).

In der Mausniere weisen 100% der A.afferentia und ca 20–40% der A.efferentia R.-Aktivität auf, wobei die A.afferentia kortikaler Glomeruli höhere R.-Konzentrationen enthalten als die der juxtamedullären (Taugner et al. [31–34]).

Die R. enthaltenden spezifischen *Granula* treten in drei verschiedenen ultrastrukturell definierten Formen auf (rund, glatt, S-förmig gewinkelt; [27, 37]). Ontogenetisch läßt sich R.-Aktivität schon früh in vaskularisierten Mesenchymverbänden in der Nähe des S-förmigen prospektiven Tubulussegmentes immunhistologisch lokalisieren [24]. Hier, im Bereich des vaskulären Pols der Glomerulusanlage (5. Schwangerschaftswoche), kommt intrazelluläres R. in einem relativ homogenen cytoplasmatischen Verteilungsmuster vor.

Im Gegensatz zu Nieren verschiedener Nager sind R.-haltige Zellen in der Humanniere wesentlich

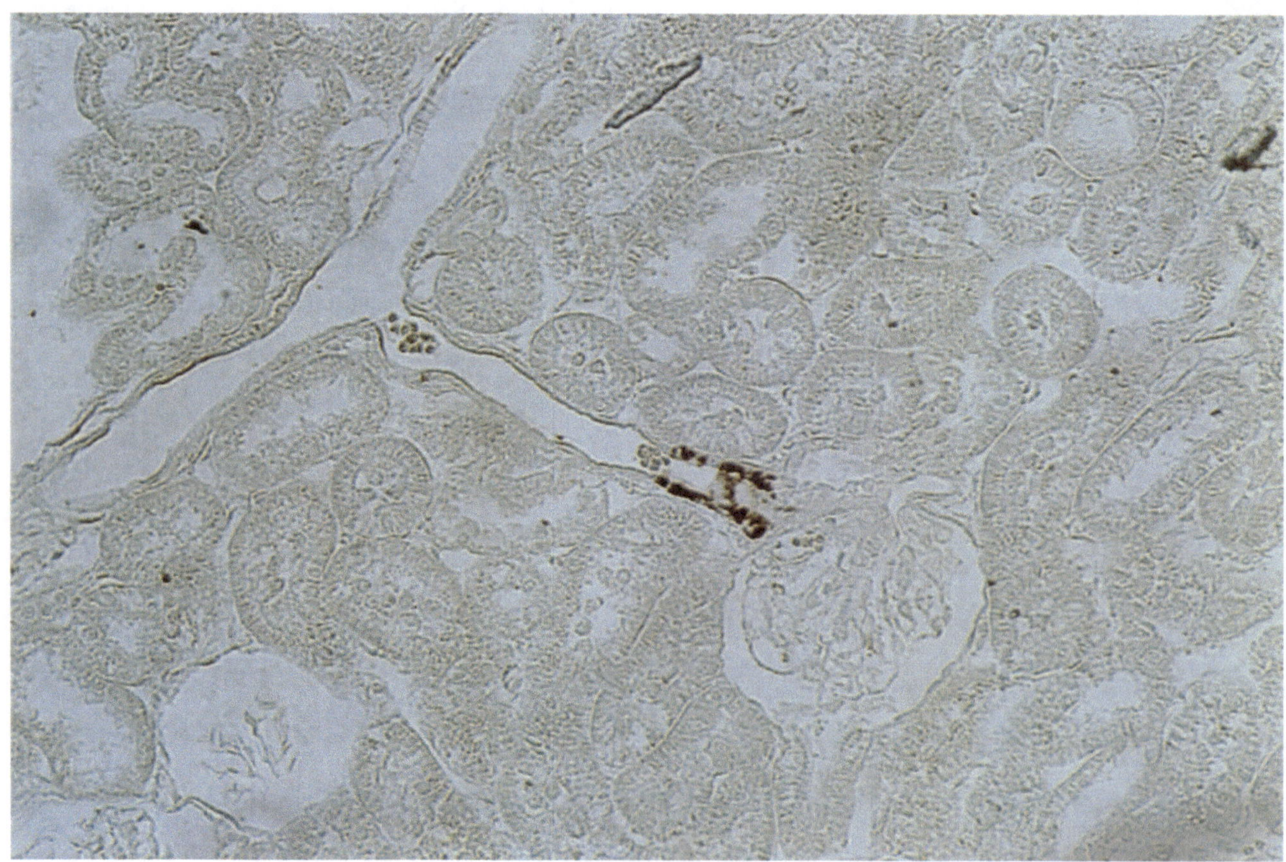

Abb. 81
Nachweis von Reninaktivität in granulierten myoepitheloiden Zellen des Vas afferens der Niere unter Verwendung eines spezifischen Antikörpers gegen Renin (PAP-Methode); Vergrößerung: × 240 (nach Taugner, Heidelberg). An Serienschnitten läßt sich Angiotensin II in identischer Lokalisation immunhistochemisch nachweisen. Einzelheiten siehe Text.

schwerer nachzuweisen. Normalerweise enthält die menschliche Niere nur sehr wenige R.-haltige Granula. R.-positive Granula nehmen jedoch unter verschiedenen pathologischen Bedingungen zu [21, 37]. Der Nachweis vieler R.-haltiger Sekretgranula steht offenbar in keinem Zusammenhang mit der Höhe des systemischen Blutdrucks. Viele Granula deuten eher auf einen Speicherungszustand als auf eine gesteigerte Syntheseaktivität hin. Unter tierexperimentellen Bedingungen nimmt die R.-aktivität nach Haemorrhagie oder Nierenarterienverschluß im juxtaglomerulären Apparat zu, während akute Volumenbelastung den gegenteiligen Effekt bewirkt.

Die *Sekretion* von R. an kortikalen Nierenschnitten wird durch hohe extrazelluläre K^+-Konzentration, ADH, Angiotensin II (= A II), Ouabain, einem Inhibitor der Na^+-, K^+-ATPase, *gehemmt*; gleiches bewirkt chronische Gabe von NaCl und $CaCl_2$. Ein isolierter Effekt von Cl^- auf die Reninfreisetzung beim Menschen wird diskutiert [16]. Andererseits greift die intrazelluläre Ca^{++}-Konzentration der juxtaglomerulären Zellen modulativ in den R.-Sekretionsmechanismus ein [23]. *Ca^{++}-Antagonisten* wie z.B. Verapamil, Nifedipin, Diltiazem vermögen den inhibitorischen Effekt von A II, Ouabain und hoher K^+ Konzentration auf die R.-Sekretion aufzuheben. Da Verapamil den transmembranalen Einstrom von Ca^{++} in die Zelle blockiert, jedoch selbst keinen Einfluß auf die basale R.-Sekretion hat, liegt es nahe, daß die Hemmwirkung obiger Substanzen auf die R-Sekretion über einen erhöhten Ca^{++}-Einstrom in die Zellen des juxtaglomerulären Apparats erfolgt. Umgekehrt begünstigte ein vermehrter Ca^{++}-Efflux die R.-Freisetzung [23]. Ein derartiger Mechanismus wird z.B. für die β-adrenerge Stimulation der R.-Freisetzung, etwa durch Katecholamine, angenommen. Parallel einem noradrenerg vermittelten Ca^{++}-Ausstrom wird mehr R. sezerniert. Die durch Katecholamine geförderte R.-Freisetzung über β-Rezeptoren [17], erfolgt wahrscheinlich über eine Erhöhung des transzellulären elektrochemischen Na^+-Gradienten, d.h. einem aktivierten Na^+-K^+-Austausch. Infolgedessen verlassen als Antiport Ca^{++} begünstigt die Zelle. Dieser erhöhte Ca^{++}-Ausstrom stimuliert dann die R.-Sekretion. β-Rezeptorenblocker wie z.B. Propanolol hemmen sowohl den Ca^{++}-Ausstrom wie auch die Noradrenalin-vermittelte R.-Sekretion. Na^+-Ionen im Bereich der Macula densa des distalen Tubulus vermögen offenbar inaktives Renin schnell in aktives umzuwandeln (Effektormechanismus des tubuloglomerulären feedbacks [25]). Inaktives „Prorenin" existiert nicht nur in der Niere, sondern auch im Plasma [14, 29], bei Gesunden in einer Konzentration von unter 50 ng/ml/Std, während es bei Diabetikern mit Mikroangiopathie erhöht ist [20]. Die erhöhte (enzymatische) R.-Aktivität im Plasma von Patienten mit Nierenversagen ist wahrscheinlich auf die Defizienz eines R.-Inhibitors zurückzuführen: Einem R-Inhibitor von 65 kD und 55 kD im Plasma von Uraemikern fehlte eine essentielle, normalerweise präsente neutrale Lipidkomponente [18].

Spezifische *R.-Inhibitoren* können für eine antihypertensive Therapie bedeutsam werden [12, 35]: bekannt sind u.a. Antikörper gegen R. [1, 6, 9], Peptid-Inhibitoren saurer Proteasen (Typ Pepstatin), Substrat (= Angiotensinogen)-Analoga, zumeist Oktapeptide (= essentielle minimale Proteinsequenz) und Prorenin-Peptide [11, 12, 26, 35].

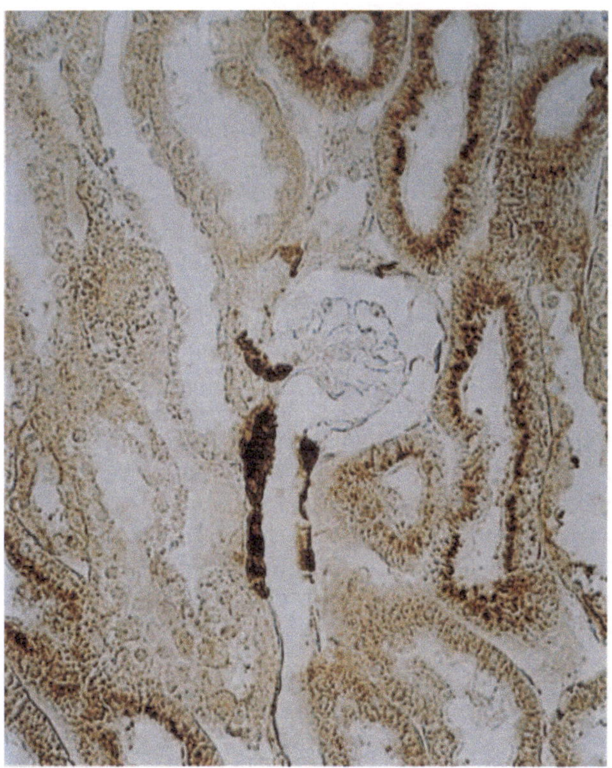

Abb. 82
Immunhistologische Darstellung von Renin im Vas afferens und efferens der Niere (Maus) nach Inkubation des Gewebsschnitts mit einem sehr hochtitrigen Antiserum. Zusätzlicher Nachweis des filtrierten und durch Pinozytose reabsorbierten Renins im proximalen Tubulus. PAP-Methode; Vergrößerung: × ca. 160 (nach Taugner, Heidelberg).

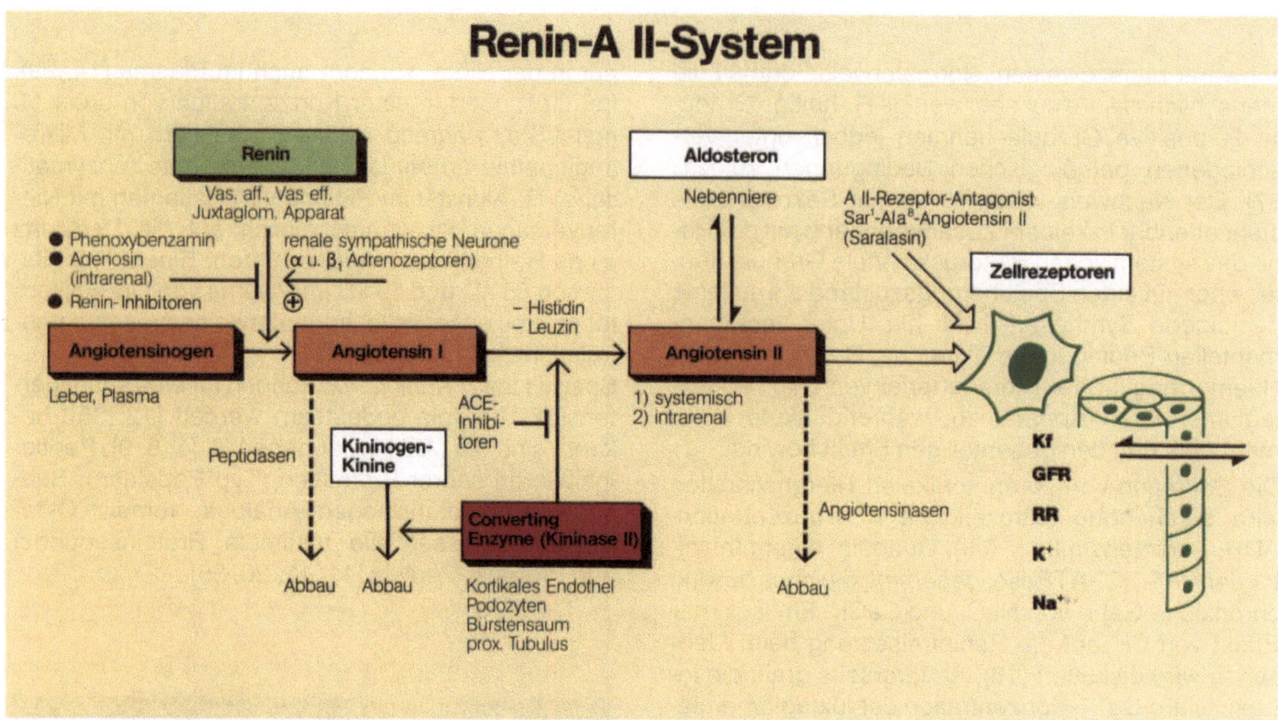

Abb. 83
Flußdiagramm des Renin-Angiotensin II-Systems.

Die essentielle Sequenz des R.-Substrats (His-Pro-Phe-His-Leu-Leu-Val-Thyr) ist Ausgangspunkt in der Entwicklung spezifischer, zumeist kompetitiver R.-Inhibitoren: Ein synthetischer R.-Inhibitor, Teil einer Angiotensinogen-Sequenz, enthält anstelle der R.-sensiblen (Spaltungsstelle) Leu^{10}-Val^{11}-Position die Aminosäure Statin. Es handelt sich um ein Tetrapeptid der Konfiguration: Boc-Phe-His-ACHPA-Leu-2-pyridilmethamid, nach dessen i.v. Gabe parallel mit der A II Konzentration der arterielle Mitteldruck abfällt [28].

Als weitere endokrine Aktivität des juxtaglomerulären Apparats und der Gefäße findet sich A II in enger Beziehung zu R.-haltigen Zellen (= *Koexistenz* zwischen R und A II, nach [4, 19, 26, 30–34]; Abb. 81). Man spricht vom *intrarenalen* R.-A II-System und grenzt dieses dem R.-A II-System des Plasmakompartments ab. Das lokale gewebshormonelle System ist gegenüber dem zirkulierenden R-A II-System für die renale Haemodynamik und den Blutdruck (zusätzlich unabhängiges zerebrales R.-A II-System [10]) wahrscheinlich das entscheidende Regulativ [10, 11, 15, 26, 30, 32]. A II beeinflußt den Filtrationskoeffizienten, moduliert den peripheren Gefäßwiderstand usw.: A II entsteht dort, wo es wirkt [15, 22]. Zusätzlich stimuliert es die Angiogenese und soll vor lokaler Ischaemie schützen [7]. A II-Immunreaktivität findet sich u.a. in Mesangiumzellen, von denen bekannt ist, daß sie A II akkumulieren, andererseits als Zielzellen A II-Rezeptoren besitzen [8]. A II stimuliert die *Aldosteronsekretion* in der zona glomerulosa der Nebenniere. Bei essentiellen Hypertonikern mit niedriger Plasmareninaktivität (= PRA) ist die A II-vermittelte Aktivierung von Aldosteron gegenüber essentiellen Hypertonikern mit hoher PRA gesteigert. Ähnliches ist unter Dopamin-Antagonisten (z.B. Metoclopramid) zu beobachten, während Dopamin selbst den A II-induzierten maximalen Anstieg von Aldosteron hemmt, besonders bei essentiellen Hypertonikern mit niedriger PRA [36]. Aldosteron produzierende Adenome unterliegen nicht einer Stimulierung durch A II.

Literatur

[1] Camilleri, J.P., Phat, V.N., Bariety, J., Corval, P., Menard, J.: Use of specific antiserum for renin detection in human kidney. J. Histochem. Cytochem. 28, 1343–46 (1980)

[2] Campbell, D.J.: The site of angiotensin production: J. Hypertens. 3, 199–207 (1985)

[3] Celio, M.R., Inagami, T.Q.: Renin in the human kidney. Histochemistry 72, 1–40 (1981)

[4] Celio, M.R.: Angiotensin II immunoreactivity coexisting with renin in the human juxtaglomerular epithelioid cells. Kidney int. 22, 30–32 (1982)

[5] Cook, W.F.: Cellular localization of renin. In: Fisher, J.W. (Ed.): Kidney Hormones. Academic Press, New York 1971, pp. 117–28

[6] Dzau, V.J.: In vivo inhibition of Renin by antirenin antibodies: potential experimental and clinical applications: J. Cardiovasc. Pharmacol. 7, Suppl. 4, S53–S57 (1985)

[7] Fernandez, L.A., Twickler, J., Mead, A.: Neovascularization produced by angiotensin II: J. Lab. Clin. Med. 105, 141–145 (1985)

[8] Foidart, J., Sraer, J., Delarue, F., Mathieu, P., Ardaillou, R.: Evidence for mesangial glomerular receptors for angiotensin II linked to mesangial cell contractility. Fed. Europ. Biochem. Soc. 121, 333–43 (1980)

[9] Galen, F.X., Devaux, C., Atlas, S., et al.: New Monoclonal Antibodies Directed Against Human Renin. J. Clin. Invest. 74, 723–735 (1984)

[10] Ganten, D., Hermann, K., Unger, T., Lang, R.E.: The tissue renin-angiotensin-system: focus on brain angiotensin, adrenal gland and arterial wall. Clin. Exp. Hypertens. (A) 5, 1099–1118 (1984)

[11] Ganten, D., Ritz, E. (Eds.): Lehrbuch der Hypertonie, Schattauer 1985

[12] Haber, E.: Which inhibitors will give us true insight into what renin really does?: J. Hypertens. 2, 223–230 (1984)

[13] Hartroft, P.M., Sutherland, L.E., Hartroft, W.: Juxtaglomerular cells as the source of renin: further studies with the fluorescent antibody technique and the effect of passive transfer of antirenin. Canad. med. Ass. J. 90, 163–66 (1964)

[14] Hsueh, W.A., Carlson, E.J., Dzau, V.J.: Characterization of inactive renin from human kidney and plasma: evidence of a renal source of circulating inactive renin. J. Clin. Invest. 71, 506–517 (1983)

[15] Itoh, S., Carretero, O.A., Murray, R.D.: Renin release from isolated afferent arterioles: Kidney Int. 27, 762–767 (1985)

[16] Koletzky, R.J., Dluhy, R.G., Cheron, R.G., Williams, G.H.: Dietary chloride modifies renin release in normal humans. Amer. J. Physiol. 10, 361–63 (1981)

[17] Kopp, U., Aurell, M., Nilsson, I.M., Ablad, B.: The role of beta-1-adrenoceptors in the renin release to graded renal sympathetic nerve stimulation. Pflügers Arch. 387, 107–13 (1980)

[18] Kotchen, T.A., Talwalkar, R.T., Kaul, K.: Identification of renin inhibitors in normal and uremic plasma: J. Lab. Clin. Med. 105, 286–293 (1985)

[19] Lacasse, J., Ballak, M., Mercure, Ch. et al.: Immunocytochemical localization of renin in juxtaglomerular cells J. Histochem. Cytochem. 33, 323–332 (1985)

[20] Luetscher, J.A., Kraemer, F.B., Wilson, D.M., Schwartz, H.C., Bryer-Ash, M.: Increased plasma inactive renin in diabetes mellitus. N. Engl. J. Med. 312, 1412–1417 (1985)

[21] Nochy, D., Barres, D., Camilleri, J.P., Bariety, J., Corval P., Menard, J.: Abnormalities of renin-containing cells in human glomerular and vascular renal diseases. Kidney int. 23, 375–79 (1983)

[22] Oliver, J.A., Sciacca, R.R.: Local Generation of Angiotensin II as a Mechanism of Regulation of Peripheral Vascular Tone in the Rat. J. Clin. Invest. 74, 1247–1251 (1984)

[23] Park, C.S., Han, D.S., Fray, J.C.S.: Calcium in the control of renin secretion: Ca^{2+} influx as an inhibitory signal. Amer. J. Physiol. 9, 70–74 (1981)

[24] Phat, V.N., Camilleri, J.P., Bariety, J., Galtier, M., Baviera, E., Corval, P., Menard, J.: Immunohistochemical characterization of renin-containing cells in the human juxtaglomerular apparatus during embryonal and fetal development. Lab. Invest. 45, 387–90 (1981)

[25] Ploth, D.W., Roy, R.N.: Renin-angiotensin influence on tubuloglomerular feedback activity in the rat. Kidney int. 22, 114–21 (1982)

[26] Ritz, E., Massry, S.G. (Vol. Eds.): Issues in Glomerulonephritis and renin-system (Renin-Angiotensin system), Contr. Nephrol. 43, Karger 1984

[27] Ryan, G.B., Alcorn, D., Coghlan, J.P., Hill, P.A., Jacobs, R.: Ultrastructural morphology of granule release from juxtaglomerular myoepithelioid and peripolar cells. Kidney int. 22, Suppl. 12, S3–S8 (1982)

[28] Schölkens, B.A., Albus, U., Breipohl, G., Frühbeis, H., Knolle, J., Ruppert, R.: Computer graphics modelling of new Renin inhibitors: Naunyn-Schmiedeberg's Arch. Pharmacol. 329, Suppl.: R 62 (1985)

[29] Sealey, J.E., Atlas, S.A., Laragh, J.H.: Prorenin and other large molecular weight forms of renin: Endocrin. Rev. 1, 365–391 (1980)

[30] Taugner, R., Hackenthal, E., Helmchen, U., Ganten, D., Kugler, P., Marin-Guez, M., Nobiling, R., Unger, Th., Lockwald, I., Keilbach, R.: The intrarenal renin-angiotensin system: an immunocytochemical study on the localization of renin, angiotensinogen, converting enzyme and the angiotensins in the kidney of mouse and rat. Klin. Wschr. 60, 1218–1222 (1982)

[31] Taugner, R., Hackenthal, E., Nobiling, R., Harlacher, M., Reb, G.: The distribution of renin in the different segments of the renal arterial tree. Histochemistry 73, 75–88 (1981)

[32] Taugner, R., Hackenthal, E., Ritz, E., Nobiling, R., Poulsen, K.: Immunocytochemistry of renin-angiotensin system: renin, angiotensin I, angiotensin II and converting enzyme in the kidney of mice, rats and tree shrews. Kidney int. 22, Suppl. 12, 33–43 (1982)

[33] Taugner, R., Hackenthal, E., Inagami, T., Nobiling, R., Poulsen, K.: Vascular and tubular renin in the kidneys of mice. Histochemistry 75, 473–484 (1982)

[34] Taugner, C., Poulsen, K., Taugner, R.: Immunocytochemical localization of renin in mouse kidney. Histochemistry 62, 19–27 (1979)

[35] Tree, M., Szelke, M., Leckie, B. et al.: Renin inhibitors: their use in understanding the role of angiotensin II as a pressor hormone: J. Cardiovasc. Pharmacol. 7, (Suppl. 4) S49–S52 (1985)

[36] Witzgall, H., Lorenz, R., von Werder, K., Weber, P.C.: Dopamine reduces aldosterone and 18-hydroxycorticosterone response to angiotensin II in patients with essential low-renin hypertension and idiopathic hyperaldosteronism: Clin. Sci. 68, 291–299 (1985)

[37] Zavagli, G., Aleotti, A., Farinelli, A.: Human renin granules: ultrastructural aspects. Nephron 33, 29–33 (1983)

7.2 Angiotensin Converting Enzyme, Angiotensinasen

Renin (od. Cathepsin, Pepsin, Isorenin) generiert aus Angiotensinogen durch limitierte Proteolyse das Decapeptid A I. (Abb. 83, 89) *Angiotensin converting enzyme* (ACE) spaltet von A I endständig His-Leu ab und transformiert somit A I in stark vasokonstriktorisch wirksames A II [3, 5] das im negativen feedback die Reninfreisetzung hemmt. ACE ist eine Dipeptidylcarboxypeptidase (= Kininase II, E.C. 3.4.15.1), ein membrangebundenes Glykoprotein, das in glatten Muskelzellen der Gefäße zusammen mit Renin, A I, A II vorkommt [5, 7, 26]. In der Niere ist ACE zusätzlich im proximalen Tubulus (Bürstensaum) lokalisiert. Hier würde glomerulär filtriertes A I in A II konvertiert. Unklar ist, inwieweit tubulär gebildetes A II kreislaufwirksam ist, da an gleicher Stelle potente mikrovilläre A II-abbauende Peptidasen vorkommen [2, 13, 20]. Im Blut und in verschiedenen Geweben lassen sich, nach der elektrophoretischen Mobilität, sog. multiplen Formen des ACE unterscheiden [29]. Im Elektropherogramm sind Serum-ACE und Nieren-ACE nicht identisch, wahrscheinlich aufgrund unterschiedlichen Neuraminsäuregehalts des Enzyms. ACE-Aktivität läßt sich photometrisch über das Substrat p-Hydroxy-benzoyl-Gly-L-His-L-Leu bestimmen. Neben der Biogenese von A II über A I durch ACE kann A II auch *direkt* aus Angiotensinogen unter Vermittlung von Proteinasen wie Cathepsin G, Trypsin und Kallikrein entstehen. Eine als

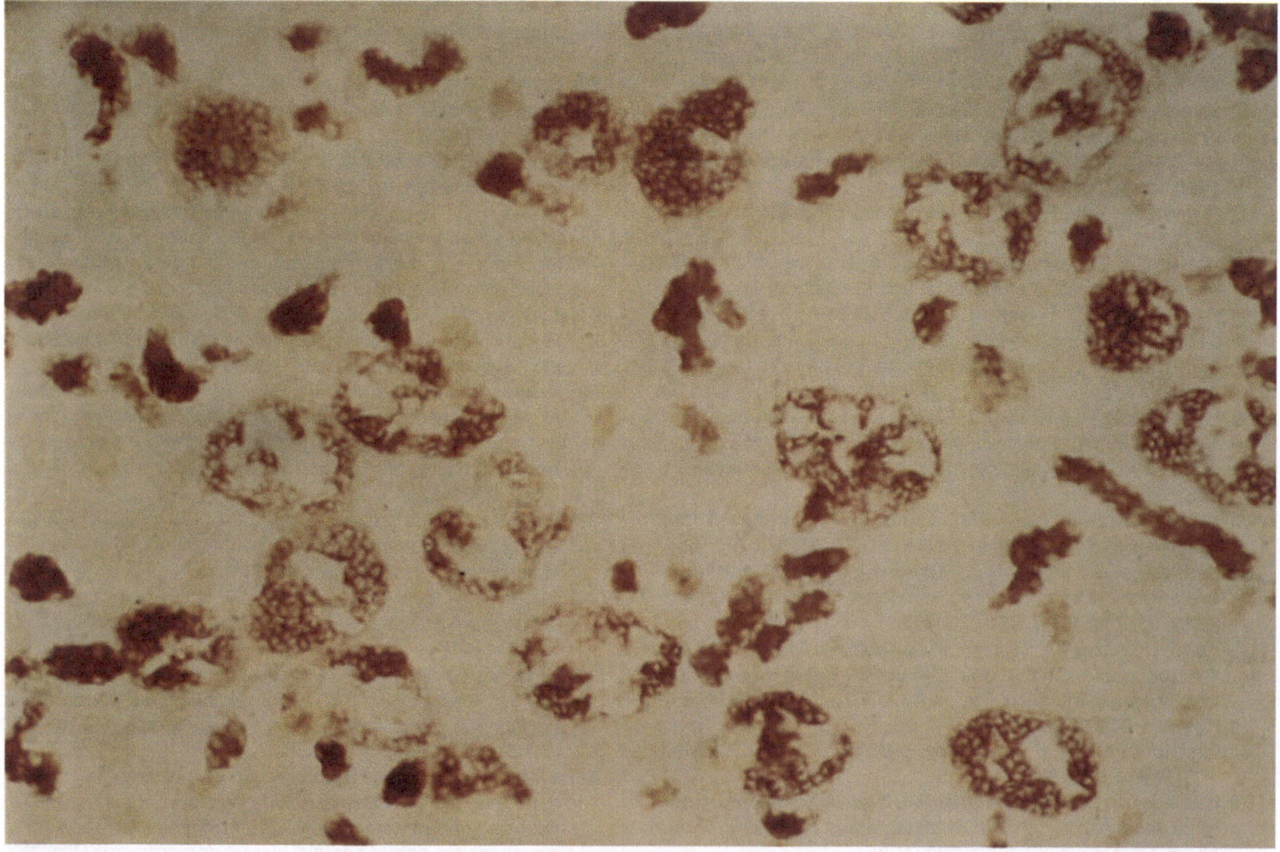

Abb. 84
Histochemische Verteilung der Angiotensinase A-Aktivität (Aminopeptidase A: APA) in der menschlichen Fetalniere (26 SSW). Im Vergleich zu Abb. 85 restriktive Verteilung des Enzyms in den Tubuli, zugleich eher geringe glomeruläre APA-Aktivität bei wenig ausgereiften Podozyten und endothelialem Gefäßbaum. Gefrierschnitt; Vergrößerung: × ca. 80.

„Tonin" bezeichnete Serinprotease, im apikalen Zytoplasma von Epithelien des distalen Tubulus contortus vorkommend, generiert z.B. über diesen Weg A II; d.h. ohne Beteiligung von Renin oder ACE [14]. Zwischen der A II-Bildung und dessen Abbau besteht ein Gleichgewicht. Etwa ⅔ der zirkulierenden A II Aktivität (venös > arteriell) werden im kapillären Gefäßbett durch ortsständige *Angiotensinasen* – weniger durch entsprechende plasmatische Enzyme – inaktiviert, wobei die Nieren mit bis zu 90% den organbezogenen Hauptanteil ausmachen. Zellen des Goormaghtighschen Sockelplasmodiums, die Membranen der Podozyten und glomerulären Endothelien wie die Tubuli enthalten eine *Aminopeptidase A* (E.C. 3.4.11.7), die sowohl A I wie A II abbaut ([9–13]; Abb. 84–87). Aminopeptidase A (APA; = *Angiotensinase A*) findet sich schon früh in der Fetalniere, liegt aber in der Erwachsenenniere in höherer Konzentration vor (Abb. 84). Die Lokalisation der APA im glomerulären Gefäßbett spricht dafür, daß das Enzym u.U. den renalen Blutfluß über die lokal wirksame A II-Aktivität modulieren könnte [10], ein weiteres Indiz für die Komplexität des intrarenalen Renin-Angiotensin-Systems.

Neben der APA wird A II auch über eine mikrovilläre Peptidase, die *Aminopeptidase M* (APM, E.C. 3.4.11.2) inaktiviert; wahrscheinlich ist dieses Enzym mit der Ala(Gly,-Leu)-Aminopeptidase, einem Zn-haltigem Glykoprotein von 240 kD identisch [20]. APM kommt nicht wie die APA im Glomerulus vor. Beide Enzyme sind im Harn von Gesunden und Nierenkranken, hier allerdings in anderer Aktivität, nachweisbar [21].

ACE bildet nicht nur A II, sondern inaktiviert auch den

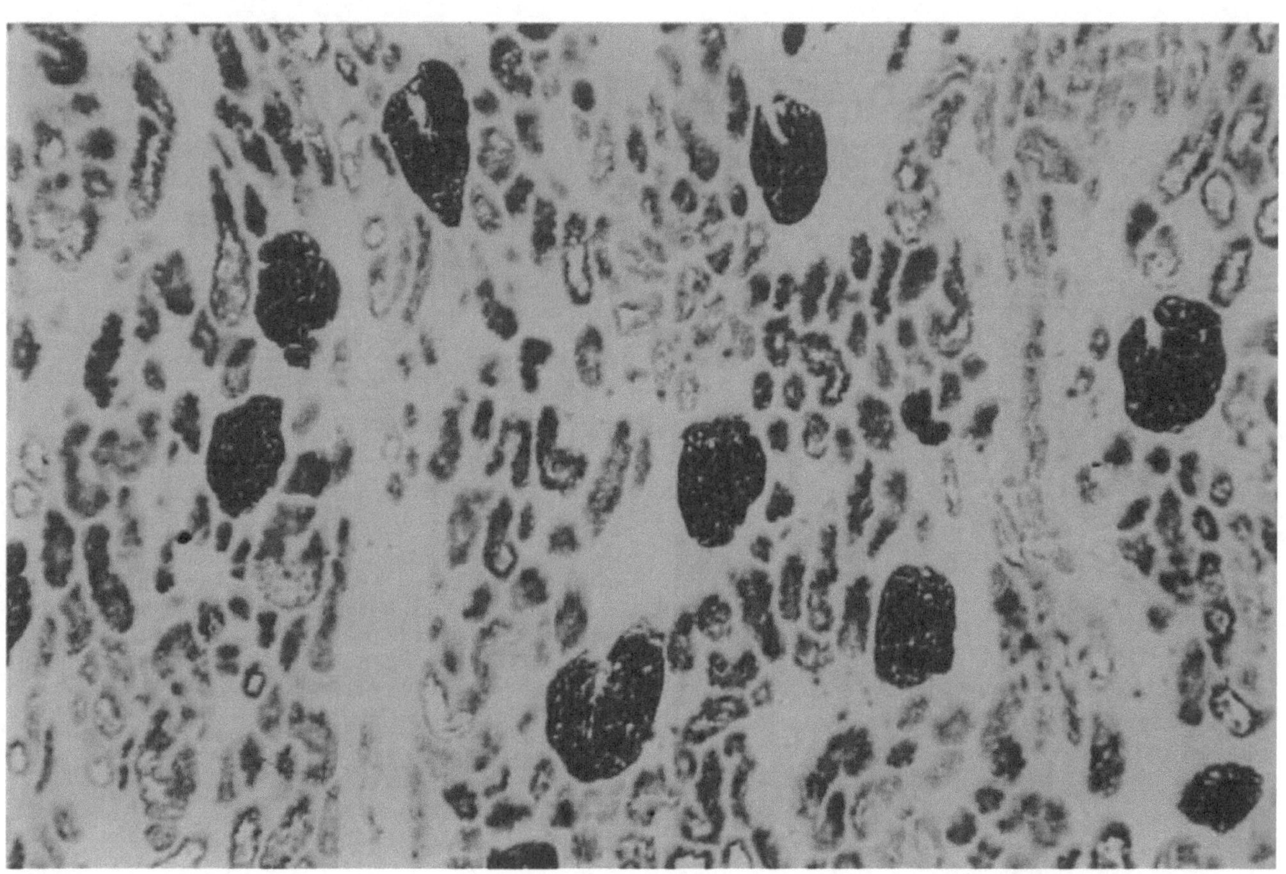

Abb. 85
Angiotensinase A (Aminopeptidase A: APA)-Aktivität in der adulten Humanniere. Positive Reaktion geben Glomeruli (Podozyten, Endothel) und proximale/distale Tubuli (vgl. auch Abb. 84). Vergrößerung: × ca. 60

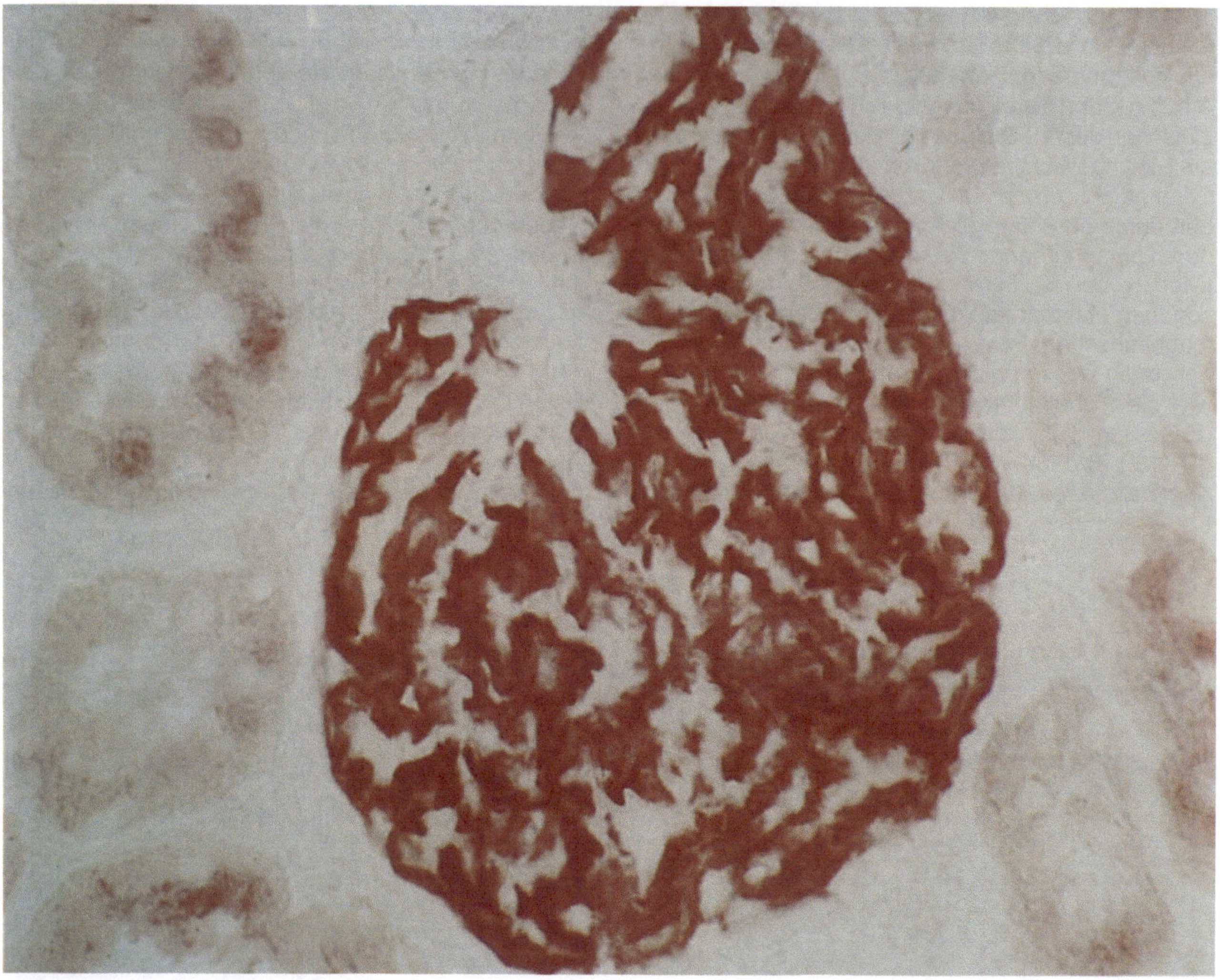

Abb. 86
Glomerulus einer Humanniere mit Nachweis hoher Angiotensinase A-Aktivität. Vergrößerung: × ca. 400

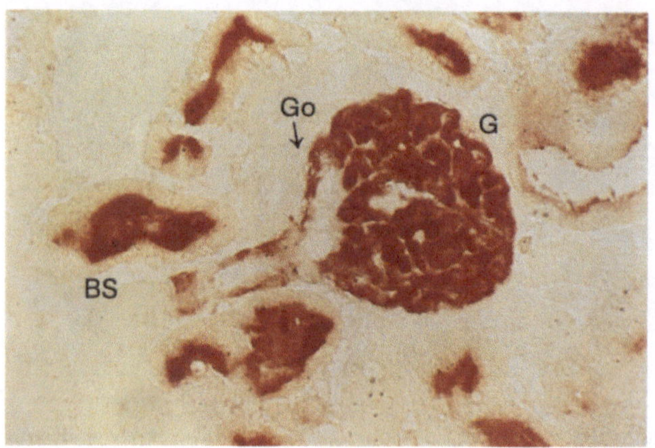

Abb. 87
Histochemischer Nachweis der Angiotensinase A (Aminopeptidase A) in der Rattenniere, 9 Tage nach Adrenalektomie. Glomerulus (G; Podozyten und Endothelzellen), das Goormaghtighsche Zellfeld (Go) sowie die Bürstensäume der proximalen Tubuli (BS) reagieren positiv. Die enge räumliche Assoziation des Enzyms mit der intrarenalen Renin-Angiotensin II-Aktivität (vgl. Abb. 82) läßt vermuten, daß die Angiotensinase an der lokalen Regulation des renalen Blutflusses und der Ultrafiltration beteiligt ist. 10 μm dicker Kryotatschnitt; Vergrößerung: × 200 (nach Kugler, Würzburg).

potentiellen Gegenspieler *Bradykinin*, das vasodilatatorische Peptid aus dem Abbau des Kallidins (aus Kininogen), durch Abspaltung eines C-terminalen Dipeptids (s. Abschnitt 7.4). Der blutdrucksenkende Effekt von *ACE-Hemmern* wie z.B. vom Typ des Captopril, Enalapril oder Ramipril ist sowohl über die Vermittlung von Bradykinin („Kininakkumulation") wie über die verminderte Konversion von A I in A II denkbar [24, 27, 28]. Captopril induziert die Prostaglandinsynthese, sei sie über Kinine vermittelt oder nicht (Abschnitte 7.3, 7.4) [5].

Bei Niereninsuffizienten (Uraemikern) und Dialysepatienten ist die ACE-Aktivität im Serum erhöht [17, 19]; dasselbe gilt für Patienten mit essentieller und renovaskulärer Hypertonie: hier korrelierte die ACE-Aktivität invers mit dem Alter, dem arteriellen Mitteldruck, und war positiv mit der Plasma-Reninaktivität (= PRA) korreliert [16]. Unter ACE-Hemmer fällt im allgemeinen die „ACE-Aktivität" im Serum ab, nimmt unter Diuretika zu und bleibt unbeeinflußt durch β-Blocker [16, 24, 27]. Nach anderen Daten steigt die ACE-Aktivität unter ACE-Inhibition im Serum und Plasma an, und zwar durch kompensatorisch stimulierte Biosynthese des geblockten Enzyms [1, 4], um nach Absetzen der Therapie (Captopril) wieder abzufallen [4]. Bei Gesunden führt Enalapril (20 mg oral) zu Blutdruckabfall ohne Auftreten einer Reflextachycardie; die Plasma-Katecholaminkonzentrationen blieben konstant, ACE und Aldosteron-Aktivität nahmen ab, PRA stieg an, Sensitivität und Effizienz des Baroreflexes wurden nicht beeinträchtigt [6, 8].

Die Hemmung von ACE kann die renale Durchblutung GFR und Na^+-Exkretion verbessern. Intraarterielle Injektion von Enalaprilat oder Ramipril erhöht den RPF (RBF) um 10–16% und vermindert signifikant den renalen und systemischen Gefäßwiderstand [22], ACE-Inhibitoren können die Progression einer Nierenfunktionsverschlechterung bei exp. Glomerulopathie verringern [15] sowie die Proteinurie bei diabetischer Nephropathie über Verringerung einer *intrarenalen* Hypertension verbessern [25]. Organgebundenes ACE (Nieren, Herz) wird durch ACE-Inhibitoren effektiver und langfristiger blockiert als zirkulierendes ACE. Bei Risikopatienten, insbesonders bei Störungen der Herz- und Hirndurchblutung verbunden mit Hypovolaemie und Hyponatriaemie, kann die Gabe potenter ACE-Hemmer die Nierenfunktion verschlechtern: Die durch eine kritische A II-Konzentration vermittelte postglomeruläre Vasokonstriktion (A.efferens), noch essentiell für eine ausreichende glomeruläre Perfusion und Ultrafiltration, wird durch ACE-Hemmer weiter vermindert. Unter diesen Bedingungen kann bei nur geringgradig zusätzlich erniedrigtem Blutdruck die GFR drastisch abfallen [18]. Aufschlüsse über die renale Hämodynamik sind wahrscheinlich weniger über Messungen peripherer Konzentrationen von A II oder ACE zu erhalten, sondern eher über die Erforschung des *lokalen* intrarenalen A II-generierenden (Renin, Angiotensinogen, ACE, Tonin) und koinzident inaktivierenden Systems (APA, APM) [7, 10, 26–28].

Literatur

[1] Boomsma, F., DeBruyn, H.B., Derkx, F.H.M., Schalekamp, M.A.D.H.: Opposite effects of captopril on angiotensin I converting enzyme „activity" and „concentration": relation between enzyme inhibition and long-term blood pressure response. Clin. Sci. 60, 491–98 (1981)

[2] Erdös, E.G.: Enzymes that inactivate vasoactive peptides. In: Brodie, B.B., Gillette, J. (Eds.): Handbook of Experimental Pharmacology 28/2. Springer, Berlin–Heidelberg–New York 1971, pp. 620–53

[3] Erdös, E.G.: Conversion of angiotensin I to angiotensin II. Amer. J. Med. 60, 749–59 (1976)

[4] Forslund, T., Tikkanen, I., Fyhrquist, F.: Decrease of serum angiotensin converting enzyme activity after discontinuation of captopril treatment. Acta pharmacol. 53, 78–80 (1983)

[5] Galler, M., Backenroth, R., Folkert, V.N., Schlöndorff, D.: Effects of converting enzyme inhibitors on prostaglandin synthesis by isolated glomeruli and aortic strips from rats: J. Pharmacol. Exp. Ther. 220, 23–28 (1982)

[6] Giudicelli, J.F., Berdeaux, A., Edouard, A. et al.: The effect of enalapril on baroreceptor mediated reflex function in normotensive subjects: Br. J. clin. Pharmac. 20, 211–218 (1985)

[7] Hall, E.R., Kato, J., Erdös, E.G., Robinson, C.J.G., Oshima, G.: Angiotensin I converting enzyme in the nephron. Life Sci. 18, 1299–1304 (1976)

[8] Kelly, J.G., Doyle, G., Donohue, J. et al.: Pharmacokinetics of enalapril in normal subjects and patients with renal impairment: Brit. J. Clin. Pharm. 21, 63–69 (1986)

[9] Kugler, P.: An angiotensin-degrading aminopeptidase in the rat kidney. Advanc. Anat. Embryol. Cell Biol. 76 (1982)

[10] Kugler, P.: Histochemistry of angiotensinase A in the glomerulus and the juxtaglomerular apparatus. Kidney int. 22, 44–8 (1982)

[11] Kugler, P.: Localization of aminopeptidase A (angiotensinase A) in the rat and mouse kidney. Histochemistry 72, 269–78 (1981)

[12] Kugler., P.: Aminopeptidase A is angiotensinase A: quantitative histochemical studies on the kidney glomerulus. Histochemistry 74, 229–45 (1982)

[13] Kugler, P., Wolf, G., Scherberich, J.E.: Histochemical demonstration of peptidases in the human kidney: Histochemistry 83, 337–341 (1985)

[14] Ledoux, St., Gutowska, J., Garcia, R., Thibault, G., Cantin, M., Genest, J.: Immunohistochemical localization of tonin in rat salivary glands and kidney. Histochemistry 76, 329–39 (1982)

[15] Meyer, T.W., Anderson, S., Rennke, H.G., Brenner, B.M.: Converting enzyme inhibitor therapy limits progressive glomerular injury in rats with renal insufficieny: Am. J. Med. 79, (suppl. 3C), 31–36 (1985)
[16] Niarchos, A.P., Resnick, L.M., Weinstein, D.L., Laragh, J.H.: Angiotensin I converting enzyme activity in hypertension: Am. J. Med. 79, 435–444 (1985)
[17] Nielsen, A.H., Knudsen, E., Kristensen, S.D.: Serum Angiotensin-converting enzyme increases during hemodialysis: Nephron 40, 100–103 (1985)
[18] Packer, M.: Is the renin-angiotensin system really unnecessary in patients with severe chronic heart failure: the price we pay for interfering with evolution: J. Am. Coll. Cardiol. 6, 171 (1985)
[19] Rumpf, K.W., Brat, A., Armstrong, V., Scheler, F.: Increased serum Angiotensin converting enzyme in end-stage renal disease: Nephron 40, 248–249 (1985)
[20] Scherberich, J.E., Gauhl, C., Heinert, G., Mondorf, W., Schöppe, W.: Characterization and clinical significance of membrane-bound proteases from human kidney cortex. In: Heidland, A., Hörl, W.H. (Eds.): Proteases: Potential Role in Health and Disease. Plenum Publ. Comp., New York pp. 179–190 (1984)
[21] Scherberich, J.E., Stuckardt, Cl., Wolf, G., et at.: Aminopeptidase A (Angiotensinase A) in urine of healthy subjects and patients with kidney diseases (in Vorbereitung)
[22] Schölkens, B.A., Becker, R.H.A., Kaiser, J.: Cardiovascular and antihypertensive activities of the novel nonsulfhydryl converting enzyme inhibitor 2-N-(s)-1-ethoxycarbonyl-3-phenylpropyl)-L-alanylazabicyclo-octane-carboxylic acid (Hoe 498): Arzneimittelforsch. 34, (II), 1417–1425 (1984)
[23] Soffer, R.L.: Angiotensin converting enzyme and the regulation of vasoactive peptides. Ann. Rev. Biochem. 45, 73 (1976)
[24] Stumpe, K.O.: Angiotensin-Conversions-Enzym-Hemmung: Direkte und indirekte renale Mechanismen. Klin. Wochenschr. 63, 897–906 (1985)
[25] Taguma, Y., Kitamoto, Y., Futaki, G. et al.: Effect of captopril on heavy proteinuria in azotaemic diabetics: N. Engl. J. Med. 313, 1617–1620 (1985)
[26] Taugner, R., Ganten, D.: The localization of converting enzyme in kidney vessels of the rat. Histochemistry 75, 191–201 (1982)
[27] Unger, T., Ganten, D., Lang, R.E.: Pharmacology of converting enzyme inhibitors; new aspects: Clin. Exp. Hypertens (A), 5, 1333–1354 (1984)
[28] Unger, T., Ganten, D., Lang, R.E., Schölkens, B.A.: Persistent tissue converting enzyme inhibition following chronic treatment with Hoe 498 and MK 421 in spontaneously hypertensive rats: J. Cardiovasc. Pharm. 7, 36–41 (1985)
[29] Van Sande, M., Scharpe, S.L., Neels, H.M.: Multiple forms of angiotensin-converting enzyme in human tissue and fluids: J. Clin. Chem. Clin. Biochem. 23, 381–386 (1985)

7.3 Prostaglandine (PG), Leukotriene

Nierendurchblutung und Blutdruckregulation unterliegen u.a. dem Einfluß des renalen PG-Systems [7, 8, 17, 19, 32, 40]. PG sind zyklische Fettsäuren mit 20 C-Atomen und einem Zyklopentanring. Die membrangebundene *Phospholipase* A_2 stellt die für die PG-Synthese notwendigen Vorläuferfettsäuren zur Verfügung. Aus den freigesetzten C20-Fettsäuren (Dihomo-γ-linolensäure und Arachidonsäure) entstehen über den PG-Synthetase-Komplex (PG-Zyklooxigenase) zunächst biologisch hochaktive, jedoch instabile PG-Endoperoxide (PGG_2), aus denen sich die weiteren PG-Derivate ableiten (Abb. 88). Über einen anderen Weg (Eicosapentoensäure) werden dilatatorisch wirksame PG wie PGI_3 und Thromboxan TxA_3 generiert. Die Hauptvertreter der PG entstehen jedoch aus PGG_2 unter Vermittlung der PG-Synthetase, so das PGI_2 (Prostacyclin) und schließlich das 6-Keto-$PGF_{1\alpha}$; über die PG-Isomerase PGD_2, sowie PGE_2; über die PG-Reduktase $PGF_{2\alpha}$; über die Thromboxansynthetase Thromboxan (TxA_2) und schließlich TxB_2. PGE_2 und $PGF_{2\alpha}$ stehen über die PG-9-Ketoreduktase im Gleichgewicht (Abb. 88).

Als *Gewebshormone* wirken die PG am Ort ihrer Synthese [7, 35]. Renale PG üben ihre biologische Wirkung sowohl über z.T. vaskuläre, als auch tubuläre Rezeptoren aus [11, 17, 20]. Hohe Konzentrationen der Haupt-PG PGE_2 und $PGF_{2\alpha}$ finden sich im Nierenmark und an Nierenpapillen [10]. Daneben läßt sich auch kortikal, in Mesangiumzellen, Zellen der Bowmanschen Kapsel und periarteriolären endothelialen Zellen eine PG-Zyklooxigenase nach-

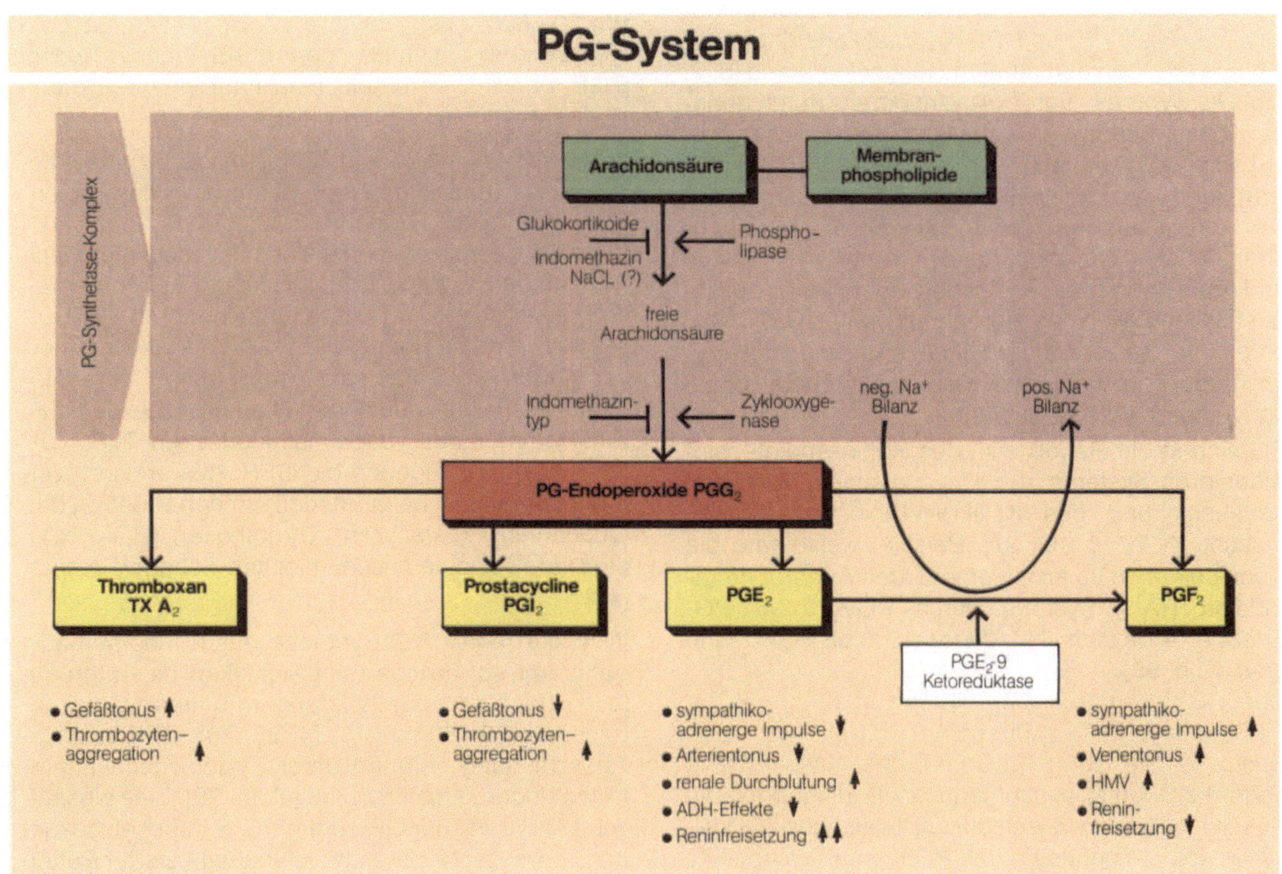

Abb. 88
Flußdiagramm des Prostaglandin-Systems, modifiziert nach Weber, München.

weisen [28]. In der Nierenrinde findet sich eher PGI_2 (vaskulär-kortikales Kompartment). Renale Arterien und Arteriolen generieren aus Arachidonsäure u.a. $PGF_{2\alpha}$, PGF_2 und 6-Keto-$PGF_{1\alpha}$. Isolierte Rattenglomeruli synthetisieren PGE_2 und $PGF_{2\alpha}$, 6-Keto-$PGF_{1\alpha}$ und Thromboxan B_2 [12, 14, 24]. Auch isolierte menschliche Glomeruli bilden PG und TxB_2 [29, 30].

Das in vitro bestimmte glomeruläre basale Sekretionsmuster für PG stellt sich wie folgt dar:

$$6\text{-Keto-}PGF_{1\alpha} > PGE_2 > PGF_{2\alpha} > TxB_2$$

Neben Katecholaminen *stimuliert* Angiotensin II (A II) die PG-Synthese. Über Aktivierung der Phospholipase A fördert A II die PG-Bildung in Glomeruli dosisabhängig in der Reihenfolge:

$$6\text{-Keto-}PGF_{1\alpha} > PGE_2 > PGF_{2\alpha}$$

Nach den vasodilatatorischen und vasokonstriktorischen Effekten einzelner PG bestehen erhebliche Speziesunterschiede. In der Humanniere wirken PGE_2, PGD_2 und PGI_2 überwiegend vasodilatatorisch, TxA_2, TxB_2 und $PGF_{2\alpha}$ vasokonstriktorisch, d.h. sie erhöhen den renalen Gefäßwiderstand [5, 7, 19]. Die Synthese von TxA_2 wird bereits durch geringe Konzentration von Acetylsalizylsäure (1–2 mg/kg) effektiv gehemmt [41].

Erhöhung des Sympatikustonus bzw. Stimulation von Adrenozeptoren, sowie hoher distaler intratubulärer Druck (Hydronephrose) induzieren Synthese und Freisetzung von PG, insbesonders PGE_2 aus interstitiellen Zellen des Nierenmarks [34, 36, 39]; hierunter kann die kortikale Durchblutung zugunsten kortikomedullärer und medullärer Nephronabschnitte konvertieren [19, 31, 39, 40].

PG sind in die Regelkreise des Renin-Angiotensin-Aldosteron-Systems, der Katecholamine, des Salzhaushalts und des Kallikrein-Kininsystems vermascht [4, 7, 10, 32, 37]. Beispielsweise wird die *Reninsekretion* im juxtaglomerulären Apparat (intrarenales RA II-System) durch PGE_2 bzw. PG-Endoperoxide stimuliert, dagegen durch $PGF_{2\alpha}$ inhibiert (Abb. 88).

Der PG-9-*Ketoreduktase* kommt hinsichtlich der NaCl-vermittelten intrarenalen PG-Aktivität eine Schlüsselrolle zu [33]: Chronische Na-Belastung hemmt z.B. unter experimentellen Bedingungen die PG-Synthese und verschiebt das Gleichgewicht zwischen PGE_2 zugunsten des $PGF_{2\alpha}$, das seinerseits die Reninfreisetzung unterdrückt [37]. Die glomeruläre Synthese bestimmter PG ist also von der Salzzufuhr [6], andererseits auch von anderen dietetischen Faktoren (Fettsäuren) abhängig [11, 34].

Die *hämodynamische* Wirkung von PG wie PGA_1 und PGE_2 in der Niere hängt von der Ausgangsaktivität des Renin-A II-Systems ab: So fällt die GFR unter PGA_1 und hoher PRA, steigt jedoch bei niedriger PRA an. Andererseits erhöht exogenes PGE_2 bei Renin-supprimierten Hunden die GFR und den RBF auch bei erniedrigtem arteriellem Mitteldruck [32, 37, 39]. PG sind an der Vasodilatation arterieller Widerstandsgefäße (V.afferentia) nach Abfall des arteriellen Mitteldrucks beteiligt. PGA_2, PGE_1, PGE_2 und PGD_2 erhöhen den RBF in den Rindenbezirken, ihnen kommt ein *protektiver* Effekt für die Nierenfunktion zu [16, 20, 31]. PG sind natriuretisch wirksam, indem sie u.a. den aktiven Na^+-Transport in der dicken aufsteigenden Henleschen Schleife und kortikalen Sammelrohren hemmen.

Mesangiale Zellkulturen steigern unter hypoxischen Bedingungen (2% O_2 gegenüber 20% O_2) ihre Synthese von PGE_2, 6-Keto-$PGF_{1\alpha}$ (für PGI_2) und $PGF_{2\alpha}$ um 50–60% [13]. Gewebs*hypoxie* ist demnach ein wesentlicher Stimulus der PG-Synthese, wobei PGE_2 und PGI_2 ihrerseits die Erythropoetin-Produktion in Mesangiumzellen aktivieren [9, 15].

Kultivierte Glomeruli von Ratten mit reduzierter Nierenmasse (einseitige Nephrektomie) bilden gegenüber Kontrollen vermehrt PGE_2, $PGF_{2\alpha}$ und TxB_2 [30]. Nach Nephronverlust sind die vasodilatatorisch wirksamen PG wahrscheinlich für die Aufrechterhaltung einer adaptiv erhöhten Einzelnephron-GFR essentiell: Indomethacin (Zyklooxigenasehemmer) vermindert, im Gegensatz zu Kontrollen, unter Bedingungen einer reduzierten Nierenmasse die GFR. Ein Hemmer des vasokonstriktorischen TxB_2 (UK 3848) erhöhte dagegen die GFR. Aus anderen Untersuchungen ist bekannt, daß ein hoher Betrag des Quotienten Prostacyclin: Thromboxan (PGI_2/TxA_2) die Niere vor einem ischämischen Schaden schützt [16].

Wird die renale PG-Synthese durch Indomethacin gehemmt, so verringert sich signifikant die Autoregulation der Nierendurchblutung im unteren Druckbereich von 70–90 mm Hg [4, 38, 40]. GFR und Na-Ausscheidung nehmen unter Zyklooxigenasehemmung (Indomethacintyp) ab [4, 34, 39]. Eine wesentliche Änderung der GFR unter PG-Syntheseblockern nach partieller Nephrektomie anaesthesierter Ratten wurde allerdings nicht beobachtet [25]. Demgegenüber ist unter Indomethacin die GFR bei Patienten mit vorbestehenden Nierenerkrankungen bzw. nach partieller Nephrektomie signifikant verringert ([17], vgl. auch [1]). Unter ACE-Hemmern (Captopril) erkennbare Kreislaufwirkungen und Änderungen der renalen Hämodynamik (Abschnitt 7.2) sind wahrscheinlich z.T. PG-vermittelt [43]. Patienten mit essentieller Hypertonie weisen offenbar Defekte in der renalen PG-Synthese auf [26], sie scheiden u.a. PGE_2 im Harn (nach Furosemid) in geringerer Konzentration aus als Gesunde.

Mit den PG über den Arachidonsäure-Metabolismus verwandt sind die *Leukotriene* (Abk. LT). Als normalerweise starke Vasokonstriktoren sind sie potentielle Gegenspieler vasodilatatorischer PG und Prostazyline, Agonisten der Thromboxane TxA_2 und TxB_2 [3]. LT entstehen aus Arachidonsäure durch sog. Lipoxigenierung. Mesangiumzellen und Epithelien der Glomeruli enthalten neben einer oben erwähnten Zyklooxigenase auch eine *Lipoxigenase*. Wesentliche Lipoxigenase-Aktivität besitzen wahrscheinlich die Ia-Merkmale tragenden Mesangialzellen („mesangialen Makrophagen", s. Abschnitt 5.3). Das Enzym transferiert Arachidonsäure in monohydroxilierte Eicosatetraenolsäure (5-HETE bzw. 12-HETE). 5-HETE und 12-HETE sind „präinflammatorische" Substanzen, die z.B. bei Glomerulonephritis lokal vermehrt gebildet werden [18]. Über 5-HETE entstehen LTA, LTB, LTC.

LTC_4, LTD_4 und LTE_4 sind in Entzündungsgebieten in erhöhten Konzentrationen nachweisbar, sie gehören der Gruppe entzündlicher Mediator-Substanzen (u.a. slow reacting substance SRS, Bradykinin) an [18]. LT ändern die Permeabilität endothelialer bzw. glomerulärer Basalmembranen, sehr wahrscheinlich auch die renale Hämodynamik [3, 8, 27]. LT werden nicht durch Inhibitoren der Zyklooxigenase beeinflußt. Unter LTC_4 soll der vaskuläre Tonus abnehmen, und zwar über einen „endothelialen Relaxations-Mechanismus" bzw. einen entsprechenden Faktor, wie an Gefäßring-Präparaten der Niere untersucht [3, 27]. LT gehören auch zu Proliferationsfaktoren: u.a. vermag LTC_4 das Wachstum mesangialer und epithelialer Zellen zu stimulieren, was die glomeruläre Hyperzellularität bei Glomerulonephritiden erklären kann [18]. LTC_4 bindet hierbei an spezifische Rezeptoren glomerulärer Epithelien (70–90% Bindung) und induziert deren Wachstum [2]. Im Gegensatz zu LTC_4 und LTD_4 hemmen PG wie PGE_2 (10–100 nM) die Proliferation kultivierter Mesangiumzellen und Fibroblasten [22], gemessen am H^3-Thymidin-Einbau.

Wie bei der Blutdruckregulation, der prä- und postglomerulären und medullären Hämodynamik [44], Elektrolytbilanz etc., intrarenales PG-System [17, 19, 40, 42] und intrarenales LT-System [3, 8, 18] zusammenwirken, ist noch nicht bekannt.

Literatur

[1] Adams, D.H., Howie, A.J., Michael, J. et al.: Non-steroidal anti-inflammatory drugs and renal failure: Lancet I, 57–59 (1986)

[2] Baud, L., Sraer, J., Perez, J. et al.: Leukotriene C4 binds to human glomerular epithelial cells and promotes their proliferation in vitro. J. Clin. Invest. 76, 374–377 (1985)

[3] Berkowitz, B.A., Zabko-Potapovich, B., Valocik, R., Gleason, J.R.: Effects of leukotrienes on the vascular and blood pressure of different species. J. Pharmacol. Exp. Ther. 229, 105–112 (1984)

[4] Blackshear, J.L., Spielmann, W.S., Knox, F.G., Romero, J.C.: Dissociation of renin release and renal vasodilatation by prostaglandin synthesis inhibitors. Amer. J. Physiol. 237, 20–4 (1979)

[5] Buck, A.D., Sampson, W.F., Lote, D.J., Blacklock, N.J.: The influence of renal prostaglandins on glomerular filtration rate (GFR) and calcium excretion in urolithiasis. Brit. J. Urol. 53, 485 (1981)

[6] Chaumet-Riffaud, P., Oudinet, J.-P., Sraer, J., Lajotte, C., Ardaillou, R.: Altered PGE_2 and $PGF_{2\alpha}$ production by glomeruli and papilla of sodium-depleted and sodium-loaded rats. Amer. J. Physiol. 241, 517–24 (1981)

[7] Dunn, M.J., Hood, V.L.: Prostaglandins and the kidney. Amer. J. Physiol. 242 (Renal Fluid Electrolyte Physiol. 2), 169–84 (1977)

[8] Feuerstein, G.: Leukotrienes and the cardiovascular system: Prostaglandins 27, 781–802 (1984)

[9] Fisher, J.W.: Control of erythropoietin production. Proc. Soc. Exp. Biol. Med. 173, 289 (1983)

[10] Frölich, J.C., Fejes-Toth, G.: Renal prostaglandins. Klin. Wschr. 60, 1155–64 (1982)

[11] Frölich, J.C., Fejes-Toth, G.: Prostaglandins and the kidney (editorial). Lancet I, 343–45 (1981)

[12] Hassid, A., Konieczkowdki, M., Dunn, M.I.: Prostaglandin synthesis by isolated rat kidney glomeruli. Proc. nat. Acad. Sci. (Wash.) 76, 1155–59 (1979)

[13] Jelkmann, W., Kurtz, A., Forstermann et al.: Hypoxia enhances prostaglandin synthesis in renal mesangial cell cultures: Prostaglandins 30, 109–118 (1985)

[14] Kreisberg, J.I., Karnovsky, M.J., Levine, L.: PG production by homogenous cultures of rat glomerular epithelial and mesangial cells. Kidney Int. 22, 355 (1982)

[15] Kurtz, A., Jelkmann, W., Pfeilschifter, J., Bauer, C.: Prostaglandins are involved in the hypoxia stimulated erythropoietin production in cultured renal mesangial cells: Am. J. Physiol. (im Druck)

[16] Lelcuk, S., Alexander, F., Kobzik, L., Valeri, C.R., Shepro, Hechtmann, H.B.: Prostacyclin and thromboxane A_2 moderate postischaemic renal failure. Surgery 98, 207–212 (1985)

[17] Levenson, D.J., Simmons, C.E., Brenner, A.: Arachidonic acid metabolism, prostaglandins and the kidney: Am. J. Med. 72, 354–374 (1982)
[18] Lianos, E.A., Rahman, M.A., Dunn, M.J.: Glomerular arachidonate lipoxygenation in rat nephrotoxic serum nephritis: J. Clin. Invest. 76, 1355–1359 (1985)
[19] Lifschitz, M.D.: Prostaglandins and renal blood flow: in vivo studies; Kidney Int. 19, 781 (1981)
[20] Muirhead, E.E.: Antihypertensive function of the kidney. Arthur C. Corcoran Memorial Lecture. Hypertension 2, 444–64 (1980)
[21] Nasjletti, A., Colina-Chourio, J.: Interaction of mineral corticoids, renal prostaglandins and the renal kallikrein-kinin system. Fed. Proc. 35, 189 (1979)
[22] Ooi, Y.M., Weiss, M.A., Hsu, A., Ooi, B.S.: Mechanisms of suppression of mouse mesangial cell proliferation by macrophage supernatants: J. Immunol. 130, 1790–1795 (1983)
[23] Patrono, C., Ciabattoni, G., Patrignani, P. et al.: Evidence for a renal origin of urinary thromboxane B_2 in health and disease. In: Adv. Prostaglandins, Thromboxane and Leukotriene Res. Vol. 11 (B. Samuels et al. eds), Ravens Press N.Y. 1983
[24] Petrulis, A.S., Aikaw, M., Dunn, M.J.: Prostaglandin and thromboxane synthesis by rat glomerular epithelial cells. Kidney int. 20 465–74 (1981)
[25] Rubinger, D., Frishberg, Y., Eldor, A., Popovtzer, M.M.: The effect of suppression of prostaglandin synthesis on renal function in rats with intact and reduced renal mass: Prostaglandins 30, 651–668 (1985)
[26] Scherer, B., Witzgall, H., Weber, P.C.: Prostaglandin excretion after furosemide in normal and low-renin essential hypertension: Klin. Wschr. 62, 777–782 (1984)
[27] Secrest, R.J., Olsen, E.J., Chapnick: Leukotriene D_4relaxes canine renal and superior mesenteric arteries: Circ. Res. 57, 323–329 (1985)
[28] Smith, W.L., Graham-Bell, T.: Immunohistochemical localization of the prostaglandin-forming cyclooxygenase in renal cortex. Amer. J. Physiol. 235, 451–57 (1978)
[29] Stahl, R.A., Paravicini, M., Schollmeyer, P.: Isolierte menschliche Glomeruli in vitro: Interaktion zwischen Prostaglandinsystem und Angiotensin II. Nieren- und Hochdruckkrankheiten 12, 343 (Abstr.) (1983)
[30] Stahl, R.A.K., Kudelka, S., Paravicini, M., Schollmeyer, P.: Prostaglandin and thromboxane formation in glomeruli from rats with reduced renal mass: Nephron. 42, 252–257 (1986)
[31] Wagner, K., Neumayer, H.H., Schudrowitsch, L., Schultze, G., Molzahn, M.: Einfluß von Prostaglandin E_2 auf Hämodynamik, glomeruläre Filtrationsrate und Exkretion. Untersuchungen an chronisch instrumentierten wachen Hunden. Nieren- und Hochdruckkrankheiten 12, 351 (abstr.) (1983)
[32] Weber, P.C., Larsson, C., Anggard, D., Hamberg, M., Corey, E.J., Nicolaou, K.C., Samuelsson, B.: Stimulation of renin release from rabbit renal cortex by arachidonic acid and prostaglandin endoperoxides. Circulat. Res. 39, 868 (1976)
[33] Weber, P.C., Larsson, C., Scherer, B.: Prostaglandin E_2-9-ketoreductase as a mediator of salt intake-related prostaglandin-renin interaction. Nature 266, 65 (1977)
[34] Weber, P.C., Mann, K.: Gewebshormone der Niere. Internist 18, 529–37 (1977)
[35] Weber, P.C., Scherer, B., Siess, W., Held, E.: Renale und vaskuläre Prostaglandine. Verh. Dtsch. Ges. inn. Med. 1500–8 (1979)
[36] Weber, P.C., Scherer, B., Siess, W., Held, E., Schnermann, J.: Formation and action of prostaglandins in the kidney. Klin. Wschr. 57, 1021–29 (1979)
[37] Weber, P.C., Siess, W.: Influence of renal prostaglandins on renin release. In: Mandal, A.K., Bohmann, S.O. (Eds.): The Renal Papilla and Hypertension. 1980, pp. 209–30
[38] Weber, P.C., Siess, W.: Interactions of renal prostaglandins with the renin-angiotensin system. Pharmacol. and Ther. 15, 321–37 (1982)
[39] Weber, P.C., Siess, W., Scherer, B.: Vaskuläre, thrombozytäre und renale Prostaglandine. Klin. Wschr. 57, 425–44 (1979)
[40] Weber, P.C., Siess, W., Scherer, B., Briggs, J.P., Schnermann, J.: Prostaglandins and the renal circulation. In: Herman, A.G., Vanhoutte, P.M., Denolin, H., Goossens, A. (Eds.): Cardiocascular Pharmacology of the Prostaglandins. Raven Press, New York 1982
[41] Wallenburg, H.C.S. et al.: Low-dose aspirin prevents pregancy induced hypertension and pre-eclampsia in angiotensin-sensitive primigravidae: Lancet I, 1–3 (1986)
[42] Wilcox, C.S., Roddis, S., Peart, W.S., Gordon, D., Lewis, G.P.: Intrarenal prostaglandin release: effects of arachidonic acid and hyperchloraemia: Kidney Int. 28, 43–50 (1985)
[43] Witzgall, H., Hirsch, F., Scherer, B., Weber, P.C.: Acute haemodynamic and hormonal effects of captopril are diminished by indomethacin: Clin. Scie. 62, 611–615 (1982)
[44] Zimmerhackl, B., Robertson, C.R., Jamison, R.L.: The microcirculation in the renal medulla: Circ. Res. 57, 657–667 (1985)

7.4 Kallikrein-Kinin-System

An der Regulation des renalen Blutflusses, des Blutdrucks und des Salz-Wasserhaushalts ist das Kallikrein-Kinin-System beteiligt [4, 5, 9, 17]. *Kallikrein* gehört zu einer Gruppe von Proteinasen (E.C. 3.4.21.35), die sowohl im Plasma zirkulieren als auch gewebsständig sind [6, 13, 22]. Kallikrein generiert nach proteolytischer Spaltung „vasoaktive" (vasodilatatorische) Peptide, u.a. Kallidin. Substrat des Kallikreins sind höhermolekulare Kininogene (Abb. 89). Die resultierenden kurzlebigen *Kinine* sind die „Effektoren", d.h. können den Blutdruck senken, die Gefäßpermeabilität erhöhen, die glomeruläre Mikrozirkulation und den glomerulären Filtrationskoeffizienten modulieren ([1]; Kap. 8). Ein bekanntes Kinin ist das Nonapeptid *Bradykinin*. Es entsteht unter Wirkung einer Aminopeptidase aus Lys-Bradykinin, dem „Dekapeptid-Kallidin".

Bradykinin ist *das* Effektorpeptid des Kallikrein-Kinin-Systems. Infusion von Bradykinin in die A.renalis erhöht den renalen Blutfluß, die Na^+-Exkretion, die Synthese und Freisetzung von Renin, von Arachidonsäure, fördert die Synthese von PGE_2, $PGF_{2\alpha}$ und Thromboxan [2, 12, 15]; zudem stimuliert es direkt den oxidativen Metabolismus in Tubulusepithelien [2]. Die kreislaufdynamischen Effekte von ACE-Hemmern sind z.T. Kinin-vermittelt (Abb. 83, 89). Bradykinin wird durch membrangebundene Aminopeptidasen inaktiviert.

Kallikrein des Plasmas und renales Kallikrein verhalten sich unterschiedlich. Plasma-Kallikrein (100 kD)

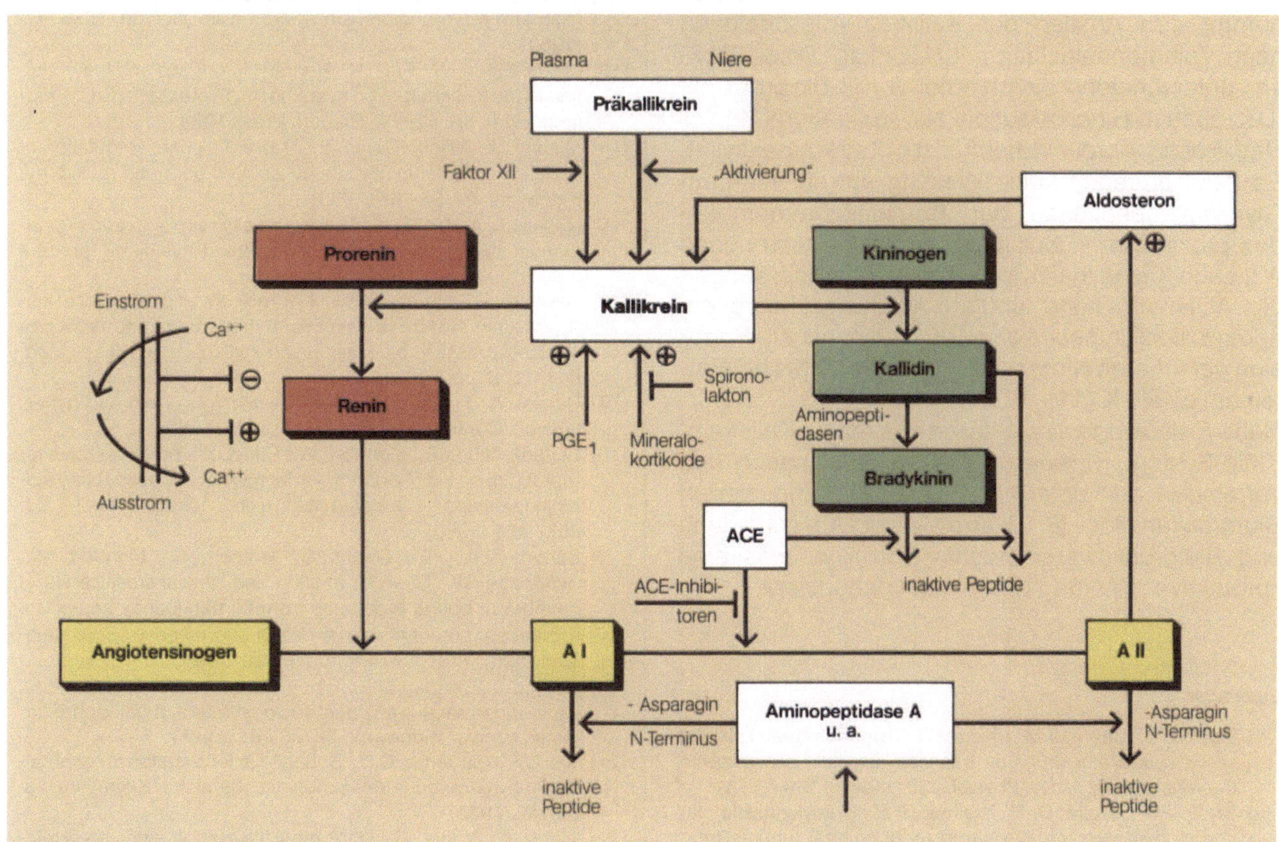

Abb. 89
Flußdiagramm des Kallikrein-Kinin-Systems.

ist wahrscheinlich ein physiologischer Aktivator des inaktiven Prorenins, das ca. 80% des gesamten zirkulierenden Renins ausmacht. Ob lokal in der Niere (distaler Tubulus) gebildetes Kallikrein, eine Serinprotease, ebenfalls intrarenales Renin (Myoepithelien, Gefäßmedia) aktiviert, ist nicht gesichert [3, 13, 21]. Das mit dem Harn ausgeschiedene Kallikrein kommt aus der Niere und hat das gleiche Molekulargewicht (ca. 30–37 kD). Die Kallikreinausscheidung ist per se von der GFR unabhängig [20], sie korreliert auch nicht mit der aktuellen Na^+-Konzentration im Harn. Injektion von PGE_1 in die Nierenarterie erhöht die Kallikreinausscheidung im Harn. An der isolierten Niere steigt mit zunehmendem Perfusionsdruck auch die Kallikreinausscheidung [14].

Ansteigende Kallikrein-Aktivität im Serum innerhalb 60–120 min. durch exogenes (Pankreas-)Kallikrein erhöht kurzzeitig die 6-Keto-$PGF_{1\alpha}$ Konzentration im Serum, beeinflußt dagegen nicht die Aktivität von TxB_2, Aldosteron, ACTH bzw. die PRA während dieser Akutphase [7].

Die Gabe von β-Rezeptorenblocker ohne innere sympathomimetische Aktivität (ISA), wie z.B. Atenolol, hemmt den Anstieg der Kallikrein-Ausscheidung nach Volumenbelastung mit NaCl-Lsg. Diese Blokker unterscheiden sich hierbei von β-Blockern mit ICA, auch in Hinblick auf die Na^+-Exkretion [10].

Das Peptid Aprotinin hemmt die Kallikreinaktivität. Es zeigt dagegen keine Wirkung auf die Ala-Leu-Glyc-Aminopeptidase der Bürstensaummembran des proximalen Tubulus, die wahrscheinlich neben A II auch Kinine inaktiviert [18, 19]. Aprotinin steigert die ADH-vermittelte tubuläre Wasserreabsorption, hemmt die Synthese von PGE_2 und senkt die Perfusion der inneren Nierenrinde bzw. des Marks bei Ratten um ca. 40% [11].

Hohe *Proteiningestion* aktiviert das renale Kallikrein-Kinin-System, verbessert die Na^+-Elimination und vermindert den unter Na^+-reicher Diät induzierten Blutdruckanstieg [8]. Harnkallikrein-Ausscheidung und Blutdruck waren negativ korreliert, was eine „protektive" Wirkung von Kininen nahegelegt.

Literatur

[1] Bayliss, C., Deen, W.M., Myers, B.D., Brenner, B.M.: Effect of some vasodilator drugs on transcapillary fluid exchange in the renal cortex: Am. J. Physiol. 230, 1148–1158 (1976)

[2] Brazy, P.C., Trellis, D.-R., Klotman, P.E.: Bradykinin stimulation of oxidative metabolism in renal cortical tubules from rabbit: J. Clin. Invest. 76, 1812–1818 (1985)

[3] Cantin, M., Garcia, R., Thibault, G., Ballak, M., Lacasse, J., Chapeau, C., Richard, G., Genest, J.: Immunocytochemical localization of rat renal kallikrein: a light and electron microscopic study. J. Histochem. Cytochem. (1982)

[4] Carrettero, O.A., Scicli, A.G.: The renal kallikrein-kinin system: Am. J. Physiol. 238, F 247–F 255 (1982)

[5] Distler, A., Wolff, H.P.: Renales Kallikrein-Kinin-System und Blutdruckregulation. Klin. Wschr. 57, 1037–45 (1979)

[6] Erdös, E.G.: Kininases, In: Handbook of exp. Pharmacol. (ed. Erdös), S. 25, Bradykinin, kallidin and kallikrein, pp. 428–487 (1979)

[7] Honda, M., Nagashima, Y., Hatano, M. et al.: Effects of purified hog pancreatic kallikrein on the Kinin-Prostaglandin system and renin-angiotensin-aldosterone system: Nephron, 42, 34–38 (1985)

[8] Kojima, S., Ito, K.: Effect of protein intake on blood pressure, sodium metabolism, and urinary kallikrein excretion in salt-loaded rats: Nephron 42, 78–82 (1986)

[9] Levinsky, N.G.: The renal kallikrein-kinin system. Circulat. Res. 44, 441–51 (1979)

[10] Mackay, Z.G., Macnicol, A.M., Smith, H.J. et al.: Intrinsic sympathicomimetic activity of cardioselective β-adrenoceptor blockers and effects on renal function: Br. J. clin. Pharmac. 20, 197–203 (1985)

[11] Meyer-Lehnert, H., Stenitzer, A., Stoll, J., Kramer, H.J.: Auswirkungen der Kallikrein-Inhibition durch Aprotinin auf das Konzentrationsvermögen der Niere. Nieren- und Hochdruckkrankheiten 12, 346 (Abstr.) (1983)

[12] McGiff, J.C.: Interactions of prostaglandins with the kallikrein-kinin and renin-angiotensin system. Clin. Sci. 59, 1055–65 (1980)

[13] Müller-Esterl, W., Fritz, H.: Human kininogens and their function in the kallikrein-kinin systems; In: Proteases, (Eds. Heidland, Hörl), pp. 41–62, Plenum Press 1984

[14] Misumi, J., Alhenc-Gelas, F., Marre, F. et al.: Regulation of kallikrein- and renin release by isolated perfused rat kidney: Kidney Int. 24, 58–65 (1983)

[15] Nasjeletti, A., Malik, K.: The renal kallikrein-kinin and prostaglandin systems interaction: Ann. Rev. Physiol. 43, pp. 597 (1981)

[16] Overlack, A., Stumpe, K.O., Zywzock, W. et al.: Defect of kallikrein-kinin system in essential hypertension and reduction of blood pressure by orally given kallikrein: Adv. Exp. Med. Biol. 120B; pp. 539 (1979)

[17] Röckel, A., Heidland, A.: Kallikrein-kinin system and hypertension. Contrib. Nephrol. 23, 105–24 (1980)

[18] Scherberich, J.E., Mondorf, W.: Effect of a protease inhibitor (aprotinin) on kidney brush border membrane associated ala-aminopeptidase: Arzneimittelforsch. (Drug. Res.), 30, 487–491 (1980)

[19] Scherberich, J.E., Gauhl, C., Heinert, G., Mondorf, W., Schoeppe, W.: Characterization and clinical significance of membrane bound proteases from human kidney cortex: In: Proteases, potential role in health and disease (Eds. Heidland, Hörl), 179–190, Plenum Press, 1984

[20] Spragg, J., Denney, D.L., Tilney, N.L., Austen, K.F.: Kallikrein excretion in renal transplant recipients and in uninephrectomized donors: Kidney Int. 28, 75–81 (1985)

[21] Vio, C.P., Figueroa, C.D.: Subcellular localization of renal kallikrein by ultrastructural immuncytochemistry: Kidney Int. 28, 36–42 (1985)

[22] Werle, E., Vogel, R.: Über die Freisetzung einer Kallikrein-artigen Substanz aus Extrakten verschiedener Organe Arch. Int. Pharmacodyn. Ther. 131, 257–261 (1961)

8. Renale Hämo-, Ultrafiltrationsdynamik

8.1 Renaler Blutfluß, Ultrafiltration, Regulation

Der renale Blutfluß (RBF) beträgt ca. 20% des Herzminutenvolumens in Ruhe. Die Sauerstoffextraktion liegt bei 1,5 ml%, der O_2-Verbrauch zwischen 18 und 20 ml pro Minute [12, 13]. Der RBF und der daraus ableitbare renale Plasmafluß (RPF) sind alters- und geschlechtsabhängig (s. Abschn. 8.2). Während etwa im dritten Lebensjahr die Erwachsenenwerte erreicht sind, liegt der RPF im höheren Alter nur noch bei ca. ⅕ des Wertes, der zwischen dem 20. und 30. Lebensjahr gemessen wird.

Nierendurchblutung und damit indirekt die Ultrafiltration (UF) werden durch mehrere Mechanismen reguliert (5–10, 12, 13, 64–66). Die Niere ist einmal über einen *myogenen* Mechanismus in der Lage, RBF und UF ungeachtet größerer Schwankungen des mittleren arteriellen Perfusionsdrucks (zwischen 70–190 mm Hg) auf weitgehend konstantem Niveau zu halten (Abb. 90).

Die Konstanz des glomerulären kapillären Blutflusses und des effektiven hydraulischen Kapillardrucks, auch bei vermindertem renalen Perfusionsdruck, ist ebenfalls am isolierten Organ nachweisbar (Ausschaltung des renalen Sympathikus): Über den autochthonen myogenen Tonus im Bereich der Vas afferens und anderer Nierengefäße wird der Gefäßwiderstand je nach Perfusionsdruck reguliert. Der glattmuskuläre autonome Tonus z.B. der A.afferens verhält sich gleichsinnig zum Gefäßbinnendruck, d.h. Erhöhung des Perfusionsdrucks führt graduell zu einer Vasokonstriktion und entsprechenden Widerstandserhöhung und umgekehrt (RPF und UF praktisch konstant; Bayliss Effekt). Angenommen werden die Mitwirkung u.a. von Nukleotiden, K^+, Laktat, lokaler O_2-Spannung und H^+-Konzentration. Andererseits stimuliert ein Abfall des renalen Perfusionsdrucks unterhalb des kritischen Werts von 70–80 mmHg drastisch die Reninfreisetzung („intrarenaler Baroreflex"). Die (myogen) vermittelte Autoregulation des RBF (RPF) ist nicht an eine filtrierende Niere gebunden. Sowohl die nicht ultrafiltrierende wie die ureteral-obstruierte Niere antworten auf reduzierten Nierenperfusionsdruck (–20 bis –60 mmHG gegenüber Ausgangswert) mit gleichsinniger Abnahme des renalen Gefäßwiderstandes [22], allerdings mit geringerer Effizienz im Vergleich zu Normalbedingungen.

Die Nierendurchblutung weist ganz erhebliche regionale Unterschiede auf. Superfizielle, intermediäre und kortikomedulläre Nephrone sind funktionell verschieden. Von den ca. 1200 ± 250 ml/min/1,73 m^2 entfallen 80–90% an die Nierenrinde (kortikale Nephrone), während 10–20% an die juxtamedullären Nephrone und die Medulla gehen [12]. Die an Tiernieren über die Ferrozyanidmethode gemessene Filtrationsrate der Einzelnephrone (SNGFR) liegt andererseits bei den anatomisch größeren kortikomedullären Glomeruli um ca. ⅓ relativ höher als in den kleineren superfiziellen Glomeruli. In der kortikomedullären Region finden sich Mechanorezeptoren („renorenaler Reflexbogen"), deren Stimulation, je nach Intensität und Spezies, den renalen Gefäßtonus (und RPF) ipsi- oder kontralateral erhöhen oder erniedrigen [31].

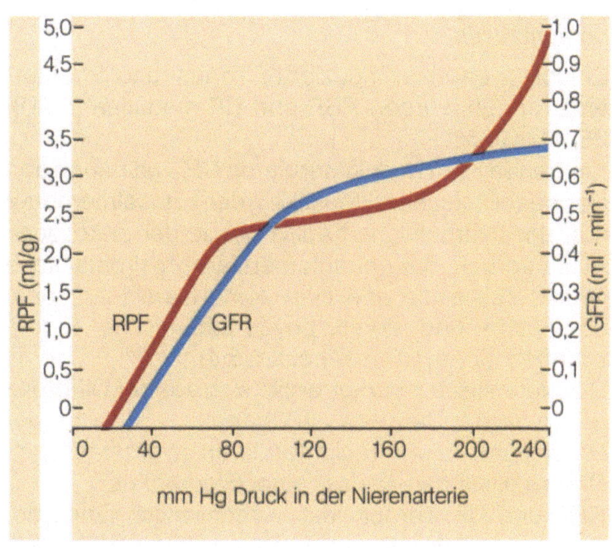

Abb. 90
Beziehung zwischen renalem Plasmafluß (RPF) und glomerulärer Filtrationsrate in Abhängigkeit vom Druck in der A. renalis (nach Ochwadt, Skipley und Study).

Die Autoregulation des RBF (RPF) im *kortikalen* Kompartment soll überwiegend durch Aktivierung von Adrenozeptoren, d.h. adrenerge-neurovegetative Stimulation und Aktivierung des intrarenalen Renin-A II-Systems erfolgen [10, 16, 28, 33, 36]. Sowohl afferente wie efferente Arteriolen sind sympathisch innerviert, d.h. stehen unter neuroendokriner Kontrolle [16, 40, 58]. Nach Radioliganden-Studien an histologischen Präparaten („Morphopharmakologie") sind β_1- und β_2-Rezeptoren in der Niere unterschiedlich verteilt: β_1-Rezeptoren fanden sich überwiegend in juxtaglomerulären Zellen und Glomeruli, β_2-Rezeptoren in medullären Tubuli. β_1-Rezeptoren sind für die Regulation der Reninfreisetzung wahrscheinlich bedeutsamer als β_2-Rezeptoren [23].

RBF und UF im *kortikomedullären* Bereich (2. Kompartiment) werden eher chemotrop als adrenozeptiv beeinflußt [1, 9, 10, 16]. Beteiligt sind hier u.a. neben dem intrarenalen Renin-A II-System [28, 46, 58, 59], Prostaglandine [32, 44, 45], das plasmatische und glanduläre Kallikrein-Kinin-System [43], die systemische und lokale Wirkung von Hormonen [49] u.a. von ADH, Parathormon, Kortikosteroiden, Katecholaminen inkl. Dopamin, Sekretin, Glucagon, Calcitonin, Somatostatin [16, 24–28, 34, 35, 52, 56].

Diese *Effektoren* wirken hauptsächlich auf zwei Zielstrukturen:

1. *Arteriolen*, insbesondere Aa.afferentia und efferentia;
2. auf das Mesangium, insbesondere „externe *Mesangiumzellen*".

Entsprechend hier induzierter Tonus- und Strukturänderungen werden RBF und UF moduliert [7, 18, 25, 41, 49, 66].

Treibende Kraft der glomerulären UF sind neben den Permeabilitätscharakteristika der Basalmembran u.a. der hydraulische Kapillardruck, der onkotische Plasmadruck, der (intraglomeruläre) hydrostatische Druck, sowie die effektive glomeruläre Filtrationsoberfläche und deren physikochemische Eigenschaften ([7–9, 64]; s. Abschn. 5.4).

Der Nettofiltrationsdruck ergibt sich aus der Differenz des Nettokapillardrucks (Blutdruck – onkotischer Druck) und des intraglomerulären hydrostatischen Drucks (Bowman-Kapselraum, Glomerulus).

RPF und UF werden fast ausschließlich längs der Strecke A.afferens und A.efferens reguliert, einem Abschnitt, der dem dominanten renalen Gefäßwiderstand entspricht.

Dilatation beider glomerulärer *Arteriolen* erhöht den RPF bei konstant erhaltener UF; Konstriktion von A.afferens und efferens erniedrigen beide Kreislaufparameter. Selektive Dilatation der Aa.afferentia erhöht den RPF, den kapillären hydraulischen Perfusionsdruck und damit die UF. Selektive Kontraktion der Aa.efferentia vermindert den RPF bei erhöhter UF. Sinkt der systemische RR, so gewährt die noch A II-vermittelte Kontraktion der A.efferens eine ausreichende UF-Rate (s. Abschn. ACE, 7.2).

Potente physiologische *Vasodilatatoren* wie z.B. Dopamin (renale dp_1, dp_2-Rezeptoren, Histamin, Acetylcholin, Somatotropin, PGE_1, PGE_2, Calcitonin, Glucagon, Laktat etc. erhöhen im allgemeinen zwar innerhalb eines bestimmten Konzentrationsbereichs den RPF, jedoch nicht gleichsinnig die UF, je nachdem, ob die Einflüsse am glomerulären Eingangswiderstand (A.afferens) oder Ausgangswiderstand (A.efferens) überwiegen [16, 35, 41, 49, 52, 64].

Für physiologische potente *Vasokonstriktoren* wie A II, Noradrenalin, Leukotrien C_4 etc. gilt, bei inverser Beziehung zum RPF (RBF), ähnliches [16, 17, 20]. A II erhöht eher den arteriellen Gefäßwiderstand im Bereich des Vas efferens als den des Vas afferens. Ein afferent versorgtes und efferent drainiertes glomeruläres Kapillarknäuel zeigt Abb. 91. Steinhausen et al. berichten über eine Zellstruktur am Beginn der *A.efferens*, die sich als A II-sensible Drossel für den transglomerulären Blutstrom definieren läßt [53]. A II erhöht (an der isolierten Niere) den renalen Gefäßwiderstand, den transkapillären hydraulischen Druck, vermindert die Perfusion (relative A.afferens-Kontraktion), während die UF (GFR) weitgehend konstant bleibt [54, 55]. Diese Effekte sind bei A II-Konzentrationen nachweisbar, die noch nicht zu einer signifikanten Änderung des systemischen Blutdrucks geführt haben [50].

Neben der direkten glattmuskulären Tonusänderung renaler Arteriolen (z.B. autonom, humoral, neuroendokrin bedingt) gibt es Hinweise, daß die Gefäßspannung auch rein *endothelabhängig* moduliert werden kann (Pohl et al., Freiburg). Dieser Effekt soll über luminale, endotheliale alpha$_2$-Rezeptoren vermittelt sein und führt zur Gefäßerweiterung. Das nicht durch PGI_2 freigesetzte dilatative Signal wirkt einer direkten vasokonstriktorischen glattmuskulären Komponente entgegen.

Außer den oben aufgeführten Effektoren könnten, neben den Leukotrienen [17], weitere Kandidaten an der Regulation des RBF und der UF beteiligt sein, z.B. ein Produkt des Calcitonin kodierenden humanen Gens, ein Peptid aus 37 Aminosäuren, als *Calcitonin gene related peptide* oder CGRP bezeichnet

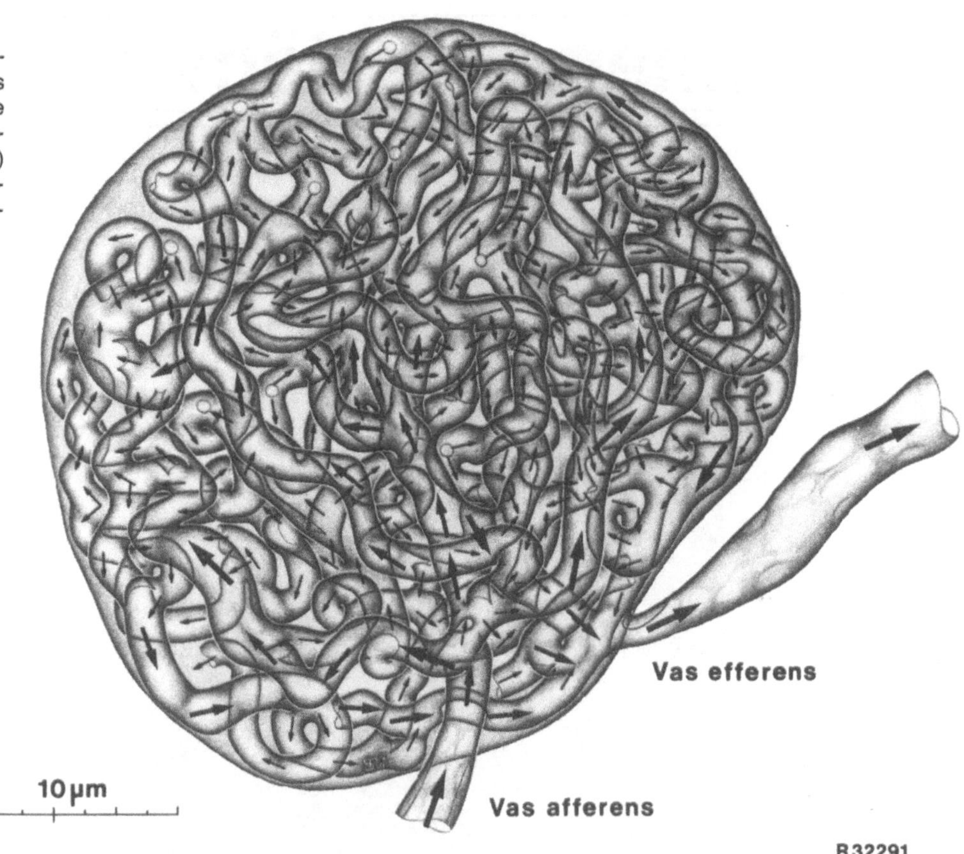

Abb. 91
Dreidimensionale Rekonstruktion der Kapillarschlingen eines Glomerulus. Die intrakapilläre Flußrichtung des Blutes, nach Videoanalysen (Transillumination) ermittelt, ist durch Pfeile angegeben (nach Steinhausen, Heidelberg).

[11]. CGRP ist stark vasodilatorisch wirksam, erzeugt drastische Hypotension, Reflextachykardie und Katecholaminfreisetzung und wird als effektiver Regulator des vaskulären Tonus und Blutflusses angesehen [21, 57].

Außerdem enthalten sympathische Neurone, die in der Niere insbesondere die kleinen Arteriolen innervieren, ein gefäßwirksames Peptid, das als *Neuropeptid Y* (NPY) bezeichnet wird [2, 4]. Aa.afferentia sind mit einem dichten Netz freier NPY-positiver Nervenendigungen umgeben. NPY steigert, ähnlich anderen inzwischen charakterisierten Neuropeptiden, den glattmuskulären Tonus, erhöht den renalen Gefäßwiderstand und ist lokal ähnlich stark wirksam wie Noradrenalin. Die pressorische Aktivität von NPY ist nicht durch Adrenozeptoren-Blockade (Phenoxybenzamin) oder β-Blocker, jedoch durch Ca^{++}-Antagonisten abzuschwächen bzw. zu hemmen ([2, 4, 14]; s. Abschn. 8.2).

Ein weiteres Regulativ der renalen Hämodynamik (RBF, UF) rekrutiert sich aus den Zellen des externen Mesangiums ([18, 41]; Abb. 92). Ihre Tonusschwankungen, d.h. Relaxation oder Kontraktion der Myoepithelien verändern gleichsinnig die Zirkumferenz der A.afferens/efferens und damit den *glomerulären Filtrationskoeffizienten* (Kf), auch als glomerulärer Permeationskoeffizient (LpA) bezeichnet. Es gilt die Beziehung: $Kf \sim S \cdot k$. Kf ist proportional der effektiven filtrierenden glomerulären Kapillaroberfläche (S) und der hydraulischen Leitfähigkeit (k). Die Dimension von Kf ist nl/sec/mmHg. Mesangiale Tonusänderungen oder solche der Arteriolen modulieren den Kf in dem Sinne, daß z.B. über einen verminderten transkapillären hydraulischen Druck (P_{UF}) oder eine reduzierte effektive Filtrationsfläche (S) die UF pro Einzelnephron (SNGFR) abnimmt. Es gilt die Beziehung $SNGFR \sim Kf \cdot \bar{P}_{UF} = k \cdot S \cdot \bar{P}_{UF}$, $\bar{P}$ = mittlerer transkapillärer UF-Druck (= hydraulischer Druck – onkotischer Druck) [7–10, 12, 13].

Glomeruläre Hämodynamik

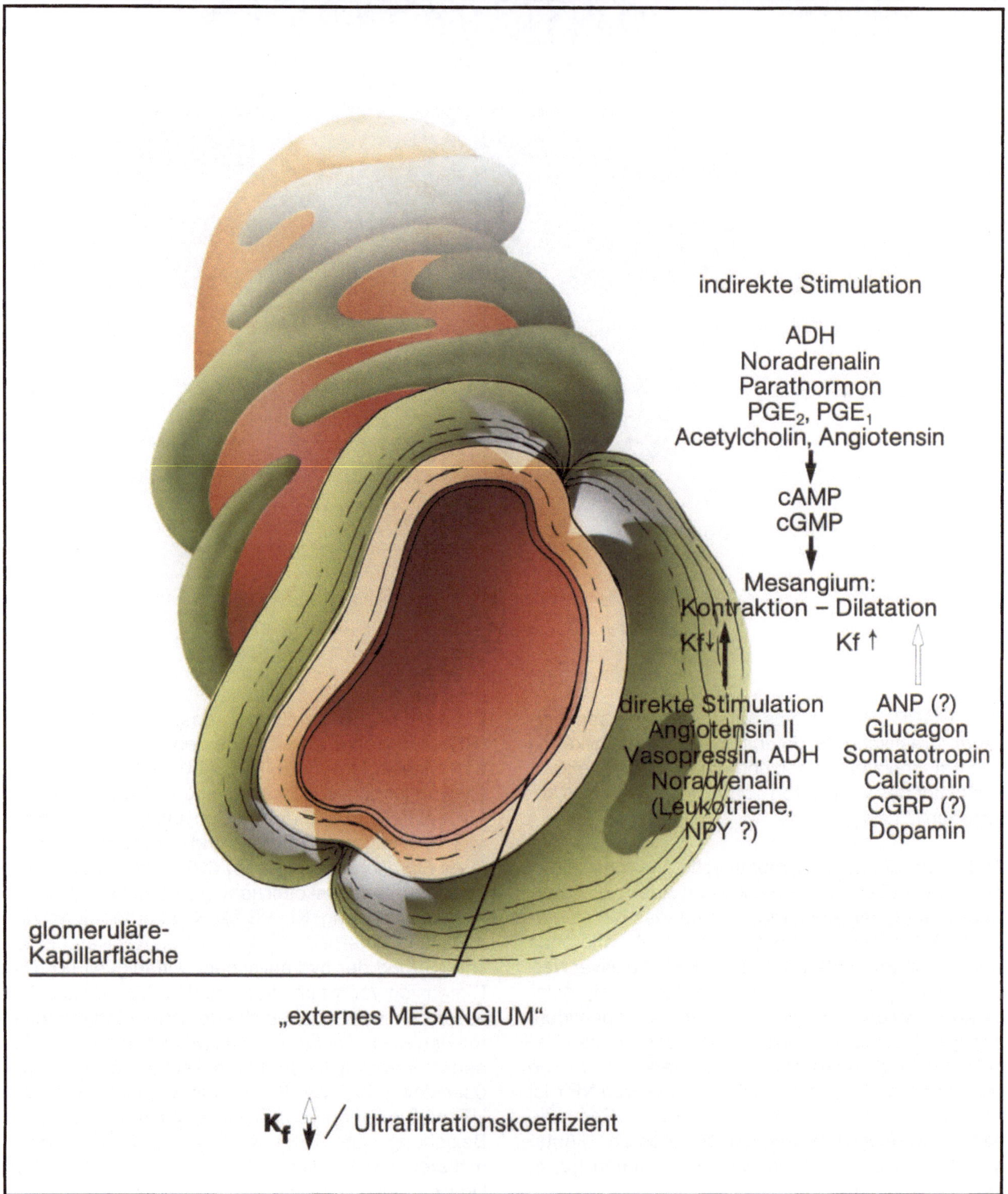

Verschiedene Substanzen im Organismus *variieren* den Kf, wobei erhebliche Unterschiede in der Dosis-Wirkung des Effektors sowie den jeweils untersuchten Species bestehen ([16]; Abb. 92). A II und Adiuretin induzieren offenbar eine direkte mesangiale Kontraktion mit konsekutiver Widerstandserhöhung im Vas afferens und efferens. Dagegen stimulieren PGE_1, Parathormon, Noradrenalin, Acetylcholin, Bradykinin, zyklisches di-butyril-Adenosin-monophosphat wahrscheinlich indirekt über die Bildung glomerulären cAMPs oder cGMPs das intrarenale Renin-A II-System und den Tonus des externen Mesangiums [16, 18, 26, 49, 63, 64, 66].
Saralasin (Sar^1-Ala^8-Angiotensin II), ein synthetischer kompetitiver A II-Antagonist, vermag z.T. die Effekte der letztgenannten Mediatoren aufzuheben, verbunden mit einer Erhöhung der GFR (UF) und des RBF [39]. Adenosin hemmt lokal die Reninfreisetzung und moduliert über die Erhöhung des Gefäßwiderstandes den Kf, ohne Änderung der Gesamtdurchblutung [51]. Mesangiumzellen und ortsständige Macrophagen können *Zytokine*, u.a. Interleukin 1 (IL_1), freisetzen. IL_1 stimuliert die Synthese primär vasodilatatorischer Prostanoide wie PGE_2 aus Mesangiumzellen; Kf und UF sind erhöht. Auch das *Atriale Natriuretische Peptid* (ANP) moduliert den Kf sehr wahrscheinlich über einen rein zellständigen mesangialen Relaxationsmechanismus. ANP interagiert mit mesangialen Rezeptoren (Abschn. 8.3); wie es zur stark begünstigten UF kommt, ist jedoch noch unklar [3].
Änderungen des Kf betreffen die effektive glomeruläre Kapillaroberfläche (S) und/oder die hydraulische Leitfähigkeit (k) des glomerulären Ultrafilters. Beide nierenphysiologischen Parameter lassen sich physikochemischen bzw. strukturellen Äquivalenten zuordnen:
Veränderungen der effektiven *glomerulokapillären Filtrationsoberfläche* (S) sind z.B. durch intraglomeruläre Blutumverteilungen möglich. Über fluoreszenzmarkierte Erythrozyten lassen sich sehr unterschiedliche intraglomeruläre Passagezeiten längs einzelner Schlingenprovinzen nachweisen [54, 55, 68]. Die Kontaktfläche der ein Schlingenkonvolut perfundierenden Blutmenge mit dem Endothel ist vermutlich perfusionsbedingt variabel. Unter grenzwertig physiologischen (postischaemischen), besonders aber unter pathologischen Bedingungen sind mikroradiologisch z.T. ausgedehnte shunt-Phänomene in den glomerulären Kapillarschlingen erkennbar. Diese gehen bis zum paraglomerulären Umfluß („bypass"), d.h. die afferent-efferenten kapillären üblichen Transit/Perfusionsstrecken sind ausgespart, was einer reduzierten effektiven Filtrationsoberfläche gleichkommt [19].
Derartig verkürzte Transitstrecken sollen in juxtamedullären Glomeruli häufiger zu beobachten sein als in den intermediären bzw. superfiziellen Glomeruli. Offenbar handelt es sich um A II-vermittelte Effekte auf die glomeruläre Mikrozirkulation [53]. Weiterhin kann die für die UF verfügbare Filtrationsoberfläche durch Kapillarthromben, endotheliale bzw. epitheliale Proliferationen oder andere entzündliche Infiltrate verringert sein. Zur Diskussion steht, daß das ANP (Abschn. 8.3) die effektive glomeruläre UF-Oberfläche über eine „Retraktion" der podozytären Fußfortsätze vergrößert und damit die UF verbessert (Kf-Wert steigt).
Die in den Kf eingehende effektive *hydraulische Leitfähigkeit* (k) ist ein Maß möglicher struktureller, physikalischer, biochemischer und elektrochemisch definierter Widerstände entlang des Filtrationsweges. Bildlich gesprochen ist der substanzspezifische „Filtrationsvektor" längs der Filtrationsbarriere um so größer, je geringer die Summe der Passagewiderstände zu veranschlagen ist. Faktoren, die die hydraulische Leitfähigkeit der Kapillarendothelien und der Basalmembran beeinflussen können, sind u.a.: der Quellzustand der BM-Matrix, die Anzahl, Stärke und Architektur anionischer Ladungsgruppen, strukturabhängige Interaktionen filtrierter Moleküle mit definierten Domänen der BM, die Durchlässigkeit der diaphragmalen Schlitzmembran in Nachbarschaft angrenzender podozytärer Fußfortsätze und Anzahl und Größe der Fenestrae der Kapillarendothelien. Theoretisch kann man einen endomembranalen Ein-

Abb. 92
Lokale Regulation des renalen Plasmaflusses und der Ultrafiltration über Modulation des Tonus des externen Mesangiums und konsekutiver Änderung der Zirkumferenz der Arteriola afferens bzw. efferens (Gefäßwiderstand). Chemo- und neurotrope Rezeptoren des Mesangiums bewirken, z.T. unter Vermittlung des lokalen Renin-Angiotensin II-Systems (myoepitheloide Zellen der Vasa afferentia/efferentia), eine „Kontraktion" oder „Dilatation" des externen Mesangiums bzw. kontraktiler Elemente am Gefäßpol und damit eine Änderung des Ultrafiltrationskoeffizienten Kf. Einzelheiten siehe Text.

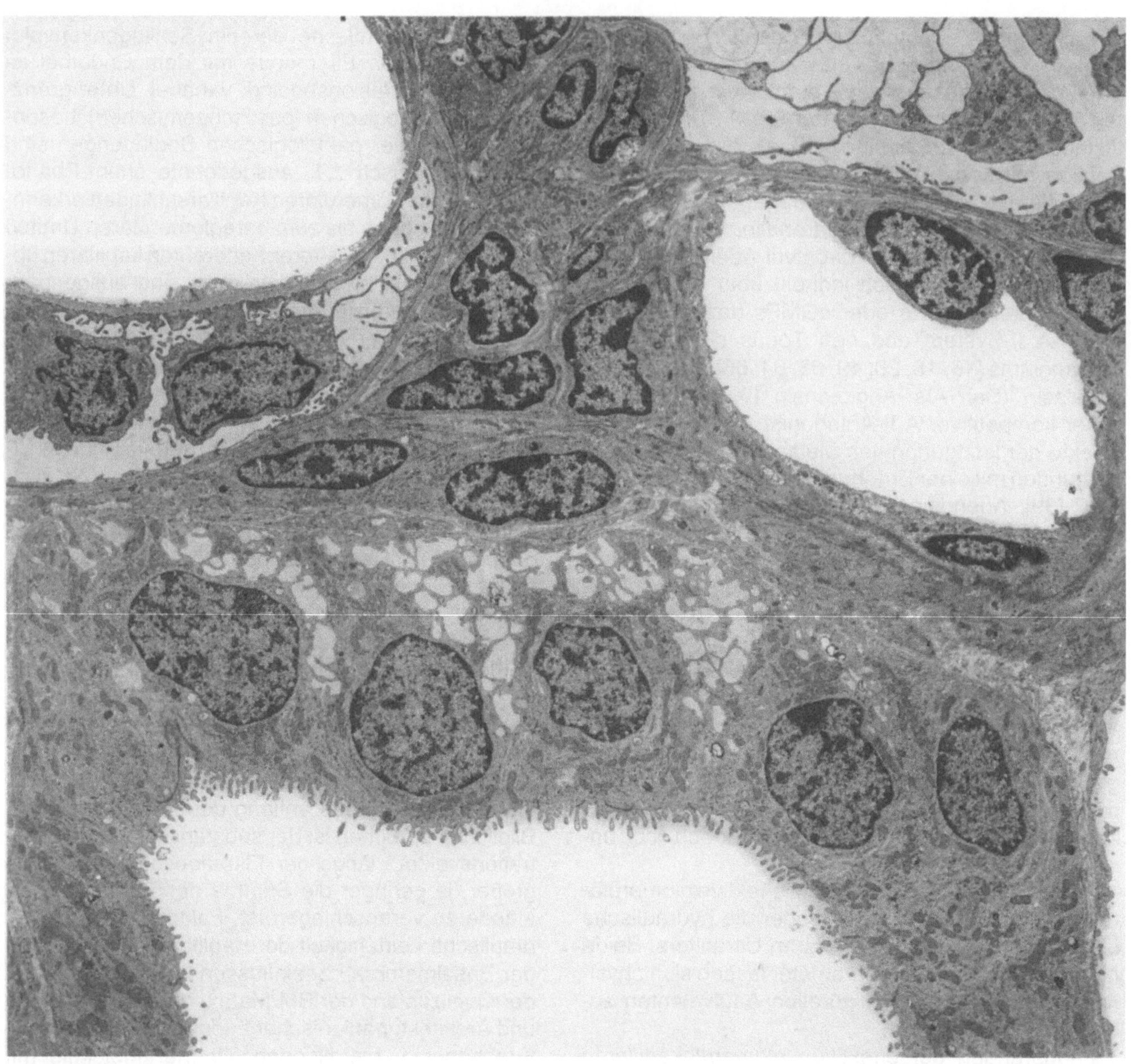

Abb. 93
Juxtaglomerulärer Apparat im Bereich von Macula densa, Vas afferens und Goormaghtighschen Zellen. Situation bei kochsalzreicher und kaliumarmer Diät. Vergrößerung: × 4180 (nach Kaissling, Basel).

trittswiderstand (Endothel-BM), membranalen Passagewiderstand (physikochemische Eigenschaften der Laminae externae/internae) und einen membranoperizytären Austrittswiderstand (Schlitzmembran, epitheliale Pedikel) definieren.
Inwieweit „k“ auf molekularer Ebene durch das ANP beeinflußt wird, ist z.Z. noch offen (Abschn. 8.3).

Faktoren, die die glomeruläre Filtrationsdynamik und den RPF beschreiben, wurden bezüglich ihres Einflusses auf den glomerulären Filtrationskoeffizienten (Kf, LpA) in einer Multivarianzanalyse untersucht [64]. Unter den vier Determinanten der glomerulären UF, dem RPF, dem systemischen onkotischen Druck, dem glomerulokapillären hydraulischen

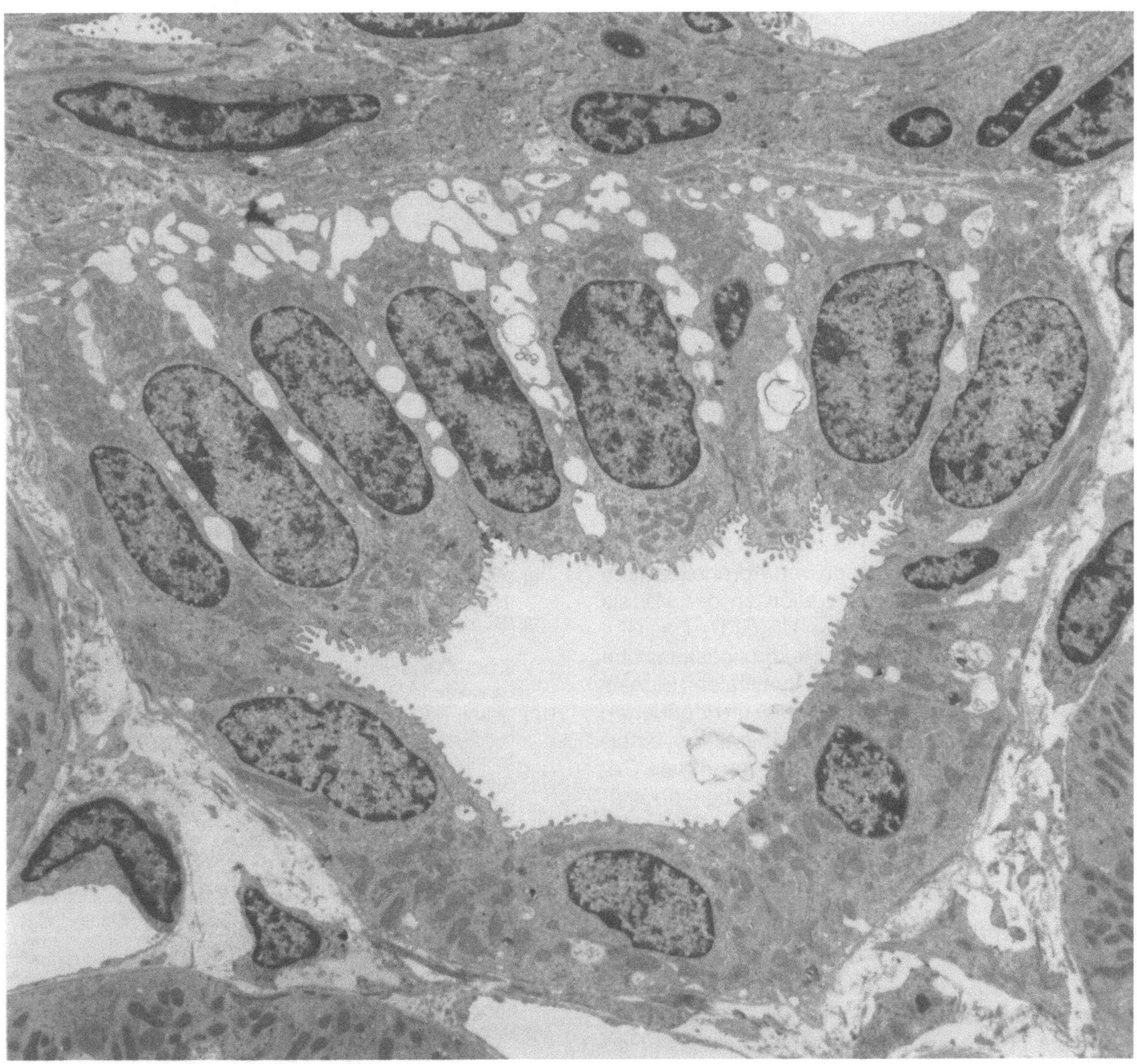

Abb. 94
Juxtaglomerulärer Apparat im Bereich von Macula densa, Vas afferens und Goormaghtighschen Zellen. Situation bei kochsalzarmer Diät. Vergrößerung: × 4370 (nach Kaissling, Basel).

Druckgradienten und dem Kf (LpA), zeigte sich eine direkte positive Korrelation zwischen der Höhe des systemischen onkotischen Druckes und Kf ($R = 0{,}55$; $p < 0{,}01$) sowie dem RPF des Einzelnephrons und Kf ($R = 0{,}35$; $p < 0{,}02$). Die letztere Beziehung bestand jedoch nur, wenn andere Größen in die Multivarianzanalyse nicht einbezogen wurden. Eine Abhängigkeit des Kf vom Hämatokrit fand sich nicht. Die inverse Beziehung zwischen glomerulokapillärem hydraulischem Druckgradienten und Kf war schon nach früheren Untersuchungen abzuleiten; aus diesen ging hervor, daß die fraktionelle clearance von Molekülen, insbesonders Makromolekülen, mit steigender UF(GFR) relativ hierzu abnahm [7, 9, 66].

Wahrscheinlich hängt der Eintrittswiderstand bzw. die transmembranale Passage von Molekülen mit der Kontaktzeit an der Filtrationsoberfläche zusammen.

RPF und UF(GFR) werden weiterhin intrarenal über die Na^+-Konzentration an der *Macula densa* autoreguliert [46–48, 60–62]. Hohe Na^+-Konzentrationen, die Proteinkonzentration im Ultrafiltrat und in den peritubulären Kapillaren, die enddistale Cl^--Konzentration, sowie die Höhe der Flußrate längs der Henleschen Schleife können die GFR im Sinne einer tubulo-glomerulären Rückkopplung beeinflussen. Die erwähnten Größen sind negativ mit der GFR korreliert (negativer feedback, [60, 62]). Beteiligt ist das intrarenale Renin-A II-System. Die distal-tubuläre Na^+-Konzentration wird, unter Vermittlung von Ca^{++} und Adenosin, als stimulierendes Signal einer lokalen Renin-A II-Freisetzung angesehen [61], die über Mesangium und Arteriolen in die glomeruläre Hämodynamik eingreift. Neben dem vaskulären Baromechanismus, der Stimulation von Adrenozeptoren ($\beta > \alpha$), ist die Na^+-Konzentration an der Macula densa essentielles Regulativ der UF(GFR): Das Glomerulusfiltrat ist der tubulären Resorptionskapazität angepaßt. Die Höhe des intraluminalen Signals (Na^+) wird in eine Kontrollantwort diskret generierten A IIs transformiert, die F-Aktin-Filamente des externen Mesangiums kontrahieren sich, der renale Gefäßwiderstand steigt, die effektive Filtrationsoberfläche und der Kf fallen ab, bis die UF-Rate der tubulären Resorption angeglichen ist; die Elektrolyt- und Volumenhomöostase bleibt erhalten.

Die tubuloglomeruläre feedback-Regulation ist sowohl in superfiziellen wie juxtamedullären Nephronen wirksam, soll jedoch für die Steuerung der SNGFR insbesonders der tiefen Nephrone von Bedeutung sein [62]. Zellen der Macula densa fungieren offensichtlich als Na^+- und Flußsensitive Fühler; sie verändern ihr strukturelles Profil in Adaptation einer Na^+-armen bzw. Na^+-reichen Diät ([29, 30]; Abb. 93, 94). Ausschaltung des tubuloglomerulären feedbacks (z.B. in der nichtfiltrierenden Niere) hebt nicht notwendigerweise die vaskuläre (myogene) Autoregulation der Nierenperfusion (RBF, RPF) unter variablen Perfusionsdrucken auf [22]. Allerdings sind für eine effiziente Autoregulation, wie sie unter Normalbedingungen abläuft, sowohl ein intakter vaskulärer (myogener) als auch ein intakter tubuloglomerulärer feedback-Mechanismus erforderlich [22].

Literatur

[1] Aiken, J.W., Vane, J.R.: Intrarenal prostaglandin release attenuates the renal vasoconstrictor activity of angiotensin. J. Pharmacol. exp. Ther. 184, 678–87 (1973)

[2] Allen, J.M., Raine, A.E.G., Ledingham, J.G.G., Bloom, S.R.: Neuropeptide Y: a novel renal peptide with vasoconstrictor and natriuretic activity: Clin. Sci. 68 (1985)

[3] Ballermann, B.J., Brenner, B.M.: Biologically active atrial peptides J. Clin. Invest. 76, 2041–2048 (1985)

[4] Ballesta, J. et al.: The nerves of the juxtaglomerular apparatus of man and other mammals contain a potent peptide NP Y: Histochemistry: 80, 483 (1984)

[5] Baylis, C., Brenner, B.M.: Modulation of prostaglandin synthesis inhibitors of the action of exogenous angiotensin II on glomerular ultrafiltration in the rat. Circulat. Res. 43, 889–98 (1978)

[6] Baylis, C., Deen, W.M., Myers, B.D., Brenner, B.M.: Effects of some vasodilator drugs on transcapillary fluid exchange in renal cortex. Amer. J. Physiol. 230, 1148–58 (1976)

[7] Baylis, C., Ichikawa, I., Willis, W.T., Wilson, C.B., Brenner, B.M.: Dynamics of glomerular ultrafiltration. IX. Effects of plasma protein concentration. Amer. J. Physiol. 232, 58–71 (1977)

[8] Blantz, R.C.· The glomerulus, passive filter or regulatory organ? Klin. Wschr. 58, 957–64 (1980)

[9] Blantz, R.C.: The role of alterations of the ultrafiltration coefficient in the control of glomerular filtrate formation. In: Giebisch, J. Purecell, E. (Eds.). Renal Function. Waverly Press, Baltimore 1978, pp. 41–55

[10] Blantz, R.C., Konnen, K.S., Tucker, B.J.: Angiotensin II effects upon glomerular microcirculation and ultrafiltration coefficient of the rat. J. clin. Invest. 57, 419–34 (1976)

[11] Brain, S.D., Williams, T.J., Tippins, J.R. et al.: Calcitonin gene related peptide is a potent vasodilator, Nature: 313, 54–56 (1985)

[12] Brenner, B.M., Beeuwkes, I.R.: The renal circulations. Hosp. Pract. 13, 35–46 (1978)

[13] Brenner, B.M., Ichikawa, I., Deen, W.M.: Glomerular filtration. In: Brenner, B.M., Rector, F.C. (Eds.): The Kidney. W.B. Saunders 1981, vol. 1, pp. 289–327

[14] Corder, R., et al.: Comparison of the haemodynamic actions of neuropeptide Y, angiotensin II and noradrenalin in anaesthetised cats: Eur. J. Pharmacol. 121, 25–30 (1986)

[15] DiBona, G.F. (Sect. Edt.): Neural control of renal function: Fed. Proceed. 44, pp. 2815 (1985)

[16] Dworkin, L.D., Brenner, B.M.: Hormonal influences on glomerular function. Contr. Nephrol. 33, 1–13 (1982)

[17] Filep, J., Rigter, B., Frölich, J.C.: Vascular and renal effects of leukotriene C_4 in concious rats: Am. J. Physiol. 249 F 739–F 744 (1985)

[18] Foidart, J., Sraer, J., Delarue, F., Mathieu, P., Ardaillou, R.: Evidence for mesangial glomerular receptors for angiotensin II linked to mesangial cell contractility. Fed. Europ. biochem. Soc. Lett. 121, 333–39 (1980)

[19] Gade, R., Feinfeld, D.A., Gade, M.F.: A microradiographic study of nephrons in mercuric chloride induced acute renal failure in the rabbit. Invest. Radiol. 18, 183–88 (1983)

[20] Ganten, D., Unger, Th., Rascher, W., Fuxe, K., Hökfelt, T., Agnati, L.: Peptidergic and catecholaminergic mechanisms in central blood pressure control. Contr. Nephrol. 23, 93–104 (1980)

[21] Girgis, S., Macdonald, D.W.R., Stevenson, J.C. et al.: calcitonin gene-related peptide: potent vasodilator and major product of calcitonin gene, Lancet II, 14–16 (1985)
[22] Gotshall, R., Hess, T., Mills, T.: Efficiency of canine renal blood flow autoregulation in kidneys with and with out glomerular filtration: Blood vessels: 22, 25–31 (1985)
[23] Healy, D.P., Münzel, P.A., Insel, P.A.: Localization of β_1- and β_2-adrenergic receptors in rat kidney by autoradiography: Circ. Res. 57, 278–284 (1985)
[24] Holdaas, H., Langaard, Q., Eide, I., Kiil, F.: Conditions for enhancement of renin release by isoproterenol, dopamine and glucagon. Amer. J. Physiol. 242 (Renal Fluid Electrolyte Physiol. 11), 267–73 (1982)
[25] Ichikawa, I., Brenner, B.M.: Evidence for glomerular actions of ADH and dibutyryl cyclic AMP in the rat. Am. J. Physiol. 233, 102–17 (1977)
[26] Ichikawa, I., Humes, H.D., Dousa, T.P., Brenner, B.M.: Influence of parathyroid hormone on glomerular ultrafiltration in the rat. Amer. J. Physiol. 234, 393–401 (1978)
[27] Imbert, M., Chabardes, D., Morel, F.: Hormone sensitive adenylate cyclase in isolated rabbit glomeruli. Mol. Cell. Endocrinol. 1, 295–304 (1974)
[28] Issues in glomerulonephritis and Renin-system (Edts. E. Ritz, S.G. Massry), Karger. Contr. Nephrol. Vol. 43 (1984)
[29] Kaissling, B.: Cellular Heterogeneity of the Distal Nephron and its Relation to Function. Klin. Wochenschr. 63, 868–876 (1985)
[30] Kaissling, B., Kriz, W.: Variability of intercellular spaces between macula densa cells: a transmission electron microscopic study in rabbits and rats. Kidney int. 22, Suppl. 12, 9–17 (1982)
[31] Kopp, U.C.: Renorenal reflexes: neural and functional responses: Federation Proc. 44, 2834–2839 (1985)
[32] Kreisberg, J.I., Karnovsky, M.J., Levine, L.: Prostaglandin production by homogeneous cultures of rat glomerular epithelial and mesangial cells. Kidney int., 22, 355–59 (1982)
[33] Langaard, Q., Holdaas, H., Eide, I., Kiil, F.: Conditions for renin release by cyclic AMP. Scand. J. clin. Lab. Invest. 41, 535–42 (1981)
[34] Levy, M.: Further observations on the response of the glomerular filtration rate to glucagon: Comparison with secretin. Canad. J. Physiol. Pharmacol. 53, 81–5 (1975)
[35] McGrath, B., Bode, K., Luxford, A. et al.: Effects of dopamine on renal function in the rat isolated perfused kidney: Clin. Exp. Pharmacol. & Physiol. 12, 343–352 (1985)
[36] Osborn, J.L., DiBona, G.F., Thames, M.D.: Role of renal alpha-adrenoceptors mediating renin secretion. Amer. J. Physiol. 242 (Renal Fluid Electrolyte Physiol. 11), 620–26 (1982)
[37] Petrulis, A.S., Aikaw, M., Dunn, M.J.: Prostaglandin and thromboxane synthesis by rat glomerular epithelial cells. Kidney int. 20, 465–74 (1981)
[38] Pettinger, W.A., Keeton, T.K., Campbell, W.B., Harper, D.C.: Evidence for a renal alpha-adrenergic receptor inhibiting renin release. Circulat. Res. 38, 338–46 (1976)
[39] Ploth, D.W., Roy, R.N.: Renal and tubuloglomerular feedback effects of (Sar^1, Ala^8) angiotensin II in the rat. Amer. J. Physiol. 242, (Renal Fluid Electrolyte Physiol. 11), 149–157 (1982)
[40] Powis, D.A., Donald, D.E.: Involvement of renal alpha- and beta-adrenoceptors in release of renin by carotid baroreflex. Amer. J. Physiol. 236 (Heart Circulat. Physiol. 5), 80–5 (1979)
[41] Raji, L., Keane, W.F.: Glomerular mesangium: its function and relationship to Angiotensin II: Am. J. Med. 27, (Suppl. 3C), 24–30 (1985)
[42] Savi, L., Cardillo, C., Bombardieri, G.: Somatostatin and peripheral blood flow in man: Angiology 36, 511–515 (1985)
[43] Scicli, A.G., Carretero, O.A.: Renal kallikrein-kinin system: Kidney Int. 29, 120–130 (1986)
[44] Schlöndorff, D., Yeo, P., Albert, B.E.: Stimulation of adenylate cyclase in isolated rat glomeruli by prostaglandins. Amer. J. Physiol. 235, 458–64 (1978)
[45] Schlöndorff, D., Ardaillou, R.: Prostaglandins and other arachidonic acid metabolites in the kidney: Kidney Int. 29, 108–119 (1986)
[46] Schnermann, J., Briggs, J.: Concentration-dependent sodium chloride transport as the signal in feedback control of glomerular filtration rate. Kidney int. 22, 82–9 (1982)
[47] Schnermann, J., Schubert, G., Hermle, M., Herbst, R., Stowe, N.T., Yarimizu, S., Weber, P.C.: The effect of inhibition of prostaglandin synthesis on tubuloglomerular feedback in the rat kidney. Pflügers Arch. 379, 269–79 (1979)
[48] Schnermann, J., Persson, E.G., Agerup, B.: Tubuloglomerular feedback: nonlinear relation between glomerular hydrostatic pressure and loop of Henle perfusion rate. J. clin. Invest. 52, 862–69 (1973)
[49] Schor, N., Ichikawa, I., Brenner, B.M.: Mechanisms of action of various hormones and vasoactive substances on glomerular ultrafiltration in the rat. Kidney int. 20, 442–51 (1981)
[50] Shohat, J., Boner, G., Rosenfeld, J.: The effect of Angiotensin II on kidney function: Proc. EDTA 22, 871–874 (1985)
[51] Spielmann, W.S., Thompson, C.I.: A proposal for adenosine in the regulation of renal hemodynamics and renin release. Amer. J. Physiol. 242 (Renal Fluid Electrolyte Physiol. 11), 423–35 (1982)
[52] Sraer, J.D., Sraer, J., Ardaillou, R., Richet, G.: The glomerulus: site of synthesis and target for hormones and chemical mediators: Adv. Nephrol. 10, 293–314 (1981)
[53] Steinhausen, M., Kücherer, H., Snoei, H., Wilhelm, K.-R.: Ein neues tierexperimentelles Modell, Vas afferens, -efferens und das glomeruläre Netzwerk in vivo zu untersuchen (unter besonderer Berücksichtigung von Angiotensin-Wirkungen auf die glomeruläre Mikrozirkulation) – mit Filmdemonstration. XVI. Sympos. Ges. Nephrologie, Salzburg Sept. 1983 (Abstr.). Nieren- und Hochdruckkrankheiten 12, 349 (1983)
[54] Steinhausen, M., Snoel, H., Parekh, N., Baker, R., Johnson, P.C.: Hydronephrosis: a new method to visualize vas afferens, efferens and glomerular network: Kidney Int. 23, 794–806 (1983)
[55] Steinhausen, M., Zimmerhackl, B., Thederan, H., Dussel, R., Parekh, N., Eßlinger, H.-U., Hagens v., G., Komitowski, D., Dallenbach, F.D.: Intraglomerular microcirculation: measurements of single glomerular loop flow in rats: Kidney Int. 20, 230–239 (1981)
[56] Stephenson, R.K., Sole, M.J., Baines, A.D.: Neural and extraneural catecholamine production by rat kidney. Amer. J. Physiol. 242 (Renal Fluid Electrolyte Physiol. 11), 261–266 (1982)
[57] Struthers, A.D., Brown, M.J., Beacham, J.L. et al.: The acute effect of human calcitonin gene related peptide in man: J. Endocrinol. 104, S. 129 (1985)
[58] Taugner, R., Forssmann, W.G., Billich, H., Boll, U., Ganten, D., Seller, H.: Innervation of the juxtaglomerular apparatus and the effect of renal nerve stimulation. In: Coupland, R.E.,

Forssmann, W.G. (Eds.): Peripheral Neuroendocrine Interaction. Springer, Berlin 1978, pp. 153–63

[59] Taugner, R., Hackenthal, E., Rix, E., Nobiling, R., Poulsen, K.: Immunocytochemistry of the renin-angiotensin system: renin, angiotensinogen, angiotensin I, angiotensin II, and converting enzyme in the kidney of mice, rats, and tree shrews. Kidney int. 22, Suppl. 12, 33–43 (1982)

[60] Thurau, K.: Nature of autoregulation of renal blood flow. Proc. int. Congr. Nephrol. (3rd ed.), Washington D.C., 167–73 (1966)

[61] Thurau, K., Grüner, A., Mason, J., Dahlheim, H.: Tubular signal for the renin activity in the juxtaglomerular apparatus. Kidney int. 22, 55–62 (1982)

[62] Thurau, K., Schnermann, J.: The juxtaglomerular apparatus and the tubuloglomerular feedback mechanism: morphology, biochemistry, and function. Kidney int. 22, Suppl. 12 (1982)

[63] Torres, V.E., Northrup, T.E., Edward, R.M., Shan, S.V., Dousa, T.P.: Modulation of cyclic nucleotides in rat glomeruli: role of histamine, acetylcholine, parathyroid hormone, and angiotensin II. J. clin. Invest. 62, 1334–43 (1978)

[64] Tucker, B.J., Blantz, R.C.: Effects of glomerular filtration dynamics on the glomerular permeability coefficient. Amer. J. Physiol. 9, 245–54 (1981)

[65] Ulfendahl, H.R., Ericson, A.C., Göransson, A., Källskog, Ö., Sjöquist, M.: The tubuloglomerular feedback mechanism is a determinant for the autoregulation of the glomerular filtration rate in superficial and juxtamedullary nephrons. Klin. Wschr. 60, 1071–6 (1982)

[66] Vencatachalam, M.A., Rennke, H.: The structural and molecular basis of glomerular filtration. Circulat. Res. 43, 337–347 (1978)

[67] Weber, P.C.: Renal prostaglandins, kidney function and essential hypertension. Contrib. Nephrol. 23, 83–92 (1980)

[68] Zimmerhackl, B., Parekh, N., Brinkhus, H., Steinhausen, M.: The use of fluorescent labeled erythrocytes for intravital investigation of flow and local hematocrit in glomerular capillaries in the rat: Int. J. Microcirc: Clin. Exp. 2, 119–129 (1983)

8.2 Klinische Nierenfunktionsprüfung; Clearance, Nierendurchblutung

Die Niere wird pro Minute von ca. 1 Liter Blut perfundiert, entsprechend einem Plasmadurchfluß von etwa 560 ml/min. Die von den unten näher erläuterten Variablen abhängige glomeruläre Filtrationsrate (GFR) beträgt etwa 125 ml/min entsprechend einer Tagesmenge von 180 Liter Ultrafiltrat. Das Einzelnephronfiltrat (SNGFR) bei einer angenommenen Gesamtzahl von 2×10^6 Glomeruli liegt demnach bei ca. 90–100 µl/Glomerulus/Tag. Mehr als 99% des primären Ultrafiltrates werden durch aktiven transepithelialen Soluttransport, passiven osmotischen Wassertransport mit sekundärer Translokation von Salzen („solvent drag"), passiver und erleichterter Diffusion sowie sekundär aktiven (Co-)Transporten reabsorbiert.

Allgemeines Maß für die funktionelle Leistungsfähigkeit der Nieren ist deren Kapazität, eine Substanz in kurzer Zeit aus dem Blut zu eliminieren (clearance, [6–9, 15, 17]). Unter *clearance* versteht man jenes Plasmavolumen, das bilanzmäßig von der Niere drainiert werden muß, um eine, klinisch gesprochen, harnpflichtige Substanz vollständig aus dem Plasmakompartment zu befreien. Die clearance (C) einer Substanz_0 definiert der Quotient aus der pro Minute im Harn ausgeschiedenen Substanzmenge U_0 und der Konzentration der Substanz (bzw. Marker) im Plasma (Serum) P_0 in mg/dl. Es gilt die Beziehung

$$C_0 = \frac{(U_0) \times V_u}{(P_0) \times t} \qquad \text{(Dimension: ml/min)}$$

C_0 = Clearance der Substanz_0 (ml/min)
U_0 = Harnkonzentration (mg/100 ml) der Substanz_0
V_u = Harnvolumen/24 h
P_0 = Plasmakonzentration der Substanz_0 (mg/100 ml)
t = Zeit (24 h = 1440 min)

Bezogen wird die C auf eine mittlere Körperoberfläche(KO) von 1,73 m^2. Die KO der Person wird aus ihrem Gewicht und ihrer Größe aus Nomogrammen ermittelt;

$$C_0 = \frac{U_0 \cdot V_u}{P_0 \cdot t} \times \frac{1{,}73}{KO}$$

Die häufigsten C-Untersuchungen in der Klinik beziehen sich auf solche Verfahren, die die glomeruläre Ultrafiltrationsleistung, d.h. die glomeruläre Filtration einer harnpflichtigen Substanz erfassen (GFR, Abb. 95).

Voraussetzung für die Nierenfunktionsprüfung über die GFR ist, daß die Substanz frei filtriert wird (es besteht keine Permselektivität), keiner tubulären Verarbeitung unterliegt, also nicht sezerniert oder reabsorbiert wird, und keine Abhängigkeit der Clearance von der Höhe der Plasmakonzentration der Markersubstanz besteht.

Die GFR läßt sich über endogene, d.h. körpereigene bzw. über exogene, intravenös verabreichte Marker bestimmen [6–9, 15, 17, 64]. Unter anderem werden folgende C-Verfahren eingesetzt: endogene Kreatinin-Clearance (C_{Kr}), Inulin-Clearance (C_{In}), Jothalamat-Clearance (Nuklid: ^{125}J), ^{51}Cr-EDTA-Clearance, ^{99m}Tc-DTPA-Clearance bzw. ^{99m}Tc-Aprotinin-Clearance [1, 9, 15].

Hinreichend exakt läßt sich die GFR über die (exogene) *Inulin-Clearance* ermitteln. Inulin ist ein Polysaccharid (MG 5200), das keiner tubulären Verarbeitung unterliegt. Es muß infundiert werden, wobei ein konstanter Inulin-Plasmaspiegel um 20 mg/100 ml aufrecht zu erhalten ist. Die GFR, gemessen über die C_{In}, liegt unter Normalbedingungen, abhängig nach den Daten verschiedener Untersucher, zwischen 110 ± 21,9 und 116,5 ± 28,1 ml/min. C_{In} Männer: 124 ± 25,8 ml/min/1,73 m^2; Frauen: 108 ± 13,5 ml/min/1,73 m^2 [15]. Bei Säuglingen beträgt die C_{In} nur ⅓ bis ¼ der von Erwachsenen. Zu Beginn des zweiten Lebensjahres ist die C_{In}, bezogen auf Körperoberfläche, dann der des Erwachsenen angepaßt.

Unter klinischen Routinebedingungen hat sich praktisch nur die Bestimmung der *Kreatinin-Clearance* (C_{Kr}), weniger die der ^{51}Cr-EDTA oder Inulin-Clearance durchgesetzt. Etwa 98% des täglich anfallenden Kreatinins stammen aus dem Muskelstoffwechsel (endogenes Kreatinin). Kreatininsynthese und Kreatininurie sind, eine normale GFR vorausgesetzt, der Muskelmasse direkt proportional. Unter Berücksichtigung des Körperhabitus, der Muskelmasse, der Körperoberfläche, ergibt sich daher die C_{Kr} als ein individueller Normwert. Die obere normale Kreatinin-Konzentration im Serum wird zwischen 1,2 mg/100 ml (106 µmol/l) und 1,4 mg/100 ml (123,7 µmol/l) angegeben. Die Gesamtausscheidung an Kreatinin über 24 h liegt zwischen 1000 und 2300 mg (8,8–20,3 mmol/24 h), wobei Männer gegenüber Frauen mehr eliminieren [15, 21].

Der Normalbereich der C_{Kr} liegt zwischen 80 und ca. 140 ml/min/1,73 m^2. Zwischen der C_{Kr} und der Kreatininkonzentration im Serum besteht die bekannte Ab-

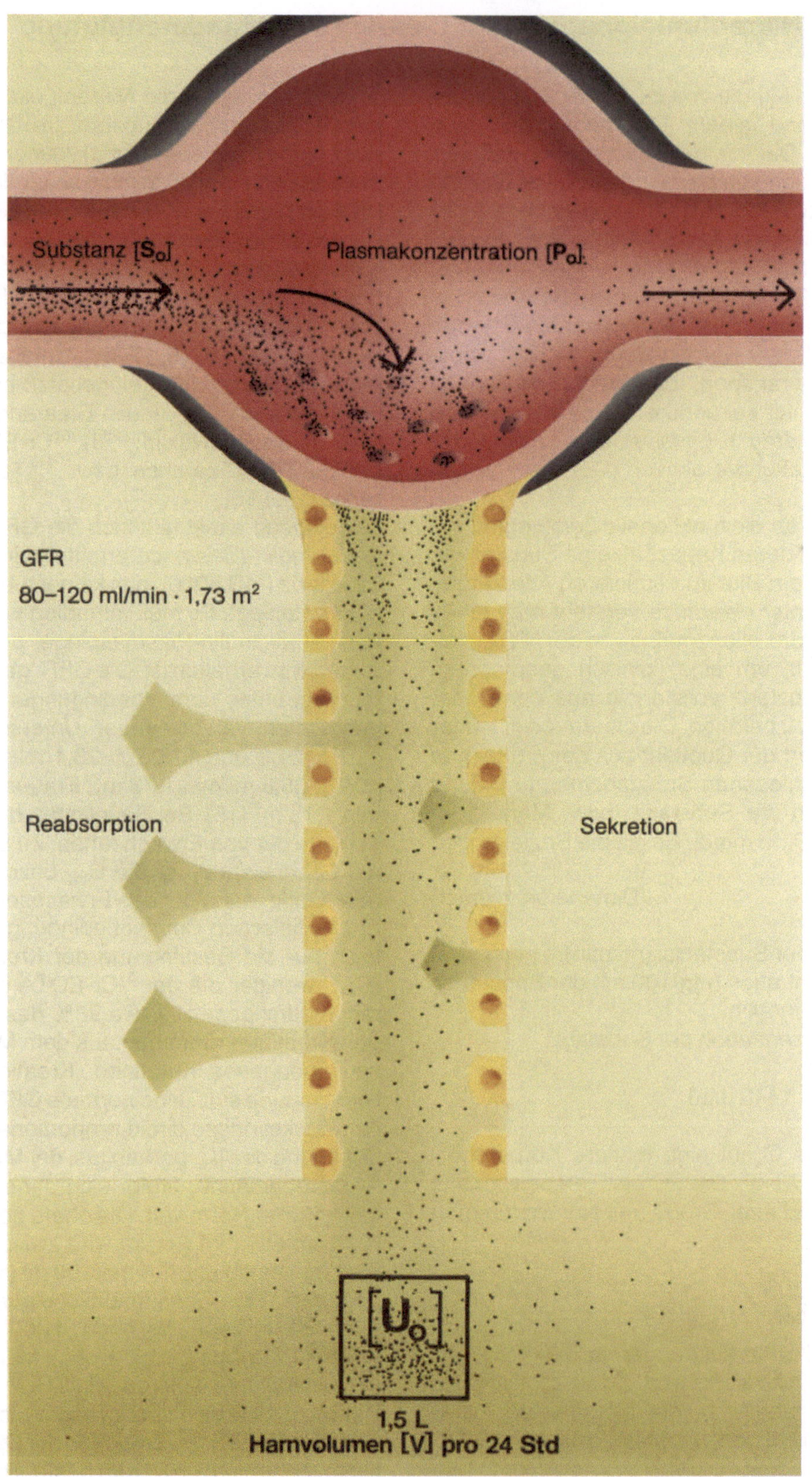
Substanz [S_o]
Plasmakonzentration [P_o]
GFR
80–120 ml/min · 1,73 m²
Reabsorption
Sekretion
[U_o]
1,5 L
Harnvolumen [V] pro 24 Std

hängigkeit, wie aus Abb. 96 ersichtlich. Bevor die Kreatininkonzentration i.S. ansteigt, kann die GFR demnach bereits drastisch abgefallen sein (sog. „Kreatinin-blinder Bereich"). Die zuverlässige Aussage über die C_{Kr} erfordert eine Harnsammelperiode von 12–24 Std. bei einem Gesamtharnvolumen von mindestens 1 Liter. Abb. 96 zeigt eine Näherungsgleichung, die es erlaubt, über die Kreatininkonzentration i.S. ohne Sammeln des 24 Std.-Harns die C_{Kr} zu extrapolieren.

C_{Kr} unterliegt einer *zirkadianen Rhythmik*, mit nächtlichem Minimum und tageszeitlichem Maximum, z.T. aufgrund unterschiedlicher tubulärer Wasser/Solutreabsorption. Mit zunehmendem *Lebensalter* (ab > 30 J.) nimmt die C_{Kr} im allgemeinen ab, zeigt jedoch hierbei ganz erhebliche interindividuelle Unterschiede [17, 33, 53, 64]. Diese Beziehung folgt der Regressionsgleichung [64]:

$$C_{In} = 157{,}0 - (1{,}16 \times \text{Alter}), \qquad C_{In} \sim C_{Kr}$$

Alter: in Jahren. Die rein altersbezogene Abhängigkeit der GFR ist umstritten (s.u.).

Problematisch kann die Bestimmung der C_{Kr} bei *Kindern und Jugendlichen* werden, u.a. wegen stark variabler Bezugsgrößen (Muskelmasse, Körpergröße, Geschlecht, „körpl. Status", Zuverlässigkeit der Harngewinnung etc.). Es existieren verschiedene alters- und geschlechtsadaptierte Näherungsglei-

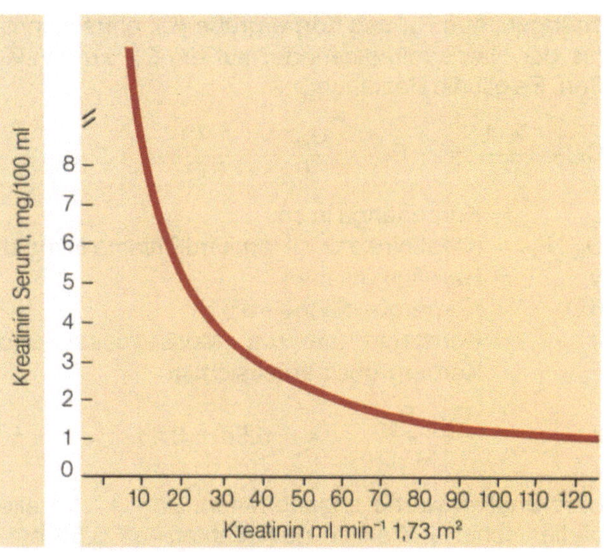

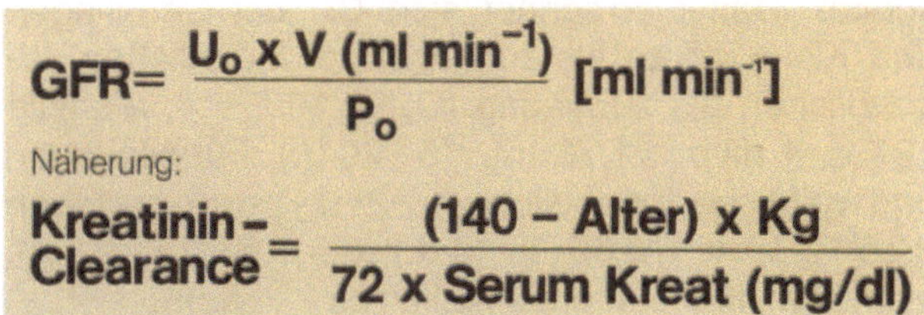

Abb. 96
Schematische Darstellung der Beziehung zwischen Kreatinin-Clearance und Kreatinin-Konzentration im Serum. Einzelheiten siehe Text.

Abb. 95
Schematische Darstellung zum Begriff der renalen Clearance einer Substanz. Die Clearance beschreibt das virtuelle Plasmavolumen (ml), das innerhalb einer bestimmten Zeit (min) von einer Markersubstanz, z.B. Inulin, Kreatinin, PAH, befreit („geklärt") wird. Im Falle der ausschließlich glomerulären Filtration ohne weitere tubuläre Verarbeitung (Sekretion, Reabsorption), entspricht die Clearance der betreffenden Substanz der glomerulären Filtrationsrate (GFR). Der Begriff der „Clearance" ist nicht auf die Bestimmung der GFR beschränkt, sondern gilt, im Vergleich zur Kreatinin- oder Inulin-Clearance, auch für beliebig andere Substanzen. Erfolgt bei einmaliger Nierenpassage die „völlige Extraktion" eines Markers (z.B. Paraaminohippursäure, PAH), wobei dieser sowohl glomerulär filtriert wie tubulär sezerniert werden kann, so läßt sich über dessen Clearance (C) der effektive renale Plasmafluß ableiten:

$$\text{eff. RPF} = \frac{U_{PAH} \times V}{P_{PAH}} = C_{PAH}\ (\text{ml/min}). \text{ Einzelheiten siehe Text.}$$

chungen, aus P_{Kr} und Körpergröße (L), ohne Kenntnis der Harnsammelperiode, auf die C_{Kr} zu schließen. Es gilt die Beziehung:

$$C_{Kr} = \frac{k \cdot L}{P_{Kr}} = \sim C_{Kr} = \frac{U_{kr} \cdot V}{P_{Kr}} \cdot \frac{1{,}73}{KO}$$

L = Körperlänge in cm
U_{Kr}, P_{Kr} = Kreatininkonz. i. Harn und Plasma in mg/dl
V = Harnfluß (ml/min)
KO = Körperoberfläche (m^2)
k = Konstante, die u.a. Muskelmasse und Körpergröße berücksichtigt

$$k = \frac{C_{Kr} \cdot P_{Kr}}{L} \quad ; k = 0{,}58 \pm 0{,}11$$

Ursprünglich wurde angenommen, daß „k" für alle pädiatrischen Kollektive dem Zahlenwert 0,55 entspricht. Damit errechnet sich C_{Kr} bei Säuglingen und Kleinkindern als zu hoch, bei männlichen Jugendlichen als zu niedrig ($C_{Kr} = 105 \pm 4$, anstelle 127 ± 4 ml/min/1,73 m^2, 15–20 J.). Für Mädchen und weibliche Jugendliche (1–21 J.) liegt k zwischen 0,55–0,59, k = 0,55 (1–14 J.); k = 0,57 (13–21 J.), nicht signifikant unterschiedlich zu k = 0,59.
Für Jungen unter 13 J. ist k = 0,57 und liegt für Jungen älter 13 (–21) J. bei $k = 0{,}73 \pm 0.05$. Für Jungen aller Altersstufen bis 21 J. und aller GFR-Werte gilt auch die Beziehung:

$$C_{Kr} = 1{,}5 \text{ (Alter)} + 0{,}5 \frac{\text{Länge}}{P_{Kr}}$$

P_{Kr} (mg/dl), Länge (cm), Alter (Jahre).

Ohne Geschlechts- und Altersunterschied ist C_{Kr} in sehr guter Näherung über $k = 0{,}58 \pm 0{,}11$ (Median 0,56) zu ermitteln [54].
Bei Skelettmuskelerkrankungen, Schilddrüsenfunktionsstörungen, Haemolyse, Akromegalie können von der C_{Kr} (GFR) erhöhte Kreatinin-Serumkonzentrationen nachweisbar sein.
Über der Norm *erhöhte* Werte für die C_{Kr} finden sich bei Graviden (Schwangerschaftshydraemie), frühen Formen einer renalen Beteiligung bei Diabetes mellitus (Hyperperfusion), hoher Eiweißzufuhr (s.u.) und z.T. beim nephrotischen Syndrom (Hypoproteinaemie).
Zwischen der Höhe des mittleren arteriellen Blutdrucks und dem Abfall der GFR mit steigendem Alter (20–99.9 J, n = 446) besteht eine negative Beziehung. Werden jedoch alle Personen mit Blutdruckwerten (RR) im hypertensiven Bereich, d.h. mittl. RR $\bar{x} > 107$ mm Hg, entsprechend 140:90 mmHg, in den Regressionsanalysen ausgeschlossen, so sind beide Größen *nicht* mehr miteinander korreliert [33]. Dies heißt, daß ein progressiver GFR-Verlust hauptsächlich Patienten mit milden bis schweren Formen der Hypertonie betrifft [20, 33].
Während bei Normalpersonen die verschiedenen Verfahren zur GFR-Bestimmung gut miteinander korrelieren, können bei Nierentransplantierten sowie verwandten Nierenspendern nach Explantation (d.h. Einnierigkeit) z.T. noch ungeklärte Diskrepanzen zwischen der C_{Kr}, C_{In} und ^{125}Jothalamat-C beobachtet werden [35].
Unter experimentellen wie klinischen Bedingungen erhöhen Dopamin und alpha-Methyldopa, Glyzin, Glucagon, Atriale Natriuretische Peptide (Abschn. 8.3) und Calcitonin die GFR. Dagegen können die GFR (C_{Kr}) Analgetika, z.B. Phenylbutazon, Barbiturate, β-Blocker, Clonidin, Diazoxid erniedrigen.
Kreatinin wird normalerweise in vernachlässigbarem Ausmaß tubulär sezerniert. Dieser Anteil erhöht sich mit zunehmender Einschränkung der Nierenfunktion (GFR, C_{Kr} unter 40 ml/min) und kann bis zu 20% vom Referenzwert der C_{In} abweichen, d.h. täuscht eine bessere GFR vor.
Die GFR leitet sich aus der Summation der Einzelnephron-Filtrationsraten (SNGFR) ab [32, 49, 67]. Nach tierexperimentellen Daten unterscheidet sich die SNGFR superfizieller Nephrone von der kortikomedullärer Glomeruli: die Ultrafiltrationsrate (UF) kortikomedullärer Nephrone soll höher liegen. Die Heterogenität der SNGFR innerhalb der Niere ist vermutlich auf unterschiedliche strukturelle Determinanten kortikaler und kortikomedullärer Glomeruli zurückzuführen [32, 49]. Beide Lokalisationstypen sollen im RPF, der transkapillären hydraulischen Druckdifferenz, der effektiven glomerulären Kapillaroberfläche und der hydraulischen Leitfähigkeit differieren.
Die SNGFR ist z.T. von der absoluten Nierenmasse abhängig. Nach *Parenchymverlust* (z.B. Heminephrektomie) wird eine sofortige funktionelle Adaptation der Restnephrone in der verbleibenden Niere beobachtet, wobei die SNGFR, insbesonders die superfizieller Nephrone ansteigt [47]. Bei vergleichbarer Serumproteinkonzentration, d.h. identischer Rheodynamik, wird die erhöhte SNGFR unter reduzierter Nierenmasse (subtotale Nephrektomie) durch *Hyperperfusion* der Glomeruli erklärt: meßbar sind ein erhöhter glomerulärer Plasmafluß, erhöhte transkapilläre Druckdifferenz, verminderter afferenter und efferenter vaskulärer Widerstand ($R_{aff} < R_{eff}$) und Anstieg des Ultrafiltrationskoeffizienten Kf (Abschn.

8.1). Grund hierfür ist wahrscheinlich die adaptive Mehrsynthese vasodilatorischer Prostaglandine [42]. Unter experimentellen Bedingungen werden chronisch hyperperfundierte Glomeruli (erhöhte SNGFR) offenbar progredient geschädigt („Maladaptation“). Sie nehmen an Größe zu (Hypertrophie); Endothelzellen, Mesangium und Podozyten sind ultrastrukturell verändert; es finden sich vermehrt intrazytoplasmatische Einschlüsse, Vakuolisierung der Zellen, mesangiale Matrixvermehrung, Insudation von Plasmaproteinen, glomerulosklerotische Veränderungen [12, 13]. Eine zusätzlich proteinreiche Diät beschleunigt die Entwicklung dieser Alterationen [29], die, tierexperimentell, bis zur terminalen Niereninsuffizienz führen können. Demgegenüber scheint die glomeruläre Hyperperfusion *per se* kein „Risikofaktor“ in Bezug auf eine auf längere Sicht hin sich verschlechternde Nierenfunktion unter klinischen Bedingungen zu sein. Bei 27 Patienten, denen im Mittel vor 23,3 Jahren eine Niere entnommen wurde, lag die C_{Kr} bei 74,3% (84 ml/min/1,73 m^2) der gesunder Kontrollen mit zwei Nieren. Keiner der Patienten hatte signifikante Zeichen einer Hypertonie oder Proteinurie. Damit fanden sich praktisch keine Hinweise auf eine Nierenschädigung nach dieser langen Zeit einer renalen Ablation [51]. Zwar lag auch hier eine offensichtlich erhöhte SNGFR vor, jedoch war diese, (ohne weitere Faktoren) für die Entwicklung der Nierenfunktion prognostisch wenig bedeutsam.

Hohe *Eiweißzufuhr* erhöht per se die GFR [2, 5, 13, 52]. Nach proteinreicher Kost in Form von Fleischeiweiß nimmt die C_{Kr} bereits nach 1 ½ Std. signifikant zu. Dieser Effekt soll dagegen bei Eiweiß einer „Nicht-Fleisch“-Zubereitung nur unbedeutend sein bzw. fehlen [28], wahrscheinlich aufgrund verschiedener Aminosäurezusammensetzung. In anderen Untersuchungen wurde kein Unterschied zwischen der erhöhten GFR, sei sie durch Protein pflanzlicher oder tierischer Herkunft induziert, gefunden [38]. Allgemein wird bei präexistenten Nierenerkrankungen für eine diätetische Eiweißrestriktion plädiert, um eine, über Jahre gesehen, progrediente Nierenfunktionsverschlechterung aufzuhalten [5, 13, 29, 38, 52]. Wahrscheinlich sind an der proteininduzierten glomerulären Hyperperfusion und UF wiederum Prostaglandine beteiligt [42, 48]. Ein ca. 40% Anstieg der GFR gegenüber dem Vorwert, zwei Stunden nach einer i.v. applizierten 10%-Aminosäurelösung, konnte vollständig durch PG-Inhibitoren unterdrückt werden [19]. Im akuten, postischämischen Nierenversagen steigt, entsprechend des GFR-Abfalls ($C_{Kr} < 60$ ml/min/1,73 m^2), die Kreatininkonzentration im Serum um durchschnittlich 1 mg/dl/Tag an. Je nach der „Kinetik“ der C_{Kr}, d.h. der Reduzierung der GFR bzw. deren Wiederanstiegs (Reparationsphase), lassen sich drei charakteristische zeitliche Verlaufsmuster der C_{Kr} abgrenzen (abrupt, linear, exponentiell), die prognostische Aussagen über den korrespondierenden Kreatininverlauf erlauben [41].

Die bei Nierenerkrankungen wie chronischer Glomerulonephritis, Pyelonephritis, Analgetikanephropathie, Zystennieren etc. zu beobachtende oft progrediente Verschlechterung der GFR beruht größtenteils auf primär im *Interstitium* ablaufende Umbauprozesse (interst. Fibrose, Tubulusatrophie, postglomeruläre Kapillaratrophie, Bohle et al. [11]); diese verändern die tubuläre Elektrolyt-, Wasser- und Proteinreabsorption, den tubuloglomerulären feedback, die Ausgangsaktivität des intrarenalen R-All-Systems und die intrarenale Hämodynamik, insbesonders die glomeruläre Mikrozirkulation, und münden sekundär in die kontinuierliche Verschlechterung des glomerulären Ultrafiltrationskoeffizienten.

Alternative Parameter der C_{Kr} und Kreatininkonzentration im Serum:

Im Serum zirkulieren kleinmolekulare Proteine, sog. *Mikroglobuline*, deren Konzentration in besserem Zusammenhang zur C_{Kr} steht als die des aktuell gemessenen Serumkreatinins [18, 65]. Zu den wichtigsten derartigen Mikroglobulinen zählen das β_2-Mikroglobulin, das α_1-Mikroglobulin und das sog. γ-trace-Protein, auch Cystatin C bezeichnet. *β_2-Mikroglobulin* (β_2MG) hat ein Molekulargewicht von 11,8 kD bei einem Stokes-Radius von 14 Å, passiert frei die glomeruläre BM, (Sieb-Koeffizient 0,7−1), wobei die glomeruläre Filtration bei 150 mg/24 Std. liegt. β_2MG wird anschließend im proximalen Tubulus zu 99,9% durch Endozytose reabsorbiert und katabolisiert, erscheint damit nur in Spuren im Harn von Gesunden, wird dagegen in hohen Konzentrationen bei Patienten mit tubulointerstitiellen Nierenerkrankungen ausgeschieden (s. Abb. 59).

Die Konzentration von β_2MG im Serum von Gesunden ist alters- und geschlechtsabhängig; sie liegt zwischen 1,37 ± 0,2 µg/ml und 1,75 ± 0,3 µg/ml. Unter Berücksichtigung der Cr^{51}-EDTA-Clearance ist die β_2MG-Serumkonzentration besser zur GFR (C_{Kr}) korreliert als die Kreatininkonzentration (β_2MG : GFR = 0,93−0,96). Serum β_2MG steht mit R = 0,8−0,92 zur Serum-Kreatinin-Konzentration in Beziehung. Allerdings können auch bei normaler GFR die

β_2MG-Konzentrationen verändert (erhöht) sein, was u.a. auf vermehrte Biosynthese des Mikroglobulins zurückzuführen ist. Zutreffen kann dies bei Patienten mit chronisch entzündlichen Erkrankungen und Tumoren, u.a. bei systemischem Lupus erythematodes, rheumatoider Arthritis, Sarkoidose, Leukämie, Lymphomen, Plasmozytomen und soliden Tumoren (z.B. 14). Nicht mit der Kreatininkonzentration im Serum bei Nierentransplantierten einhergehende erhöhte β_2MG-Konzentrationen, die sich innerhalb weniger Stunden entwickeln, lassen eine akute Abstoßungsreaktion vermuten [18, 61].
Ein weiteres für die Beurteilung der GFR diagnostisch brauchbares Mikroglobulin ist das *α_1 Mikroglobulin (α_1MG)*, ein immunsuppressiv wirksames Glykoprotein von 33 kD Molekulargewicht. Die Serumkonzentration liegt bei 20–42 mg/Liter. Zur C_{Kr} ist die α_1MG-Konzentration nicht besser, eher schlechter korreliert als die von β_2MG [31]; allerdings steigt α_1MG im Serum schon früh im sog. Kreatinin-blinden Bereich an (Abb. 97) und ist damit der Bestimmung des Serumkreatinins eindeutig überlegen. Die Beziehung der GFR zur α_1MG-Konzentration soll mit $R = -0,9$ wesentlich besser sein als die der GFR zur Kreatininkonzentration ($R = -0.74$), s. Abb. 97. Im Harn wird α_1MG, im Gegensatz zu β_2MG nicht bei niedrigen pH-Werten inaktiviert.
Rückschlüsse auf die GFR läßt auch die Serumbestimmung des *Cystatin C*, zu [57]. Cystatin C, physiologischer Inhibitor von Cystein Proteinasen, hat ein ähnliches Molekulargewicht wie β_2MG (13,3 kD). Seine glomeruläre Filtration ist nicht abhängig von Alter, Geschlecht oder Typ der Grunderkrankung, wobei die Cystatin C-Konzentration im Serum ein zur Bemessung der GFR geeigneterer Parameter sein soll als die des β_2MG [57].

Bestimmung des renalen Plasmaflusses (RPF):

Diejenige Substanz, die bei einmaliger renaler Passage vollständig aus dem Plasmakompartment geklärt wird, deren Konzentration im Venenblut (P_V) damit gleich Null ist, erlaubt einen direkten Rückschluß auf den sog. Renalen Plasma Fluß (RPF) [6–9, 15, 25–27]. Die renale Extraktion (E) der Marker-Substanz läßt sich dabei wie folgt beschreiben:

$$E = \frac{P_a - P_V}{P_a}$$

$P_a - P_V = P_a$, da $P_V = 0$ unter diesen Bedingungen.

E = Extraktion, P_a = arterielle Konzentration des Markers, P_V = Venöse Konzentration des Markers (V.renalis).
Hierbei ist unerheblich, ob der Marker ausschließlich glomerulär filtriert oder zusätzlich tubulär sezerniert wird. Eine klinisch diagnostisch brauchbare Substanz für die RPF-Bestimmung ist Paraaminohippursäure (PAH): sie wird frei filtriert und effektiv tubulär sezerniert. Die optimale Plasmakonzentration exogen zugeführten PAHs liegt zwischen 1,5–2 mg/dl, die mittlere renale Extraktion bei 93% (87–100%). Gegenüber dem tatsächlichen RPF liegt die C_{PAH} um ca. 7% niedriger (unkorrigierte C_{PAH}).

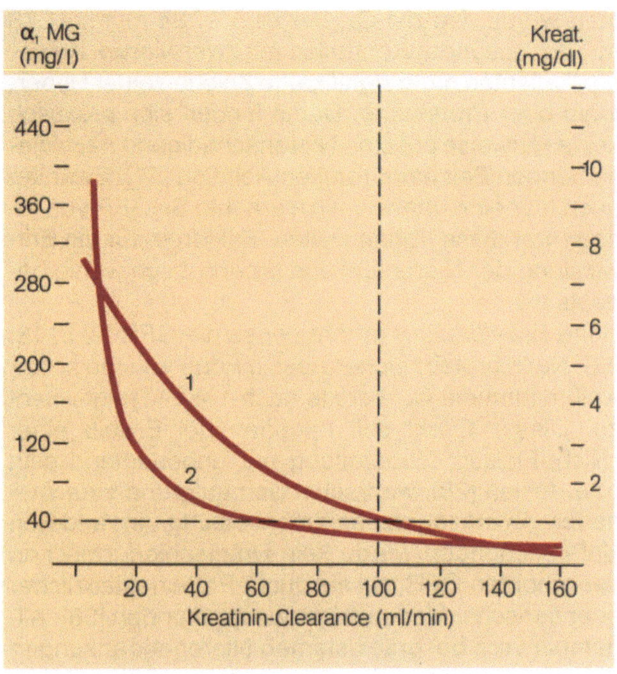

Abb. 97
Beziehung zwischen Kreatinin-Clearance und der Serumkonzentration von Kreatinin (Kreat.) bzw. alpha$_1$-Mikroglobulin (α_1 MG). Kurve 1 = Beziehung α_1 MG zu Kreatinin-Clearance; Kurve 2 = Kreatininkonzentration zu Kreatinin-Clearance. Die gestrichelten Linien zeigen die normalen Grenzbereiche an. Während bei abfallender Kreatinin-Clearance bis etwa 40–50 ml/min die Serum Kreatininkonzentration konstant bleibt (= sog. Kreatinin-blinder Bereich), zeigt der Anstieg des alpha$_1$-Mikroglobulins ab $C_{Kr} < 80$ ml/min bereits die eingeschränkte Nierenfunktion an. Einzelheiten vergl. Text (nach Weber und Scheler, Göttingen).

Es gilt:

$$RPF = \frac{U_x \cdot V}{P_{a(x)}}$$

(x) = Marker, z.B. PAH, U_x = dessen Harnkonzentration, V = Harnvolumen, $P_{a(x)}$ = Plasmakonzentration des Markers (Abb. 95).
Die Dimension lautet ml/min/1,73 m^2. Bei der Berechnung muß der Hämatokrit (HKT) berücksichtigt werden:

$$RPF = \frac{U \times V}{1 - HKT}$$

Die Normalwerte der C_{PAH} (sog. effektiver Nierenplasmastrom) liegen bei:
Männern: ca. 620 ml/min/1,73 m^2; Frauen: ca. 540 ml/min/1,73 m^2; Männern und Frauen: 571 ± 155 ml/min/1,73 m^2.
Der *renale Blutfluß* (RBF) errechnet sich unter Normalbedingungen hieraus zu:
RBF: ♂ 1134 ± 327 ml/min/1,73 m^2, ♀ 917,7 ± 248,8 ml/min/1,73 m^2,
♀♂: 1025 ± 299,7 ml/min/1,73 m^2.
Ähnlich wie die C_{Kr} oder C_{In} fällt auch die C_{PAH} ab dem 20. Lebensjahr mit großer Streuung kontinuierlich ab. Diese Beziehung folgt der Gleichung

$$C_{PAH} = 820{,}2 - (6{,}75 \times \text{Alter})$$

Alter: in Jahren, [17, 62, 64].

Der glomerulär filtrierte Anteil des die Niere perfundierenden Blutplasmas, d.h. die sog. *Filtrationsfraktion* (FF), bleibt dagegen weitgehend konstant. FF errechnet sich aus

$$FF = \frac{C_{In}}{C_{PAH}} \text{ oder } \frac{C_{In}}{C_{PAH}} \times 100\,(\%).$$

Unter Normalbedingungen ergibt sich ein Betrag der FF von 0,16–0,24 bzw. ca. 20% (14–26%).
Fortschritte in der *nuklearmedizinischen* Nierenfunktionsdiagnostik (GFR, RPF) ergaben sich aus der Anwendung „nierenaffiner" ^{99m}Tc-Komplexe, u.a. ^{99m}Tc-DTPA, ^{99m}Tc-PCA oder ^{99m}TcMMS [6–9, 25–27]. Glomerulär filtriert wird ^{99m}Tc-DTPA, gefäßgängig und tubulär gestapelt wird ^{99m}TcMMS (DMSA). Bei der Bestimmung der GFR soll ^{99m}Tc-Aprotinin gegenüber ^{99m}Tc-DTPA überlegen sein [1].
Die Clearances renal eliminierter Radionuklide liefern im Vergleich zu den konventionell ermittelten C. (C_{Kr}, C_{In}, C_{PAH}) niedrigere Funktionsdaten, sind also nicht direkt miteinander vergleichbar, korrelieren jedoch im allgemeinen gut mit diesen. Vorteilhaft ist, daß tubuläre (^{131}J-Hippuran) und glomeruläre (^{51}Cr-EDTA, ^{99m}Tc-DTPA, ^{14}C-Inulin, ^{111}In-DTPA) Gesamtclearances simultan bestimmt werden können. Über „Kompartmentanalyse" des Nephrogramms sind funktionelle Aussagen über seitendifferente renale Perfusion und Filtration in der Frühphase möglich (i.v. Perfusionsserienszintigraphie). Nach Bolus-

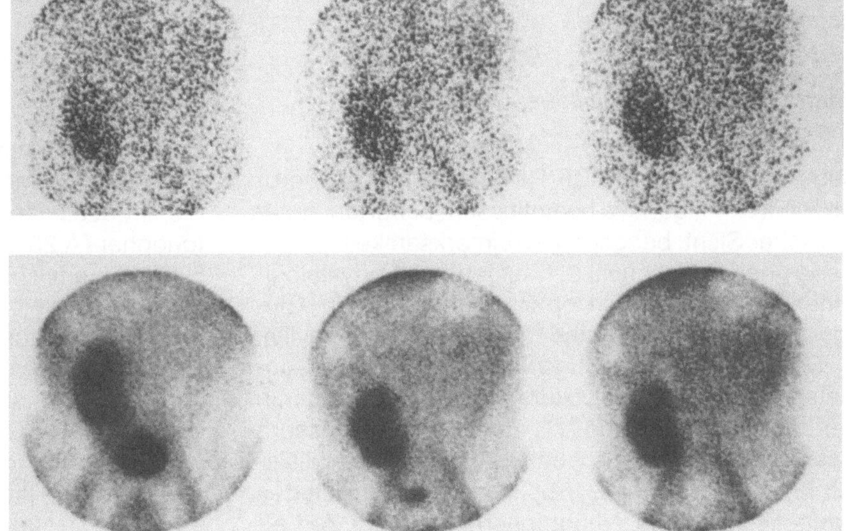

Abb. 98
Renales Sequenzszintigramm einer gut perfundierten und filtrierenden Transplantatniere (rechte Fossa iliaca). Oben in der Perfusionsphase, unten in der Filtrations-/Exkretionsphase. Nuklidmarker: ^{m99}Tc-DTPA-Komplex (nach Hör, Frankfurt/Main).

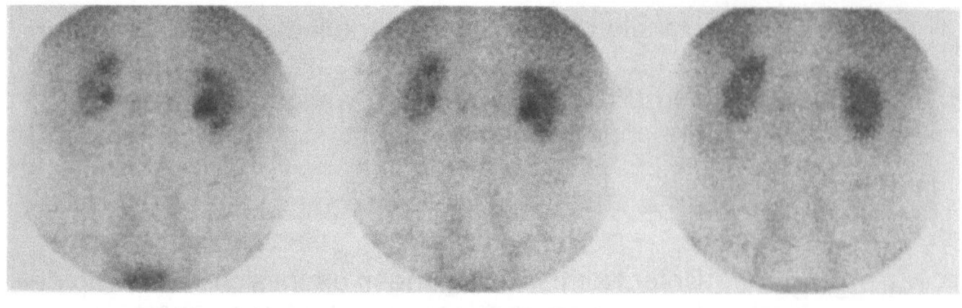

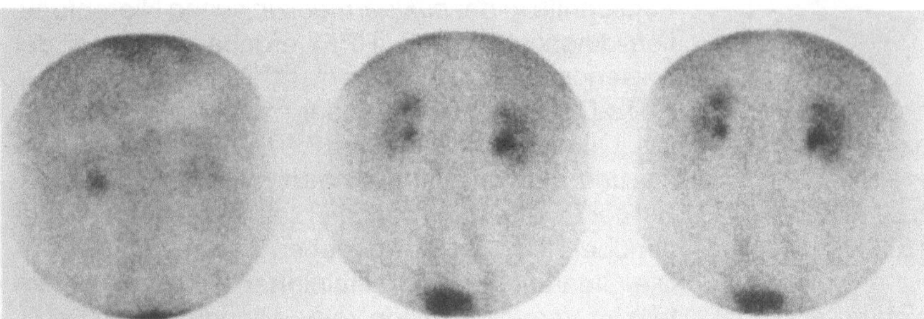

Abb. 99
Normales renales Sequenzscintigramm mit Hilfe des überwiegend glomerulär filtrierten meTe[99]-DTPA-Komplexes (i.v.) bilateral homogene Perfusion, frühe Filtrationsphase (5 min), nach Injektion des Nuklids, in der Parenchymphase (10–15 min) und in der Exkretionsphase (20 min). Beachte auch die Darstellung des Nierenbeckenkelchsystems und die der Ureteren (nach Hör, Frankfurt/Main).

injektion des Nuklids werden z.B. erfaßt: dessen prärenale Passage, der initiale perfusionsspezifische renale Aktivitätspeak, die durchblutungsabhängige Anflutungsphase (bis ca. 1 min), die Parenchymphase (bis 3 min), die parapelvine Phase (4–6 min, Nuklidkonzentration im distalen Nephron) und die pelvine Phase (Pyelon, 8–30 min). Einzelheiten vgl. Abb. 98, 99 [25–27]. Die Zeit-Aktivitätskurven des Radionuklidmarkers über der Niere werden bevorzugt mit einer Gammakamera und einer EDV ausgewertet [25–27]: Renale Perfusionsszintigraphie, Sequenzszintigraphie in der schnellen Phase, Perfusionsserienszintigraphie.

Pharmakologische Beeinflussung der GFR und des RPF:

Substanzen, die den RBF(RPF) sowie die glomeruläre UF (GFR) günstig beeinflussen, bedürfen, unter klinischer Sicht, besonderer Aufmerksamkeit.
Neben den in Abschnitt 8.1 aufgeführten physiologischen Mediatoren wie Dopamin, Somatostatin, Glucagon, Calcitonin, PG, sind Papaverin, Aminophyllin, α_1-Rezeptoren-Blocker und vor allem Ca^{++}-Antagonisten (Ca^{++}-chanel blockers) mehr oder weniger in der Lage, den RBF und z.T. die GFR zu verbessern bzw. unter nephrotoxischen Einflüssen zu stabilisieren [3, 4, 10, 16, 37, 39, 56]. Intravenös appliziertes synthetisches Atrin erhöht innerhalb kurzer Zeit effektiv die GFR, auch bei vorgeschädigter Niere (Abschn. 8.3); bezüglich der Wirkung von ACE-Hemmern vgl. Abschnitt 7.2.
Als erste haben Heidland et al. auf die RR-senkende Wirkung von *Ca^{++}-Antagonisten* sowie deren günstigen Einfluß auf den intrarenalen Gefäßwiderstand und den RBF hingewiesen [23, 24]. In der Zwischenzeit wurden diese Befunde vielfach bestätigt [4, 21, 34, 43]. Grundlage dieser Beobachtung ist, daß sich die glatte Gefäßmuskelzelle wie auch die Mesangiumzelle je nach intrazellulärer Ca^{++}-Konzentration relaxiert oder kontrahiert, was besonders für die A II (od. ADH, AVP) vermittelte Erhöhung des Zelltonus gilt [45]. A II und Adiuretin (AVP) depolarisieren Mesangiumzellen, erhöhen deren Membranleitfähigkeit (Konduktivität) und Permeabilität für Ionen u.a. für Ca^{++} [45]. Identische elektrophysiologische Muster und folgende mesangiale Kontraktion löst auch ein die intrazelluläre Ca^{++}-Konzentration erhöhendes Ionophor (A 23187) aus. Zur Modulation der renalen Hämodynamik über den mesangialen Tonus s. Abb. 92 und Abschnitt 8.1. Nach den Untersuchungen von Fleckenstein aus Freiburg (1977) blockieren Ca^{++}-Antagonisten vom Typ Verapamil, Nifedipin, Diltiazem u.a. den langsamen transmembranalen Influx extrazellulärer Ca^{++} in die glattmuskulären Zellen, verbunden mit lokalen und systemischen Änderungen kreislauf- und nierenphysiologischer Parameter [34, 58, 67]. Ca^{++}-Antagonisten reduzieren selektiv

den arteriolären Widerstand im Vas afferens [34, 46], überwiegend durch Blockierung der vasokonstriktiven Wirkung von Noradrenalin. Die vaskuläre Empfindlichkeit gegenüber Noradrenalin nimmt drastisch unter Ca^{++}-Verarmung bzw. unter Ca^{++}-Blockern ab. Eine unter Katecholaminen reduzierte GFR wird durch Gabe von Ca^{++}-Antagonisten praktisch wieder aufgehoben; die GFR erhöhte sich relativ um 86% [43, 59]. Nifedipin unterbindet die myogen vermittelte Autoregulation des RPF(RBF) in Abhängigkeit des Perfusionsdrucks (Abb. 90, 100). Unter Ca^{++}-Blockern steigt dosisabhängig mit zunehmendem Perfusionsdruck fast linear die Nierendurchblutung an (Abb. 100). Ähnlich wirksam sind, mit geringen Unterschieden, andere Ca^{++}-Antagonisten wie Verapamil, Diltiazem und Perhexiline [22, 44]. Papaverin und Aminophyllin, beide potente Inhibitoren der Phosphodiesterase, heben die myogene Autoregulation des RBF ebenfalls auf, dieser Effekt ist jedoch nicht mit Überschluß an Ca^{++} zu antagonisieren. Im Vergleich zu Ca^{++}-Blockern hat Glycerin-Trinitrat keine Wirkung auf die Perfusionsdruck-abhängige Autoregulation des RBF [22].

Die Erhöhung des RBF(RPF) ist signifikant unterschiedlich, je nachdem der Ca^{++}-Antagonist (hier Verapamil) akut oder chronisch gegeben wird. Unter akuter Gabe nimmt der effektive RPF zu (640 ± 135 gegenüber 520 ± 119 ml/min), während chronisch appliziert keine signifikanten Unterschiede zu Kontrollen evident werden [59]; auch ändert sich die GFR nicht signifikant. Ca^{++}-Antagonisten sollen auf die Nierenfunktion *protektiv* einwirken [10, 16, 21, 30, 36]. Nach i.v. Gabe von Diltiazem 6 Std. vor und 48 Std. nach Nierentransplantation nahm die Frequenz von Nierenfunktionsstörungen (verzögerte Aufnahme der Transplantatfunktion) ab, ein postischämischer Nierenschaden wurde günstig beeinflußt, außerdem der nephrotoxische Einfluß von Cyclosporin abgeschwächt [63]. Eine ähnlich nephroprotektive Wirkung von Ca^{++}-Antagonisten, gemessen anhand der C_{Kr}, wurde nach Gabe potentiell nephrotoxischer Röntgenkontrastmittel beschrieben [46]. Gleiches dürfte für Nitrendipin gelten, einem Dihydropyridin-Derivat und Ca^{++}-Antagonisten [55, 56]. Nitrendipin dilatiert selektiv die Widerstandsgefäße und zeigt, neben der antihypertensiven, auch eine natriuretische Wirkung.

Andere therapeutisch eingesetzte Vasodilatantien wie z.B. Nitroprussid-Na^{+}, Hydralazin bzw. Dihydralazin, wahrscheinlich auch Diazoxid, erhöhen ebenfalls den RBF.

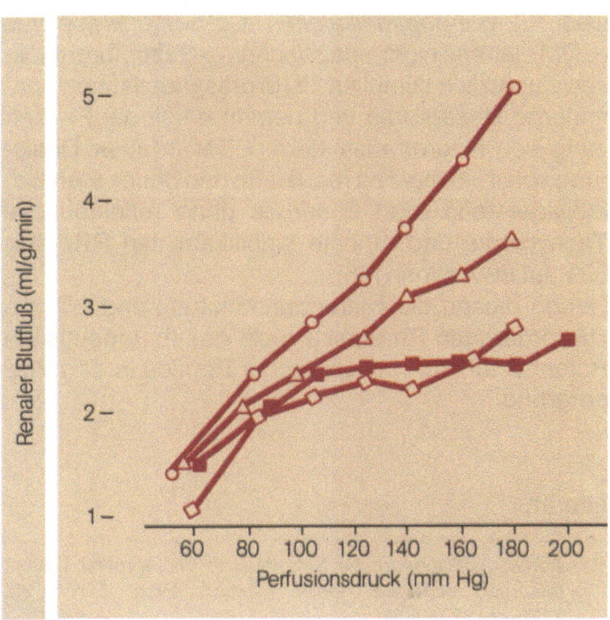

Abb. 100
Wirkung des Ca^{++}-Antagonisten Nifedipin auf die Perfusionsdruck-abhängige Autoregulation des renalen Blutflusses (RBF). Während unter normalen Bedingungen die Durchblutung bei einem arteriellen Perfusionsdruck zwischen 70–200 mm Hg weitgehend konstant bleibt, hebt Nifedipin dosisabhängig die autoregulative Vasokonstriktion auf: Der RBF steigt in diesem Druckbereich proportional an (wahrscheinlich Teil der nephroprotektiven Wirkung von Ca^{++}-Blockern, vgl. Text). In ähnlicher Weise wirken auch Verapamil und andere Ca^{++}-Antagonisten. Überschuß an Ca^{++} antagonisiert diesen Effekt wieder. Zur besseren Übersicht wurden keine Standardabweichungen eingetragen (n = 6 Versuche), nach Hashimoto et al. [22]).

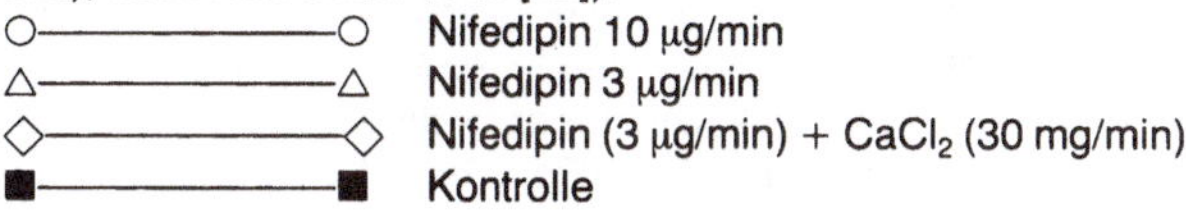

α_1-Rezeptoren finden sich in hoher Dichte u.a. auf glatten Muskel- und Drüsenzellen. Eine gegenüber α_1-Rezeptoren vermittelte Vasokonstriktion (peripherer Widerstand ↑) wird durch Indoramin, einem postsynaptischen *α_1-Rezeptoren-Blocker*, verhindert. Unter Indoramin (mittl. Dosis 2 × 48 mg/Tag) verringerte sich der renale vaskuläre Widerstand um ca. 38%, stieg signifikant der effektive RPF um 24%, die GFR um 28% gegenüber Kontrollen an; unverändert blieben Harnzeitvolumen und freie Wasser-Clearance, dagegen nahm die fraktionelle Na^{+}-Ausscheidung ab, verbunden mit Zunahme des Körpergewichts [3].

Das *Ergot-peptidalkaloid* Co-dergocrinmesylat (CDM) ist ein nicht spezifischer α-Rezeptorenblokker. Zusätzlich stimuliert CDM präsynaptische dopaminerge Rezeptoren und hemmt damit die Freisetzung von Neurotransmittern. CDM in einer Dosierung von 4–8 mg/Tag reduzierte den peripheren Gefäßwiderstand, den Blutdruck ohne reflektorische Tachycardie und erhöhte signifikant den RBF von 621 auf 680 ml/min [66].
Neben diesen die Nierendurchblutung und z.T. die UF fördernden Pharmaka rückt das therapeutische Potential atrialer natriuretischer Peptide in den Vordergrund.

Literatur

[1] Aprile, C., Saponaro, R., Villa, et al.: ^{99m}Tc-Aprotinin uptake test and separate kidney function: Proc. EDTA 22, 1178–1182 (1985)

[2] Bates, S.B. et al.: Effect of dietary protein on the normal rat kidney (abstr.) Kidney Int. 29, S.p. 297 (1986)

[3] Bauer, J.H., Jones, L.B., Gaddy, P.: Effects of Indoramin therapy on BP, renal function, and body fluid composition. Arch. Int. Med. 144, 308–312 (1984)

[4] Bell, A.J., Lindner, A.: Effects of Verapamil and Nifedipine on renal function and hemodynamics in the dog: Renal physiol. 7, 329–343 (1984)

[5] Bergström, J., Ahlberg, M., Alverstrand, A.: Influence of protein intake on renal haemodynamics and plasma hormone concentration in normal subjects: Acta. Med. Scand. 217, 189–96 (1985)

[6] Bianchi, C.: Measurement of the glomerular filtration rate. In: Blaufox, M.D. (Ed): Evaluation of Renal Function and Disease with Radionuclides. Karger, Basel 1972, ppa. 21–53

[7] Bianchi, C.: Noninvasive methods for the measurement of renal function. In: Duarte, C.G. (Ed.): Renal Function Tests. Clinical Laboratory Procedures and Diagnosis. Little, Brown, Boston 1980, pp. 65–84

[8] Bianchi, C. Donadia, C. Tramonti, G.: Noninvasive methods for the measurement of total renal function. Nephron 28, 53–7 (1981)

[9] Blaufox, M.D., Potchen, E.J., Merill, J.P.: Measurement of effective renal plasma flow in man by external counting methods. J. nucl. Med. 8, 77–85 (1967)

[10] Blume, E. (editorial): Promising agents for limiting renal damage: JAMA 249, No. 15 (1983)

[11] Bohle, A., Grund, K.E., Mackensen, S., Tolon, M.: Correlations between renal interstitium and level of serum creatinine. Virchows Arch., A. (Path. Anat. Histol.) 373, 15–22 (1977)

[12] Brenner, B.M. Goldszer, R.C., Hostetter, T.H.: Glomerular response to renal injury. Contrib. Nephrol. 33, 48–66 (1982)

[13] Brenner, B.M. (disc.): Hemodynamically mediated glomerular injury and the progressive nature of kidney disease. Kidney int. 23, 647–55 (1983)

[14] Brenning, G., Simonsson, B., Källander, C., Ahre, A.: Pretreatment serum β_2-microglobulin in multiple myeloma: Brit. J. Haematol. 62, 85–93 (1986)

[15] Brod, J.: Prüfung der Nierenfunktion. In: Losse, H., Renner, E. (Eds.): Klinische Nephrologie. Thieme, Stuttgart 1982, pp. 167–87

[16] Burke, T.J., Arnold, P.E., Gordon, J.A., Bulger, R.E., Dobyan, D.C.: Protective effect of intrarenal calcium membrane blockers before and after renal ischaemia. Function, morphological, and mitochondrial study. J. Clin. Invest. 74, 1830–1841 (1984)

[17] Davies, D.F., Shock, N.W.: Age changes in glomerular filtration rate, effective renal plasma flow, and tubular excretory capacity in adult males. J. Clin. Invest. 29, 496–507 (1950)

[18] Edwards, L.C., Helderman, J.H., Kamm, L.L., Ludwin, D., Gaillunas, P., Jr., Hull, A.R.: Noninvasive monitoring of renal transplant function by analysis of beta$_2$-microglobulin. Kidney Int. 23, 767–70 (1983)

[19] Eisenhauer, T., Scholz, K., Scheler, F.: Increase of GFR fol lowing aminoacid infusion is suppressed by indomethacin in normal subjects: Proc. EDTA 22, 1049–1053 (1985)

[20] Ganten, D., Ritz, E. (Eds.): Lehrbuch der Hypertonie, Schattauer 1985

[21] Gingrich, G.A., Barker, G.L., Stewart, S.L., Wooley, J.L.: Calcium antagonists in the prevention of renal ischemic damage: J. Urol. 133, 129 A (1985)

[22] Hashimoto, K., Omo, H., O'Hara, N.: Blockade of renal autoregularory vasoconstriction by calcium antagonists: In: Calciumantagonisten (Eds. A. Fleckenstein, H. Roskamm), Springer, Berlin, Heidelb., N.Y. 1980 p. 221–229

[23] Heidland, A., Klütsch, H., Öbek, A.: Myogenbedingte Vasodilatation bei Nierenischaemie: Münch. Med. Wschr. 104, 1636–1637 (1962)

[24] Heidland, A., Riegel, Hörl, W.H., Weipert, J., Geiger, Heidbreder, E.: Calcium antagonists: hypotensive and humoral actions in different forms of hypertension: Contr. Nephrol. (1985)

[25] Hör, G., Heidenreich, P.: Nierendiagnostik in der Nuklearmedizin. Schnetztor, Konstanz 1980

[26] Hör, G., Kretschko, J., Heidenreich, P., Pabst, H.W. Kempken, K., Schwarzendorfer, A.: Bestimmung der renalen Filtrationsfraktion durch simultane Doppelradionuklid-Clearancetechnik, Fortschr. Röntgenstr. 120, 322 (1974)

[27] Hör, G., Baum, R.P.: Wandel nuklearmedizinischer Nierendiagnostik – G. Fischer Verlag, 1986 (im Druck)

[28] Jones, G., Lee, K., Swaminathan: Glomerular filtration response to acute protein load; Lancet II, 838 (1985)

[29] Kenner, C.H., Evan, A.P., Blomgren, P., Aronoff, G.R., Luft, F.C.: Effect of protein uptake on renal function and structure in partially nephrectomized rats: Kidney Int. 27, 739–750 (1985)

[30] Klingmüller, D., Neumark, A., Schmidt, S., Kramer, H.J.: Experimentelle Untersuchungen zur protektiven Wirkung von Mannitol und Verapamil beim ischaemischen akuten Nierenversagen (abstr.): Verhdl. Dtsch. Ges. Inn. Med. 91. Tag, Wiesbaden (1984)

[31] Kusano, E., Suzuki, M., Asano, Y., Itoh, Y., Takagi, K., Kawai, T.: Human a$_1$-microglobulin and its relation to renal function: Nephron. 41, 320–324 (1985)

[32] Langer, K.H.: Biophysikochemische Strukturen des glomerulären Filters. Klin. Wochenschr. 63, 835–849 (1985)

[33] Lindeman, R.D., Tobin, J.D., and Shock, N.W.: Association between blood pressure and the rate of decline in renal function with age. Kidney Int. 26, 861–868 (1984)

[34] Loutzenhuiser, R., Epstein, M.: Effects of calcium antag-

onists on renal hemodynamics: Am. J. Physiol. 249, F 619–F 629 (1985)

[35] Mak, R.H.K., Dahhan, J.A., Azzopardi, D., Bosque, M., Chantler, C., Haycock, G.B.: Measurement of glomerular filtration rate in children after renal transplantation. Kidney int. 23, 410–3 (1983)

[36] Mandal, A.K., Lightfoot, B.O., Treat, R.C.: Mechanisms of protection in acute renal failure. Circulatory shock 11, 245–253 (1983)

[37] Manohar, L., Retuta, E., Jerome, E.: Protection from acute renal failure by Ca^{++} channel blockers in humans: Kidney Int. 27, 233 (1985)

[38] Mansy, H. et al.: Glomerular filtration response to acute protein load: Lancet II, 1360 (1985)

[39] McCrorey, H.L., Berl, T., Burke, T.J., Torrente, A., Schrier, R.W.: Effect of calcium transport inhibitors on renal haemodynamics and electrolyte excretion in the dog. In: Hormone regulation of sodium excretion (Dev. Endocrinol.) 10, 113–120 (1980)

[40] Meredith, P.A., Elliott, H.L., Pasanisi, F. et al.: Verapamil pharmacokinetics and apparent hepatic and renal blood flow: Br. J. Pharmac. 20, 101–106 (1985)

[41] Moran, M.S., Myers, B.D.: Course of acute renal failure stu died by a model of creatinine kinetics: Kidney Int. 27, 928–937 (1985)

[42] Nath, K.A. et al.: Regulatory role of prostaglandins in the remnant glomerulus (abstr.) Kidney Int. 29, S. p. 341 (1986)

[43] Ogawa, N., Kushida, H., Satoh, S.: Effect of verapamil on renal vasoconstriction induced by Angiotensin II, Norepinephrine of renal nerve stimulation in anesthetized dogs: Arch. int. Pharmacodyn. 268, 113–121 (1984)

[44] O'Hara, N., Ono, H., Oguro, K., Hashimoto, K.: Vasodilating effects of perhexiline, glycerine trinitrate, and verapamil on the coronary, femoral, renal and mesenteric vasculature of the dog: J. Cardiovasc. Pharmacol. 3, 251–268 (1981)

[45] Okuda, T. et al.: Angiotensin II and Vasopressin cause membrane depolarization and contraction of cultured rat mesangial cells (abstr.) Kidney Int. 29, S. p. 341 (1986)

[46] Pourrat, J.P., Douste-Blazy, P.: Renal side effects of Nifedipine: Clin. Cardiol. 7, 29–30 (1984)

[47] Preuss, H.G. (intr.): Symposium on compensatory renal growth. Kidney int. 23, 4 (1983)

[48] Remuzzi, G. et al.: Evidence that diet induced hyperfiltration in experimental glomerulopathy is dependent on glomerular vasodilatory prostaglandins (abstr.) Kidney Int. 29, S. p. 343 (1986)

[49] Renkin, E.M., Robinson, R.R.: Glomerular filtration. N. Engl. J. Med. 290, 785–92 (1974)

[50] Revillard, J.P., Wibell, L., Hall, P.W., In: $Beta_2$-microglobulin in renal diseases. Phadedoc, diagnostic communications 6. Pharmacia Diagnostics AB, Uppsala (1979)

[51] Robitaille, P., Mongeau, J.-G., Lortie, L., Sinnassamy, P.: Long-term follow-up of patients who underwent unilateral nephrectomy in childhood: Lancet I, 1297–1299 (1985)

[52] Rodriquez-Iturbe, B., Herrera, J., Garcia, R.: Response to acute protein load in kidney donors and in apparently normal postacute glomerulonephritis patients: evidence for glomerular hyperfiltration Lancet II, 461–464 (1985)

[53] Rowe, J.W., Andres, R., Tobin, J.D., Norris, A.H., Shock, N.W.: The effect of age on creatinine clearance in men: A cross-sectional and longitudinal study. J. Gerontol. 31, 155–163 (1976)

[54] Schwartz, G., Gauthier, B.: A simple estimate of glomerular filtration rate in adolescent boys: J. Pediatr. 106, 522–526 (1985)

[55] Scriabine, A., Anderson, C.L., Janis, R.A. et al.: Some recent pharmacological findings with Nitrendipine: J. Cardiovasc. Pharmacol. 6, S. 937–943 (1984)

[56] Scriabine, A., Vanow, S., Deck, K. (Edts.): Nitrendipine, Urban-Schwarzenberg, Baltimore, München 1984

[57] Simonsen, O., Grubb, A., Thysell, H.: The blood serum concentration of cystatin C (γ-trace) as a measure of the glomerular filtration rate. Scand. J. Clin. Lab. Invest. 45, 97–101 (1985)

[58] Sorkin, E.M., Clissold, S.P., Brogden, R.N.: Nifedipine; a review . . .: Drugs, 30, 182–274 (1985)

[59] Steele, T.H., Chaloner-Hue, L.: Renal interactions between norepinephrine and calcium antagonists. Kidney Intern. 26, 719–724 (1984)

[60] Thompson, I.M., Boineau, F.G., Evans, B.B. Schlegel, J.U.: The renal quantitative scintillation camera study for determination of renal function. J. Urol. 129, 461–5 (1983)

[61] Uthmann, U., Dreikorn, K., Geisen, H.P.: Der Stellenwert von beta-2-Mikroglobulin-Bestimmungen im Serum und Urin bei der Diagnostik von Funtionsstörungen nach Nierentransplantation. Nieren- u. Hochdruckkrankheiten 11, 84–94 (1982)

[62] Valtin, H.: Funktion der Niere. F.K. Schattauer, Stuttgart, New York 1978

[63] Wagner, K., Neumayer, H.-H.: Prevention of delayed graft function in cadaver kidney transplants by Diltiazem (Letter), Lancet II, 1355 (1985)

[64] Watkin, D.M., Shock, N.W.: Agewise standard value for C_{In}, C_{PAH}, and Tm_{PAH} in adult males: J. Clin. Invest. 34, 969 (1955)

[65] Weber, M.H., Scholz, P., Scheler, F.: The role of α_1-microglobulin in the evaluation of tubular impairment and as a parameter superior to creatinine in the estimation of GFR: Proc. EDTA 22, 1173–77 (1985)

[66] Welzel, D., Weidinger, G., Koppenhagen, K.: Zentrale Hämodynamik der Antihypertensiva; Untersuchungen mit Co-Dergocrinmesylat: Dtsch. Med. Wschr. 109, 1064–1066 (1984)

[67] Wright, F.S.: Intrarenal regulation of glomerular filtration rate J. Hypertens. 2, 105–113 (1984)

8.3 Atriorenale Hormone; Atriales natriuretisches Peptid (ANP)

Die GFR kann effektiv über Hormone reguliert werden, die in myoendokrinen Zellen beider Herzvorhöfe synthetisiert werden [4, 7, 10, 12, 27]. Es handelt sich wahrscheinlich um eine Gruppe von Peptiden, die in sog. spezifischen *Granula* gespeichert und u.a. nach Vorhofdehnung in den Koronarvenensinus freigesetzt werden (Abb. 101–105, 107); Hauptvertreter ist das atriale natriuretische Peptid (ANP, [4, 8, 17, 18, 19]). Synonyme sind Atrin, Auriculin, Atriopeptin, atrialer natriuretischer Faktor (ANF), Cardionatrin. Zirkulierendes ANP reduziert den peripheren Gefäßwiderstand, senkt den Blutdruck, erhöht die GFR, das Harnvolumen, die Natriurese [15, 17, 20, 23]. Humanes ANP entsteht aus einem höhermolekularen Vorläuferpeptid von 151 Aminosäuren (Ratte 152 AS), das als *Pre-Pro-Atrin* oder Atriopeptigen bezeichnet wird ([8, 27], Abb. 105). Nach limitierter Proteolyse und Abspaltung eines Signalpeptids wird, über den Weg des Prohormons *Pro-Atrin* (126 AS), das vasoaktive und hämodynamisch wirksame ANP (28 AS) generiert. Es leitet sich vom C-Terminus des Vorläuferproteins ab. Andere vasoaktive Peptide – jedoch ohne diuretische/natriuretische Wirkung, z.B. das *Cardiodilatin* (7,5 kD) – werden vom N-terminalen Ende des Pre/Pro-Atrins abgespalten [11–13].

ANP im weiteren Sinn existiert in verschiedenen molekularen Modifikationen, denen eine Grundstruktur gemeinsam ist ([4, 19]; Abb. 106).

Die über Cystein konstituierte intrachenare S=S-Brückenbindung und die damit geformte charakteristische Ringstruktur ist für die biologische Aktivität des ANP essentiell (Abb. 106). An der Inaktivierung von ANP ist u.a. Kallikrein beteiligt [6].

Die für die ANP-Synthese erforderliche Gensequenz, bestehend aus drei Exons und zwei Introns, ist bekannt. Synthetische ANP-Analoga wie das αhANP, Atriopeptin I, II, III u.a. stehen für klinische Untersuchungen zur Verfügung [3, 14, 23, 28, 30].

Aus menschlichen Vorhöfen extrahierte ANP-ähnliche Substanzen haben Molekulargewichte von 3 kD, 14 kD und 14 kD, während im Plasma nur eine dem αhANP typische Fraktion von 3 kD vorkommt [31]. Jedoch sollen auch im Plasma verschieden hochmolekulare „Precursor"-Proteine des ANP nachweisbar sein, z.T. mit unterschiedlicher diuretischer Wirksamkeit [1]; die Kenntnis der Molekülgröße des in immunologischen Tests bestimmten ANP ist daher wesentlich, um ANP-Konzentrationen unter klinischen Bedingungen beurteilen zu können.

Bei Gesunden steigt nach Volumenzufuhr (2 Liter NaCl-Lösung innerhalb einer Stunde) die ANP Konzentration im Plasma auf das ca. 2,7-fache an, verbunden mit einem Abfall der Plasma-Reninaktivität [24]. Die ANP Konzentration ist positiv mit der Na^+-Zufuhr und dem systolischen Blutdruck korreliert [24, 25]. Hohe Na^+-Zufuhr (350 mmol/Tag) steigert die ANP-Freisetzung, niedrige Na^+-Zufuhr (10 mmol/Tag) hemmt diese, d.h. die Hormonspiegel liegen unter der mittleren normalen Konzentration von 5,8 pg/ml [24–26]. ANP (ANF)-Spiegel waren direkt mit der Na^+-Konzentration im Harn, dagegen invers mit der PRA und der Plasma Aldosteronaktivität korreliert [26].

Nach i.v. Gabe von αhANP sinkt der systemische und renale Gefäßwiderstand, der diastolische u. systolische Blutdruck fällt ohne Änderung der Herzfrequenz ab, das Harnvolumen nimmt zu, Na^+- und Cl^--Ausscheidung sind erhöht, desgleichen die Filtrationsfraktion. Die *GFR nimmt dosisabhängig zu*, der RPF bleibt unverändert [15]. Nach αhANP Infusion von 110–125 μg über 30 min ändern sich nicht akut die K^+-Ausscheidung, die Aldosteron- und die Plasma-Renin-Aktivität [28]. Nach anderen Daten hemmt αhANP die Aldosteron und Reninfreisetzung [2, 3, 19, 20]. Infusion synthetischen Atriopeptins (I, II, III), insbesondere AP II, *hemmt* den Angiotensin II-induzierten Aldosteronanstieg bzw. die Freisetzung des Hormons in der Zona glomerulosa der Nebenniere, und zwar unabhängig von der PRA, der Serum K^+-Konzentration und ACTH-Aktivität [2].

Nach αhANP-Bolusinjektion beim Menschen wird die verstärkte Diurese bereits nach 5 Minuten (bei Hunden ab 2 min) manifest, mit einem Maximum zwischen 10–20 min und einer gesamten diuretischen Wirkung bis zu 45 min. Verdopplung der αhANP-Dosis (50 μg) steigert vorübergehend die GFR bis auf das Dreifache, die freie Wasserclearance nimmt zu, die Harnosmolalität nimmt ab [16]. Unter experimentellen Bedingungen können Na^+-Exkretion und Harnfluß nach akuter ANP-Injektion das 50-fache der Norm betragen, der RBF/RPF um ca. 25% und die GFR um ca. 180% ansteigen, der periphere Widerstand um 25% abfallen [8, 9].

Subdepressorische Dosen von ANP, bezogen auf den Blutdruck (RR), modulieren den vasopressori-

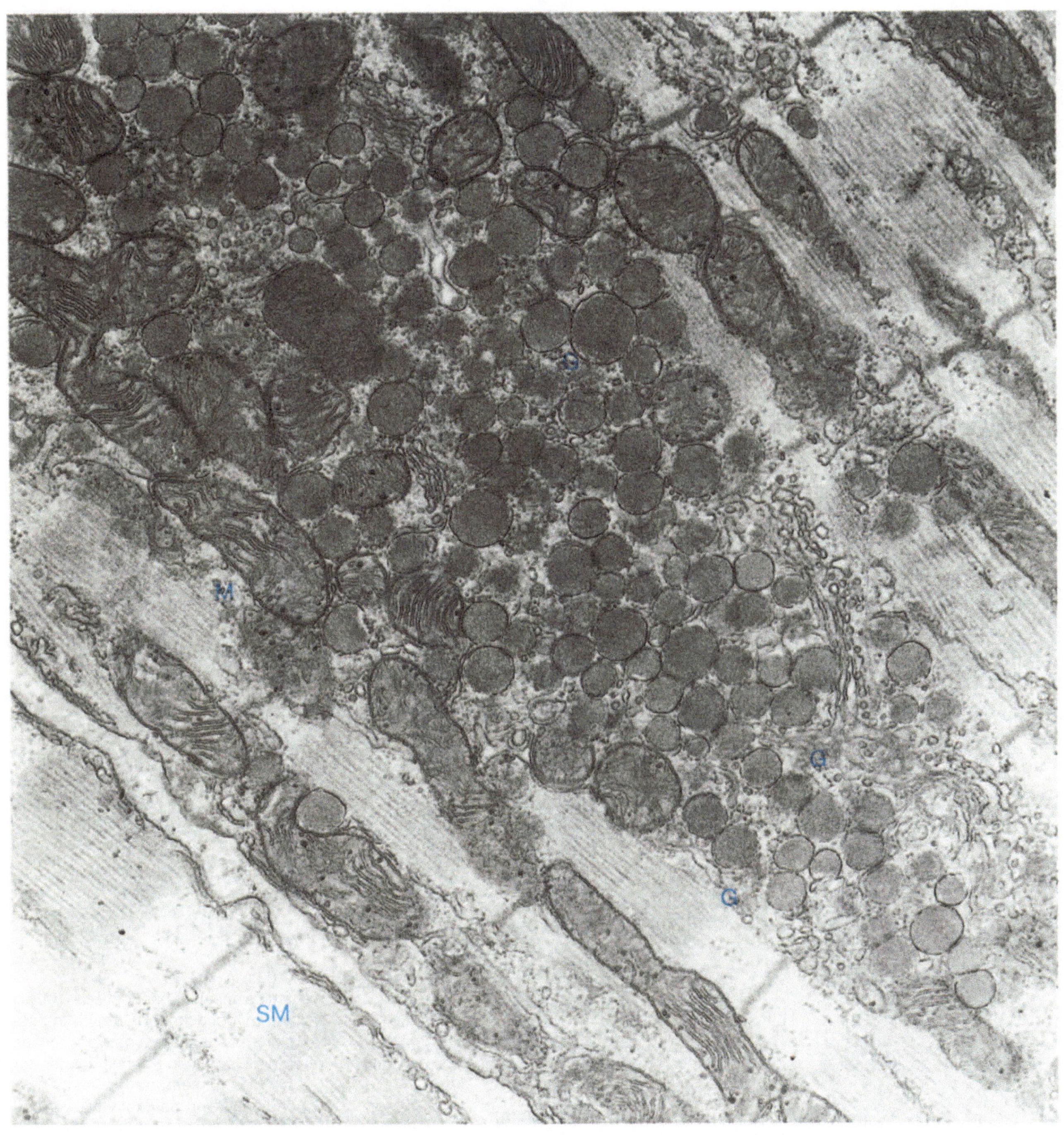

Abb. 101
Transmissionselektronenmikroskopischer Nachweis multipler, sog. spezifischer Sekretgranula in Myozyten des rechten Vorhofs vom Menschen; die Granula enthalten u.a. Vorläuferpeptide des ANP bzw. des Cardiodilatins. Vergrößerung: × 8400 (nach Reinecke und Forssmann, Heidelberg) G = Granula, M = Mitochondrien, SM = Sarkomer

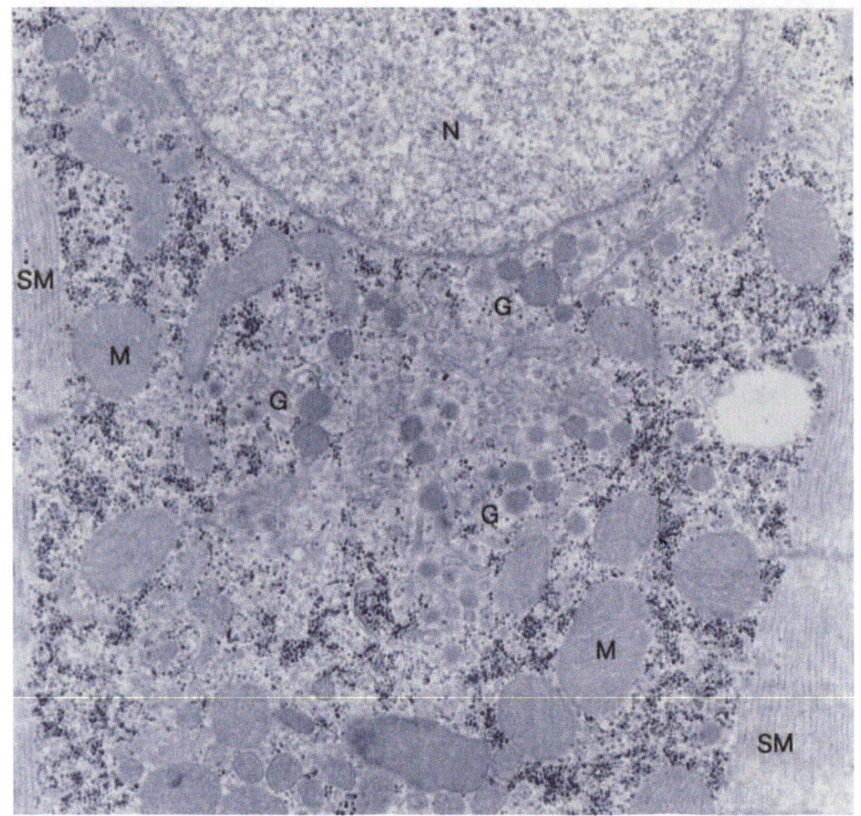

Abb. 102
Transmissionselektronenoptische Darstellung spezifischer Sekretgranula in Vorhofmyozyten als Träger atriorenaler, vasodilatatorisch bzw. diuretisch wirksamer Peptide; hier peri-infranukleäre Lage. Vergrößerung: ×8400 (nach Forssmann, Heidelberg). G = Granula, SM = Sarkomer, M = Mitochondrien, N = Zellkern.

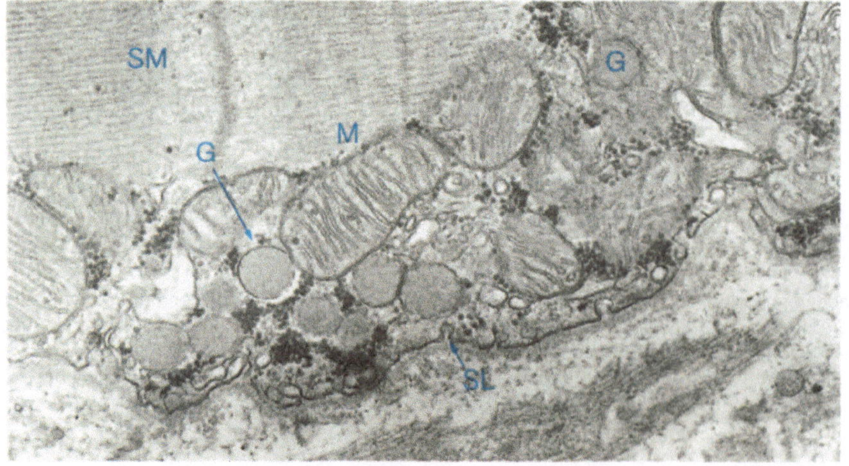

Abb. 103
Transmissionselektronenoptische Darstellung myoendokriner Granula in subsarkolemmaler Lokalisation: von hier aus treten die Granula in Kontakt mit der äußeren Plasmamembran (Sarkolemm, SL) und entlassen via Exocytose physiologisch wirksames ANP über den Interzellularraum in den Coronarvenensinus und in das Blut. Vergrößerung: × ca. 8000, rechter menschlicher Vorhof (nach Reinecke und Forssmann, Heidelberg). G = Granula, SL = Sarkolemm, SM = Sarkomer, M = Mitochondrien.

Abb. 104
Immunhistologische Lokalisation von „Atrialem Peptid" (AP) im rechten Vorhof des Menschen; längsgeschnittene Myocardzellen; überwiegend peri-/supranukleäre Aktivität, indirekte POD-Technik. Vergrößerung: × 150 (nach Reinekke und Forssmann, Heidelberg).

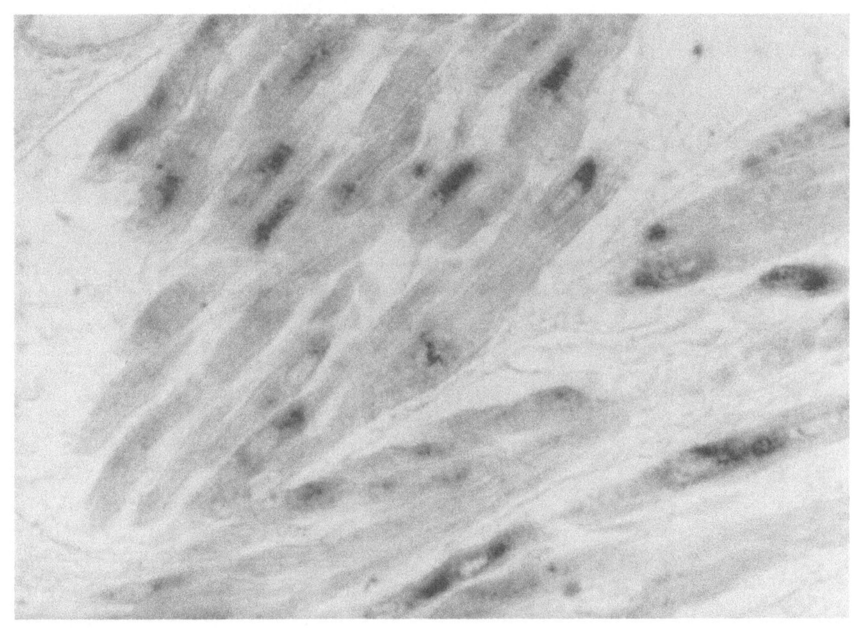

Abb. 105
Immunhistologische „AP"-Aktivität in atrialen Myocardiozyten der Menschen (rechter Vorhof), quergeschnittene Muskelzellen, indirekte POD-Technik. Vergrößerung: × ca. 150 (nach Reinecke und Forssmann, Heidelberg).

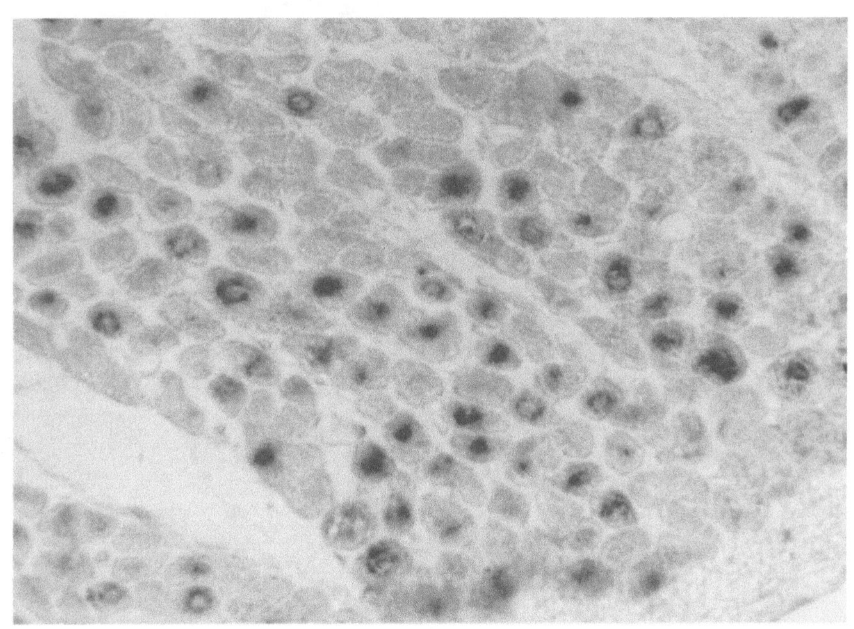

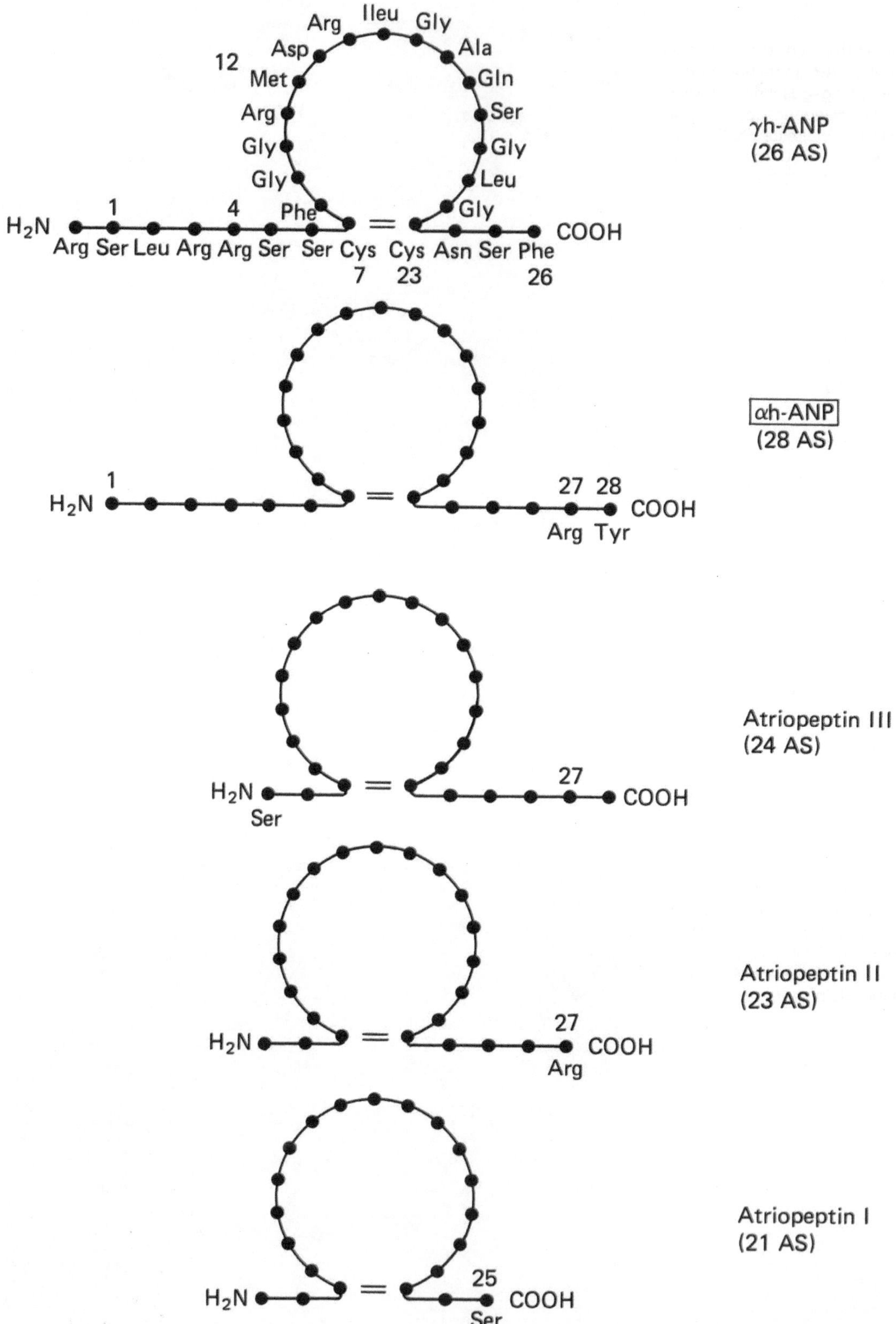

Arg
Ileu
Gly
12
Asp
Ala
Met
Gln
Arg
Ser
Gly
Gly
Gly
Leu
1
4
Phe
Gly
H_2N
COOH
Arg Ser Leu Arg Arg Ser Ser Cys
Cys Asn Ser Phe
7
23
26
γh-ANP
(26 AS)
1
H_2N
27 28
COOH
Arg Tyr
αh-ANP
(28 AS)
H_2N
Ser
27
COOH
Atriopeptin III
(24 AS)
H_2N
27
COOH
Arg
Atriopeptin II
(23 AS)
H_2N
25
COOH
Ser
Atriopeptin I
(21 AS)

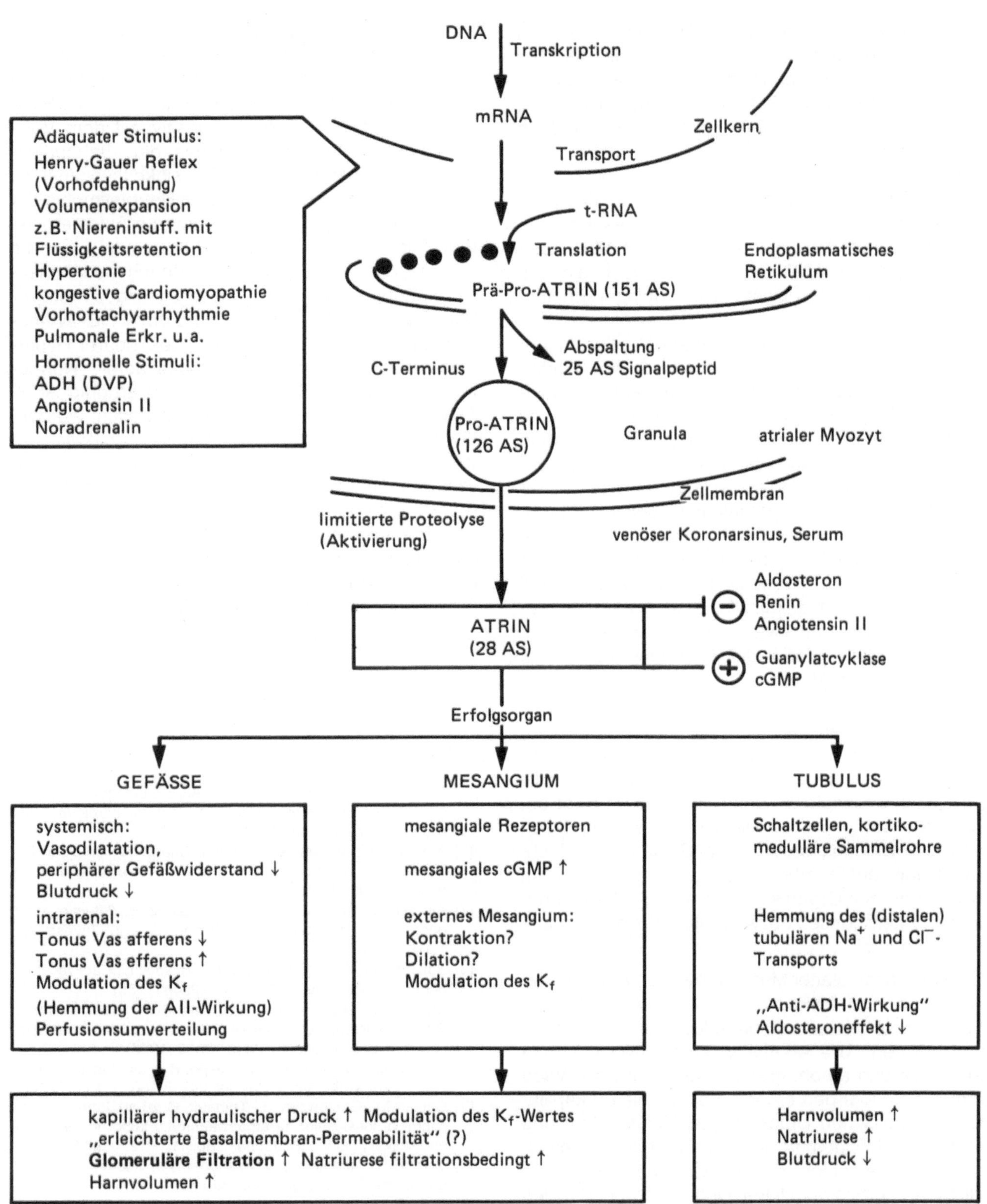

Abb. 107
Flußdiagramm der Bildung und Wirkung des atrialen natriuretischen Peptids (Atrin). Einzelheiten vergl. Text.

schen Effekt von Noradrenalin: ANP vermindert den Noradrenalin-vermittelten Einfluß auf den RR [32]. Diese Wirkung ist unabhängig von renalen Effekten, da sich systemischer RR, Harnvolumen, Na^+- und Cl^--Exkretion, PGE_2 und Kallikreinausscheidung nicht ändern.

Die kreislauf- und nierenphysiologischen Wirkungen von ANP sind, nach Aktivierung der Guanylatcyclase, wahrscheinlich cGMP-(„second messenger"-) vermittelt: nach Bolusgabe (i.v.) von αhANP steigt parallel mit der ANP-Konzentration auch die des cGMP, während die Plasma-cAMP-Spiegel konstant blieben [14, 30].

Zielzellen bzw. Erfolgsorgane atrialer Peptide, insbesonders von ANP, sind u.a. glatte Myozyten (Gefäßmuskulatur), die Niere mit Vas afferentia und efferentia, Mesangiumzellen (s. Abschn. 5.2) und Sammelrohrzellen [5, 8, 21]. Für J^{125}-Atriopeptin III finden sich Bindungsstellen in der äußeren Nierenrinde (Glomeruli, juxtaglomerulärer Apparat), in der Nebenniere und im Hypothalamus. Isolierte Glomeruli binden spezifisch αhANP, um das andere Peptide wie PTH, A II, Somatostatin, ADH oder Glucagon nicht konkurrieren. Von kultivierten Mesangium- und Epithelzellen besitzen nur *Mesangiumzellen* Rezeptoren für ANP, und zwar in einer Dichte von ca. 12000 pro Zelle [5]. Für die Bindung wichtig ist die Ringstruktur von ANP.

Unter ANP-Einfluß akkumulierten Mesangiumzellen cGMP. Die mesangiale cGMP-Synthese ändert sich nicht unter verschiedenen Na^+-Diäten (über 10–14 Tage). Dagegen nimmt die Dichte mesangialer ANP-Oberflächenrezeptoren unter Na^+-reicher Kost ab, unter Na^+-armer Diät zu. Diese reziproke Regulation von ANP-Bindungsstellen ist im Sinne einer „Hochregulation" auf Membranniveau zu verstehen, da im Na^+-verarmten Organismus die ANP Synthese/Freisetzung herabgesetzt bzw. gehemmt sind („adaptiver" feed-back).

Die Relaxation glatter Muskelzellen von Arterien und Arteriolen unter ANP ist deutlicher bei A II-vermittelter als nach Katecholamin-induzierter Vorkontraktion. Intrarenal dilatiert ANP wahrscheinlich die Vasa afferentia und erhöht graduell den Tonus der Vasa efferentia: Über den erhöhten glomerulären kapillären hydraulischen Druck steigen Ultrafiltration und GFR an. ANP hemmt die intrarenale Reninfreisetzung und verschiebt die kortikale Durchblutung in Richtung kortikomedullärer Nephrone und Papillen (bei Hundenieren [20]).

Bei Kindern im Prädialysestadium finden sich höhere Plasma-ANP-Konzentrationen als im Zustand fortgeschrittenen Nierenfunktionsverlusts ohne Hinweis auf Volumenexpansion [22]. Unter Dialysebehandlung fällt dann die ANP-Konzentration ab. Die Plasma-ANP-Aktivität korrelierte positiv mit dem Volumenstatus („Gewicht" zwischen den Behandlungen). Hohes extrazelluläres Flüssigkeitsvolumen ist bei terminaler Niereninsuffizienz Hauptstimulus der ANP-Freisetzung [22]. Beim primären Aldosteronismus finden sich erhöhte ANP-Konzentrationen im Plasma, die nach Operation oder nach medikamentöser Suppression des Krankheitsbildes abfallen [29]. Auch beim sog. Bartter-Syndrom (PGE-Synthesesteigerung, Hyperreninismus, sekundärer Hyperaldosteronismus, Alkalose, Hypokaliaemie, Normotension durch A II-Insensivität) sind erhöhte ANP-Ausgangskonzentrationen nachgewiesen worden, die unter Volumenzufuhr weiter anstiegen [29].

Während der Infusionszeit von Atriopeptin III erhöhte sich die GFR bei chronischer Niereninsuffizienz (exp. 5/6 Nephrektomie) um 24% (RPF konstant), das Harnvolumen um das ca. 4,4-fache, die Na^+-Exkretion um den Faktor 9–12 [9].

Diese Daten belegen potentiell hilfreiche klinische Anwendungsmöglichkeiten des ANP.

Literatur

[1] Arendt, R.M., Ritter, D., Gerbes, A.L., Zähringer, J.: Differential processing of atrial natriuretic factor in cardiovascular disease: Clin. Res. (im Druck)

[2] Atarashi, K., Mulrow, P.J., Franco-Saenz, R., Snaijdar, R., Rapp: Inhibition of aldosterone production by an atrial extract: Science 224, 992–94 (1984)

[3] Atarashi, K., Mulrow, P.J., Franco-Saenz, R.: Effect of atrial peptides on aldosterone production: J. Clin. Invest. 76, 1807–1811 (1985)

[4] Ballermann, B.J., Brenner, B.M.: Biologically active atrial peptides J. Clin. Invest. 76, 2041–2048 (1985)

[5] Ballermann, B.J., Hoover, R.L., Karmovsky, M.J., Brenner, B.M.: Physiologic regulation of ANP receptors in rat renal glomeruli: J. Clin. Invest. 76, 2049–2056 (1985)

[6] Briggs, J.P., Marin-Grez, M., Steipe, B. et al.: Inactivation of ANF by kallikrein, Am. J. Physiol. 247, F 480–F 484 (1984)

[7] Cantin, M., Gutkowska, J., Thibault, G. et al.: Immunocytochemical localization of atrial natriuretic factor in the heart and salivary glands: Histochem. 80, 113–127 (1984)

[8] Cole, B.R., Needleman, P.: Atriopeptins: volume regulatory hormones: Clin. Research 33, 389–394 (1985)

[9] Cole, B.R., Kuhnline, M.A., Needleman, P.: Atriopeptin III. A potent natriuretic, diuretic, and hypotensive agent in rats with chronic renal failure: J. Clin. Invest. 76, 2413–2415 (1985)

[10] de Bold, A.J.: Tissue fractionation studies on the relationship between an atrial natriuretic factor and specific atrial granules Can. J. Physiol. Pharmacol. 60, 324–330 (1982)

[11] Forssmann, W.G., Hock, D., Lottspeich, F. et al.: The right auricle of the heart is an endocrine organ: Cardiodilatin as a peptide hormone candidate: Anat. Embryol. 168, 307–313 (1983)

[12] Forssmann, W.G., Birr, C., Carlquist, M. et al.: The auricular myocardiocytes of the heart constitute an endocrine organ: Cell Tissue Res. 238, 425–430 (1984)

[13] Forssmann, W.G., Hock, D., Kirchheim, F., Metz, J., Mutt, V., Reinecke, M.: Cardiac hormones: morphological and functional aspects: Clin. & Exp. Theor. & Practice; A6 (10 & 11), Marcel Dekker Inc. pp. 1873–1878 (1984)

[14] Gerzer, R., Witzgall, H., Tremblay, J., Gutkowska, Hamet, P.: Rapid increase in plasma and urinary cyclic GMP after bolus injection of atrial natriuretic factor in man: J. Clin. Endocrin. Metab. (im Druck)

[15] Hirata, Y., Ishii, M., Sugimoto, T. et al.: The effects of human atrial 28-aminoacid peptide on systemic and renal hemodynamics in anaestetized rats: Circ. Res. 37, 634–639 (1985)

[16] Kurbayashi, T., Nakazato, M., Tanaka, M. et al.: Renal effects of human α-atrial natriuretic polypeptide: N. Engl. J. Med. 312, 1456–57 (1985)

[17] Lang, R.E., Tholkens, H., Ganten, D., Luft, F.C., Ruskoaho, H., Unger, T.: Atrial natriuretic factor- a circulating hormone stimulated by volume loading: Nature 314, 264–266 (1985)

[18] Lang, R.E.: Atriales natriuretisches Peptid: Münch. Med. Wschr. 127, 1105–8 (1985)

[19] Laragh, J.H.: Atrial natriuretic hormone, the renin-aldosterone axis, and blood pressure-electrolyte homeostasis: N. Engl. J. Med. 313, 1330–1340 (1985)

[20] Maak, T., Marion, D.N., Camargo, M.J.F. et al.: Effects of auriculin (ANF) on blood pressure, renal function, and the renin-aldosterone system in dogs. Am. J. Med. 77, 1069–75 (1984)

[21] McKenzie, J.C., Tanaka, I., Misono, K.S., Inagami, T.: Immunocytochemic localization of atrial natriuretic factor in the kidney, adrenal medulla, pituitary and atrium of rat: J. Histochem. Cytochem. 33, 828–832 (1985)

[22] Rascher, W., Tulassay, T., Lang, R.E.: Atrial natriuretic peptide in plasma of volume-overloaded children with chronic renal failure, Lancet II, 303–07 (1985)

[23] Richards, A.M., Nicholls, M.G., Ikram, H. et al.: Renal, haemodynamic, and hormonal effects of human alpha-atrial natriuretic peptide in healthy volunteers: Lancet I, 545–49 (1985)

[24] Sagnella, G.A. et al.: Effects of changes in dietary sodium intake and saline infusion on immunoreactive ANP in human plasma: Lancet II, 1208–1210 (1985)

[25] Sagnella, G.A., Markandu, N.D., Shore, A.C., MacGregor, G.A.: Raised circulating levels of ANP in essential hypertension: Lancet I, 179–181 (1986)

[26] Shenker, Y., Sider, R.S., Ostafin, E.A., Grekin, R.J.: Plasma levels of immunoreactive atrial natriuretic factor in healthy subjects and in patients with edema. J. Clin. Invest. 76, 1684–1687 (1985)

[27] Sonnenberg, H.: ANF- a new hormone affecting kidney function: Klin. Wschr. 63, 886–890 (1985)

[28] Tikkanen, I., Fyhrquist, F., Metsärinne, K., Leidenius, R.: Plasma ANP in cardiac disease and during infusion in healthy volunteers: Lancet II, 66–69 (1985)

[29] Tunny, T.J., Gordon, R.D.: Plasma ANP in primary aldosteronism (before and after treatment) and in Bartter's and Gordon's syndromes: Lancet I, 272–273 (1986)

[30] Witzgall, H., Gerzer, R., Hamet, P.: Akute hormonale und haemodynamische Wirkungen des ANF beim Menschen (abstr.) Nieren- u. Hochdruckkh. 14, 369 (1985)

[31] Yamaji, T., Ishibashi, M., Takaku, F.: Atrial natriuretic factor in human blood: J. Clin. Invest. 76, 1705–1709 (1985)

[32] Yasujima, M., Abe, K., Kohzuki, M. et al.: ANF inhibits the hypertension induced by chronic infusion of norepinephrine in conscious rats: Circ. Res. 57, 470–474 (1985)

Register